PILATES FOR LIVING
실버 필라테스 교과서

PILATES FOR LIVING
실버 필라테스 교과서

활기찬 미래를 위해
더 튼튼하고 건강하게 해주는
필라테스의 모든 것

하리 에인절 지음
이정미 옮김
현명기 감수

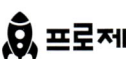

실버 필라테스 교과서
활기찬 미래를 위해 더 튼튼하고 건강하게 해주는 필라테스의 모든 것

초판 발행 2019년 7월 12일

발행처 프로제 | **발행인** 김영두 | **지은이** 하리 에인젤 | **옮긴이** 이정미 | **감수** 현명기 |
주소 부산시 수영구 광남로 160-1 | **팩스** 070-8224-4322 |
등록번호 제338-2013-000008호 | **이메일** proje@doowonart.com

ISBN 979-11-86220-40-5

낙장 및 파본은 구매처에서 교환하여 드립니다.
구입 철회는 구매처 규정에 따라 교환 및 환불처리가 됩니다.

PILATES FOR LIVING
ⓒ Harri Angell, 2018

All rights reserved

Korean translation copyright ⓒ 2019 by PROJE

This translation of PILATES FOR LIVING is published
by Proje by arrangement with Bloomsbury Publishing PLC.
through EYA(Eric Yang Agency).

이 책의 한국어판 저작권은 EYA(Eric Yang Agency)를 통한
Bloomsbury Publishing PLC 사와 독점 계약한 '프로제'에 있습니다.
저작권법에 의하여 한국 내에서 보호를 받는 저작물이므로
무단전재 및 복제를 금합니다.

차례

들어가며	7
1장. 조셉 필라테스와 필라테스의 역사	11
2장. 노화 과정에서 필라테스 운동으로 얻을 수 있는 것들	15
3장. 필라테스란 무엇인가? 필라테스의 기본 원리	21
4장. 필라테스 용품에 관하여	25
5장. 건강하고 활기찬 삶을 위한 자세 정렬	29
6장. 호흡	39
7장. 누구나 할 수 있는 가벼운 준비 운동	41
8장. 균형 운동	55
9장. 발 건강과 발 강화 운동	59
10장. 매트 필라테스 운동	67
11장. 활동 후 스트레칭	181
12장. 20분 운동 프로그램: 초급/중급/고급	189
13장. 몸과 마음을 치유하는 필라테스의 힘	195
14장. 내게 맞는 매트 필라테스 수업 찾기	201
용어 해설	203
지은이 소개	204
감사의 글	204

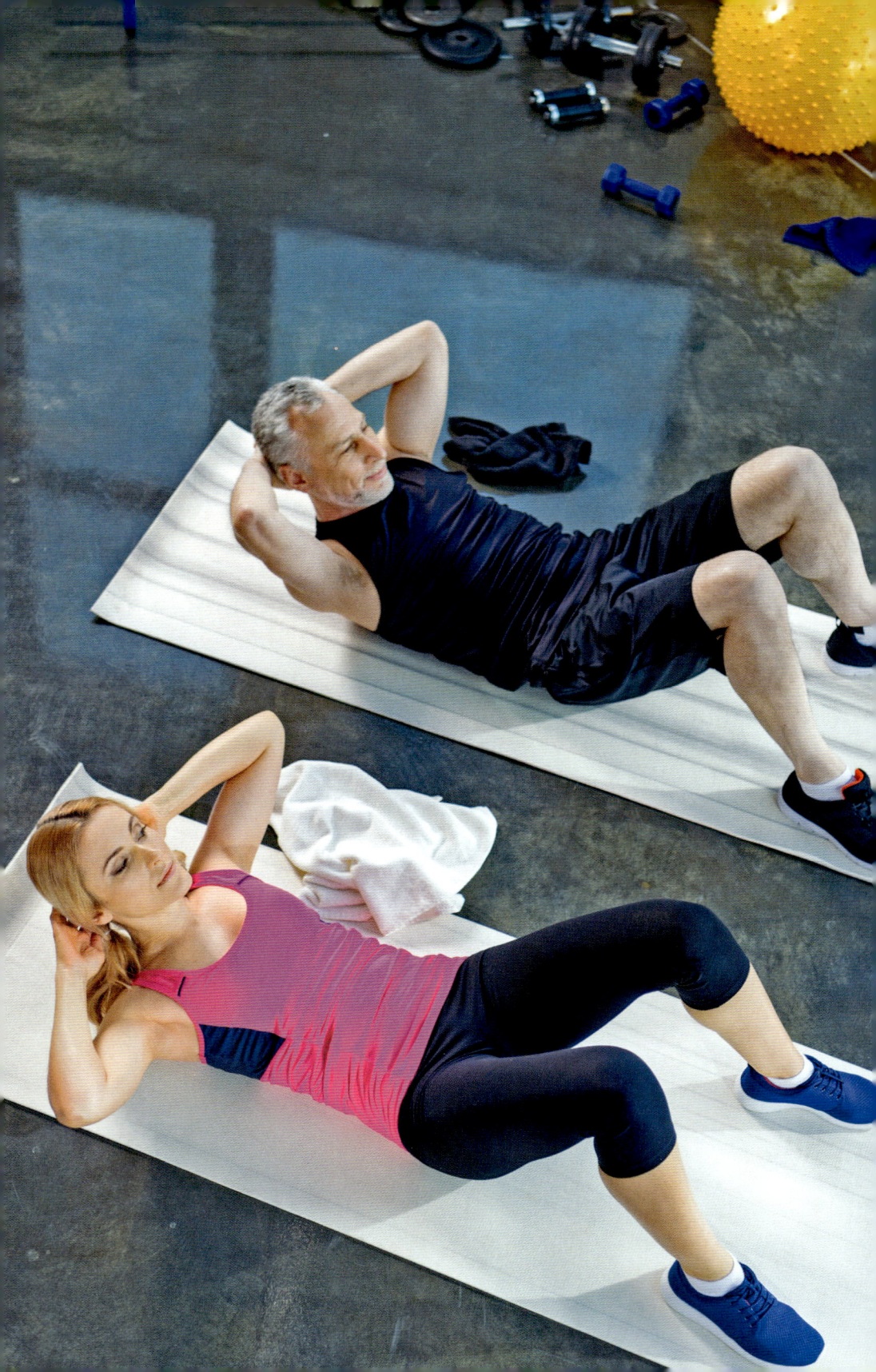

들어가며

노화는 우리 모두가 서서히 겪는 자연스러운 변화 과정으로 달리 막을 방법이 없다. 그러나 그 속도를 늦출 수는 있다. 이 책에서는 여러분이 노화를 늦추고 앞으로 성공적인 삶의 토대를 마련할 수 있는 방법들을 소개하려고 한다.

나이에 상관없이 일단 매트 필라테스를 하면 체력, 조정력, 기동력, 유연성, 호흡, 균형감, 집중력이 향상돼 삶의 질을 높일 수 있을 뿐 아니라 자세도 바로잡을 수 있다. 또 매트 필라테스는 다양한 통증을 예방하고 바로 서는 법, 척추를 길게 뻗는 법, 노년을 있는 그대로 받아들이는 법 등을 배우며 정신을 고양할 수 있도록 해 준다. 나는 우리가 노화의 부정적 측면에 연연할 필요가 전혀 없다고 생각한다. 우리 모두 나이가 들면서 정신적으로나 신체적으로 어떤 변화가 생기는지 잘 알고 있지만 그 피할 수 없는 변화에 어떻게 저항해야 할지는 잘 모른다.

여러분이 막 40대가 됐든 곧 70대가 되든 앞으로도 계속 건강하고 행복하며 만족스러운 삶을 영위해 나갈 수 있다. 개인마다 정도의 차는 있지만 중년 이후부터 서서히 우리를 잠식하는 노화는 충분히 되돌릴 수 있다. 나와 마찬가지로 여러분 역시 활기차고 건강한 삶을 유지해 나가고 싶은 마음에 이 책을 집어 들었을 것이다.

오늘날 전 세계가 노화의 부정적 측면을 크게 강조하고 있다. 노화 방지 제품 마케팅 담당자들은 우리에게 끊임없이 제품을 권하고 그 제품의 효과를 약속한다. 수십 년이라는 시간이 훌쩍 지나고 어느덧 노화가 시작되면서 여러분은 스스로 허약해졌다고 느낀다. 그러고는 '나도 이제 늙어 가고 있구나'라고 생각하면서 현실에 안주하려고 한다. 나이는 잊으라는 말을 먼저 전하고 싶다. 나이를 잊고 자신만의 삶을 가꿔 나가며 가능한 한 건강하고 활기찬 삶을 유지해 나가는 데 집중하길 바란다. 일정한 나이가 되면 먼 거리를 걸어 다니면 안 된다거나 골프나 테니스를 치지 말아야 한다는 원칙 같은 것은 없다. 일정한 나이가 되면 새로운 활동을 시작해서는 안 된다는 원칙도 물론 없다. 나는 50대나 60대 이후에 달리기를 시작한 사람을 여럿 알고 있다. 원칙 같은 것은 없다. 필라테스는 여러분의 나이, 신체 단련 수준, 기량에 관계없이 삶의 질을 높여 줄 아주 훌륭한 운동 방식 중 하나다. 필라테스가 여러분의 삶을 더 나은 모습으로 바꿔 줄 테니 내 말을 한번 믿어 보기 바란다.

휴가 때 도보 여행을 한번 해 볼까 생각하고 있지만 경사로를 문제없이 오를 수 있을지 확신이 서지 않아 걱정인가? 이 책에 나오는 동작들을 연습하고 나면 기꺼이 도보 여행에 나서게 될 것이다. 활동적인 취미를

> 우리는 너무 일찍 은퇴하고 너무 일찍 세상을 떠난다. 70대가 인생의 전성기가 돼야 하고 100세가 되기도 전에 노년을 맞이해서는 안 된다.
>
> _조셉 필라테스 《조절학을 통한 삶의 복귀 Return to Life Through Contrology》

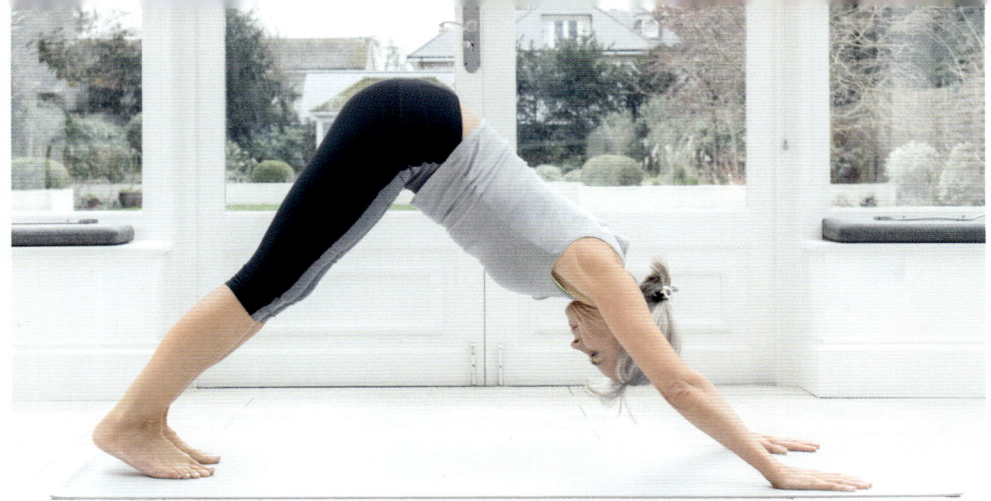

새로 시작하고 싶은가? 이 책에 소개된 동작들을 꾸준히 연습하면 흥미진진하고 새로운 도전을 시작할 몸과 마음의 준비가 자연스럽게 될 것이다. 그렇다, 나는 50대의 나이로 마라톤을 하고 자전거를 타며 먼 거리를 걷는다. 필라테스를 가르치고 웨이트 트레이닝도 한다. 이 모든 활동을 멈출 생각은 추호도 없다.

매주 몇 차례에 걸쳐 필라테스를 연습하면 몸의 근력이 강화되고 유연성이 길러져 그 차이를 몸소 느끼게 되리라고 장담할 수 있다. 더 큰 자신감이 생기기 시작할 뿐만 아니라 체형이 바뀌고 단잠을 자면서 정신이 더 맑아질 것이다.

이 책에서 각자 운동 능력에 맞는 다양한 동작을 찾아볼 수 있으므로 전에 필라테스와 비슷한 운동을 해 본 적이 없다고 해서 걱정할 필요는 없다. 처음에는 누구나 초보자로 시작한다! 만약 두렵고 자신이 없다면 이 책 68쪽에 초보자를 위한 '기초 동작 모음Starter Pack'이 실려 있으니 참조하기 바란다. 여러분의 용기를 북돋아 줄 기본적인 동작들을 골고루 담고 있기 때문에 기초 동작 모음이라는 명칭을 붙였다. 나이가 들면 더 쇠약해져 곧잘 넘어질 수 있기 때문에 중점적으로 개발하고 유지해야 할 균형 감각에 대한 내용 역시 책에서 다루었다. 또 필라테스 동작을 본격적으로 실시하기에 앞서 발 건강을 개선하기 위한 발 관리 방법과 동작들도 함께 살펴볼 것이다. 모두 각자의 상황에 맞게 적용할 수 있도록 다양한 내용을 이 책에서 담았다.

여러분이 근골격계 질환이나 질병을 앓고 있거나 몸에 통증이 있다면 그와 관련된 내용을 이 책 전반에서 찾아볼 수 있으며 무릎 관절과 고관절 치환술, 유방 수술, 관절염과 관련된 내용도 7장에 담았다. 만약 여러분이 심각한 질환을 앓고 있거나 최근에 수술을 받았다면 어떤 동작이든지 간에 그 동작을 시도하기 전에 반드시 담당 의사에게 조언을 구할 것을 당부한다. 이 책에 소개된 거의 모든 동작과 책 전반부에 실린 일부 동작은 각각 따로 설명돼 있는 한편 5장에서 다룰 자세 정렬 내용을

> 신체 건강은 행복의 첫 번째 필수 조건이다. 우리가 말하는 신체 건강이란 마음에서 우러난 열정과 기쁨으로 일상의 다양한 활동을 쉽고 자연스럽게 그리고 만족스럽게 해낼 수 있는 건강한 정신을 갖춤과 동시에 고루 발달된 신체를 가꾸고 유지하는 것이다.
>
> _조셉 필라테스 《조절학을 통한 삶의 복귀 Return to Life Through Contrology》

통해 꾸준한 필라테스 연습의 효과를 최대한 끌어올리는 데 필요한 요소들을 알게 될 것이다. 필라테스 동작을 수행하기 전에 먼저 5장에서 요약된 몇 가지 간단한 기술을 일상생활에 적용하기만 해도 몇 년은 더 젊어진 기분으로 자세를 개선해 나갈 수 있다. 변화를 곧바로 실감하게 될 것이다.

이 책에서 각 동작이나 각 장을 소개할 때 우리가 나이가 들어감에 따라 해당 동작을 수행함으로써 어떤 운동 효과를 기대할 수 있는지 간단히 설명하는 방식으로 시작한다. 나는 필라테스 동작 하나하나가 어떻게 작용하는지 충분히 이해하기 위해 그 동작을 실시하는 이유를 늘 꼼꼼히 확인한다. 이 책에서도 번거로움을 무릅쓰고 최대한 이해를 돕기 위한 설명을 덧붙였다. 여러분은 동작을 수행하는 방법뿐 아니라 그 동작을 수행하는 이유와 체력을 강화하는 데 어떤 식으로 도움이 되는지도 함께 배우게 될 것이다. 충분히 이해하고 나면 신체 자각 능력도 자연히 향상될 것이다. 우리는 나이가 들면서 우리 몸을 잘 의식하지 못하는 경향이 있다. 몸이 약해지기 시작해 신체 능력이 떨어지기도 한다. 우리 몸을 다시 자각하는 게 무엇보다 중요하다. 신체 자각 능력이 나이가 들면서 약화되기 쉬운 우리의 자아의식을 강화해 주고 자신감을 높여 주기 때문이다.

이 책의 목적은 여러분이 필라테스 효과를 최대한 누릴 수 있도록 가장 간단하고 안전하며 실용적인 연습 방법을 소개하는 데 있다. 동작을 연습하다가 불편할 정도로 통증이 느껴진다면 지체 없이 동작을 멈춰야 한다. 근육이 열심히 움직이는 것과 무언가 잘못됐다는 느낌 사이의 차이를 구분할 수 있을 것이다. 주의를 기울여 몸에 무리가 되지 않은 범위 내에서 동작을 수행하고 각 동작을 실시하는 이유를 이해해 가며 책에 나온 설명을 성실히 따른다면 아무 문제없을 것이다.

또 내 수강생들은 물론 필라테스 운동을 하고 있는 남녀노소의 다양한 사례를 이 책 여기저기서 발견하고 읽게 될 것이다. 나이가 들면서 서서히 나타나기 시작하는 특정 질환들을 완화하기 위한 방법으로 필라테스를 권장하는 전문가들이 직접 들려주는 유용한 조언도 빼놓지 않고 담았다. 그뿐만 아니라 필라테스 창시자인 조셉 필라테스의 영감이 가득 담긴 명언들도 틈틈이 발견하게 될 것이다.

행운을 빈다.

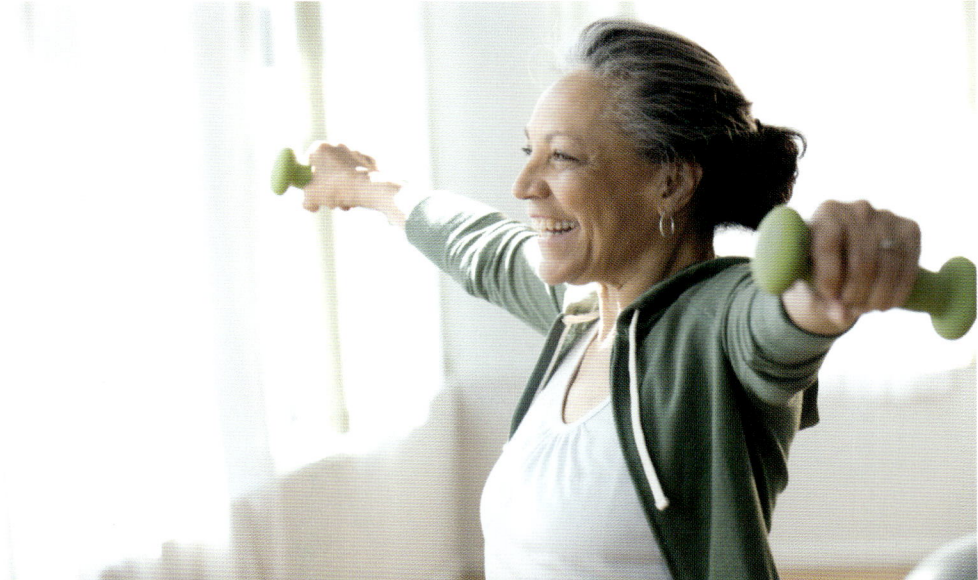

1장

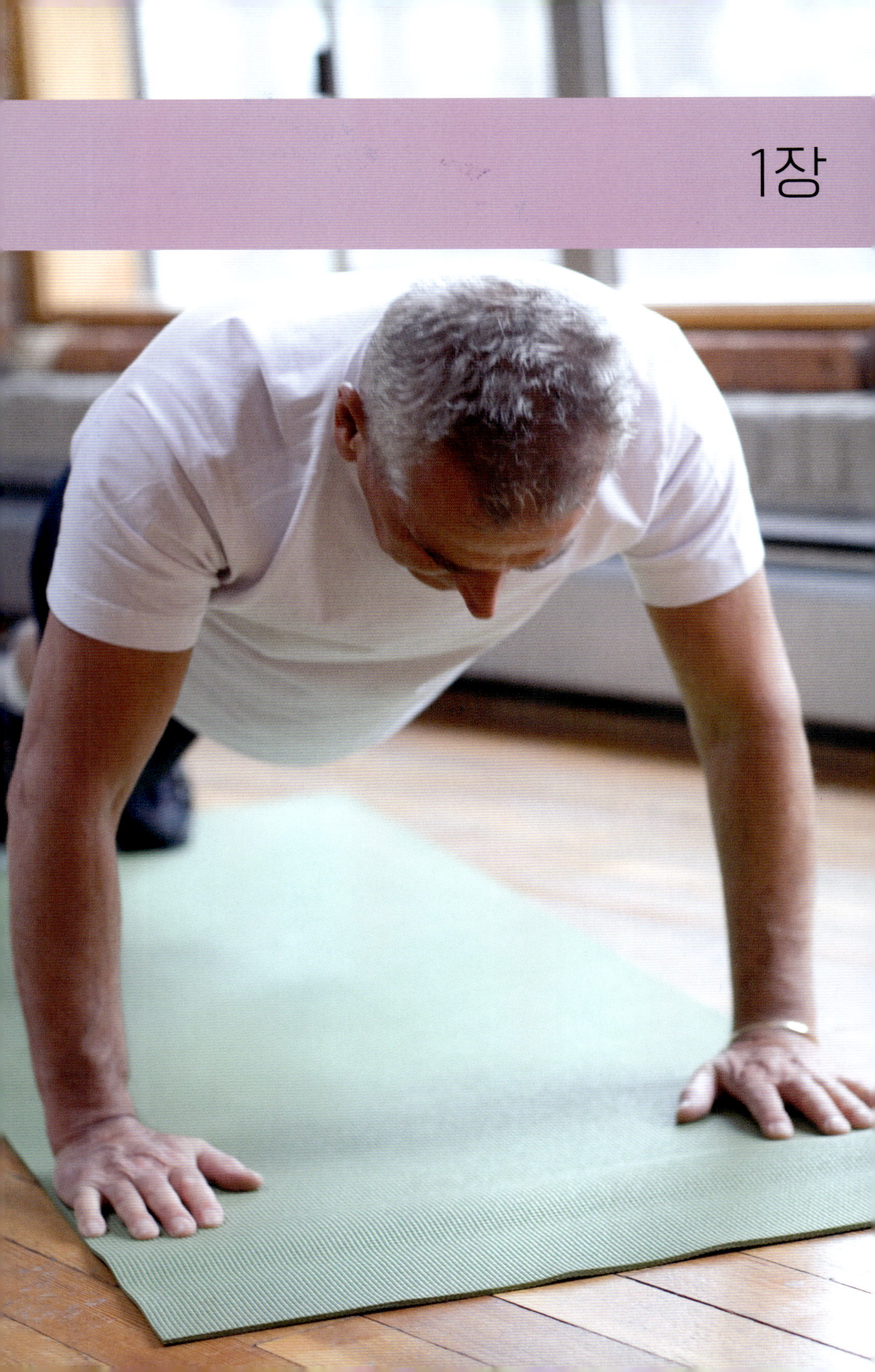

조셉 필라테스와 필라테스의 역사

조셉 휴벌터스 필라테스Joseph Hubertus Pilates는 1883년 독일 묀헨글라트바흐에서 9형제 중 둘째로 태어났다. 가난한 환경에서 자란 그는 어리 시절 구루병, 천식, 류마티스열을 앓았다. 그는 성장 과정에서 자신의 허약한 체질에 좌절감을 느껴 체력을 기르고 건강해질 수 있는 방법들을 연구하기 시작했다. 그는 병약한 어린 시절에서 벗어나 체조 선수, 스키 선수, 권투 선수, 다이빙 선수, 보디빌더가 됐고 호신술과 명상을 공부했다. 필라테스는 몸에 탄력이 붙고 체형이 발달하면서 해부학 도해 모델까지 선 덕분에 그의 근육들은 그림으로 아주 잘 설명돼 있다.

1912년 조셉 필라테스는 영국으로 거처를 옮겨 영국 경찰들과 군인들에게 호신술을 가르쳤다. 일부 전기에서는 그가 호신술 강사뿐 아니라 서커스 단원으로도 활동했다고 주장하기도 한다.

필라테스는 제1차 세계 대전이 발발했을 때 맨섬에 있는 포로수용소에 다른 독일 민간인들과 함께 수감됐다. 그는 수용소에 감금돼 있는 동안 요가, 체조, 호신술, 웨이트 트레이닝, 무술을 통해 배웠던 모든 것을 결합하여 자신의 운동법을 다듬기 시작했고 자신이 만든 운동 프로그램을 동료 수감자들과 함께 연습했다.

조셉 필라테스는 자신이 만든 신체 단련 운동법을 '조절학Contrology'이라고 불렀다. 그는 신체 정렬이 흐트러지거나 신체의 특정 부위가 약해지면 근육과 관절이 어떤 식으로든 과잉보상을 하려고 해 부상이 자주 발생할 수 있다고 말했다. 그는 정렬이 흐트러진 자세를 바로잡아 줄 물리 치료에 집중하며 동작들을 개발하고 개선하기를 거듭했다.

전쟁이 끝난 후 조셉 필라테스는 독일로 다시 돌아갔다. 그는 함부르크 헌병과 군인에게 호신술을 가르쳤고 그에게 춤을 소개해 준 무용가이자 무용이론가인 루돌프 라반Rudolf Laban과 함께 일하기 시작했다. 평화주의자였던 필라테스는 1926년 독일 정치에 불만을 품게 됐고 결국 친척들이 살고 있는 미국으로 이주했다.

그는 미국으로 향하던 배 안에서 신체 단련에 대한 열정을 함께 나눌 미래의 아내 클라라를 만났다. 미국에 도착한 그 둘은 뉴욕시립발레단과 한 건물에 신체 단련 스튜디오를 열고 운영하기 시작했다. 그들은 배우, 권투 선수, 무용수, 운동선수가 신체 코어를 강화할 수 있도록 훈련했고 이 '필라테스 운동법'은 부상을 입은 사람들을 위한 재활 치료 방법으로 유명해졌다. 현대 무용의 어머니라 불리는 마사 그레이엄Martha Graham과 미국 발레계를 완전히 뒤바꿔 놓은 안무가 조지 발란신George Balanchine도 초창기 필라테스의 열성 지지자였다.

조셉 필라테스는 폐기종이 발병해 1967년 83세의 나이로 사망했다. 그가 사망하기 1년 전 스튜디오에서 발생한 화재와 그가 피워 왔던 시가 등 여러 요인이 복합적으로 맞물려 폐기종이 발병한 것으로 추정된다.

필라테스가 제자를 받아들이고 자신이 고안한 운동 프로그램을 직접 가르치면서 필라테

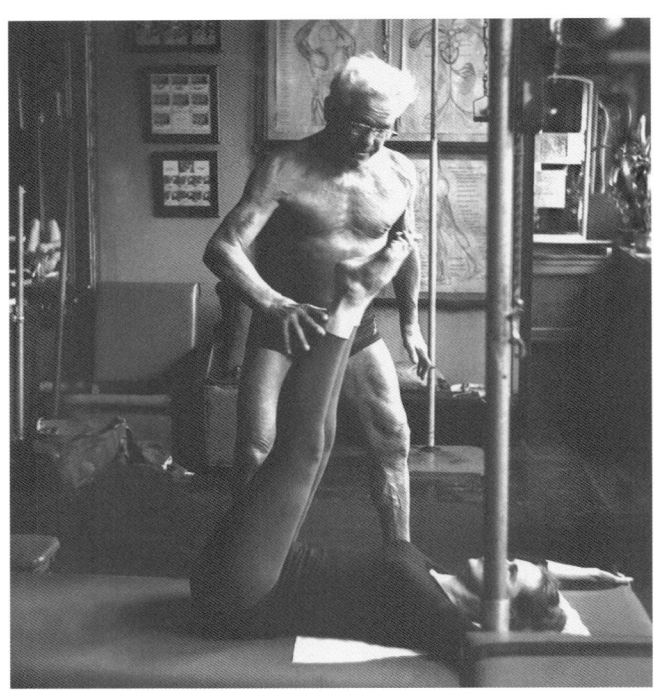

뉴욕시 소재 스튜디오에서 수강생을 가르치고 있는 조셉 필라테스 (1961년 경)

스 운동법이 여러 사람에게 전해졌고 전 세계에서 발전을 거듭했다. 알려진 대로 제1세대 필라테스 지도자인 '필라테스 원로Pilates Elders' 중 다수가 건강하게 장수했고 그들은 필라테스의 힘을 삶으로 직접 입증했다. 그 필라테스 원로들의 이름을 열거해 보면 그 목록이 꽤 길고도 인상적이다. 조셉 필라테스의 아내인 클라라는 남편이 세상을 떠난 뒤에도 계속 필라테스를 가르쳤고 94세라는 고령의 나이로 생을 마감했다. 조셉 필라테스의 스튜디오를 인수한 제자 로마나 크리자노스카Romana Kryzanowska는 2013년 90세의 나이로 세상을 떠났다. 메리 보웬Mary Bowen과 롤리타 산 미구엘Lolita San Miguela은 현재도 계속 필라테스를 가르치고 있다.

오늘날 헬스클럽과 체육관 대부분에서 매트 필라테스 수업을 운영하고 있다. 또 교회, 마을 회관, 개인 스튜디오 등지에서 열리는 소규모의 독자적인 수업도 자주 찾아볼 수 있다. 나는 우리도 필라테스 운동을 함으로써 건강하고 행복한 노년을 살 수 있으리라고 믿어 의심치 않는다.

> 조절학은 여러분이 걷는 방식, 연기를 하거나 경기를 뛰는 방식, 일하는 방식에서 그대로 드러나는 유연성, 자연스러운 기품, 기량을 연마할 수 있도록 고안해 몸과 마음 그리고 정신의 완벽한 조화를 이끌어 내는 운동법이다.
>
> _조셉 필라테스 《조절학을 통한 삶의 복귀Return to Life Through Contrology》

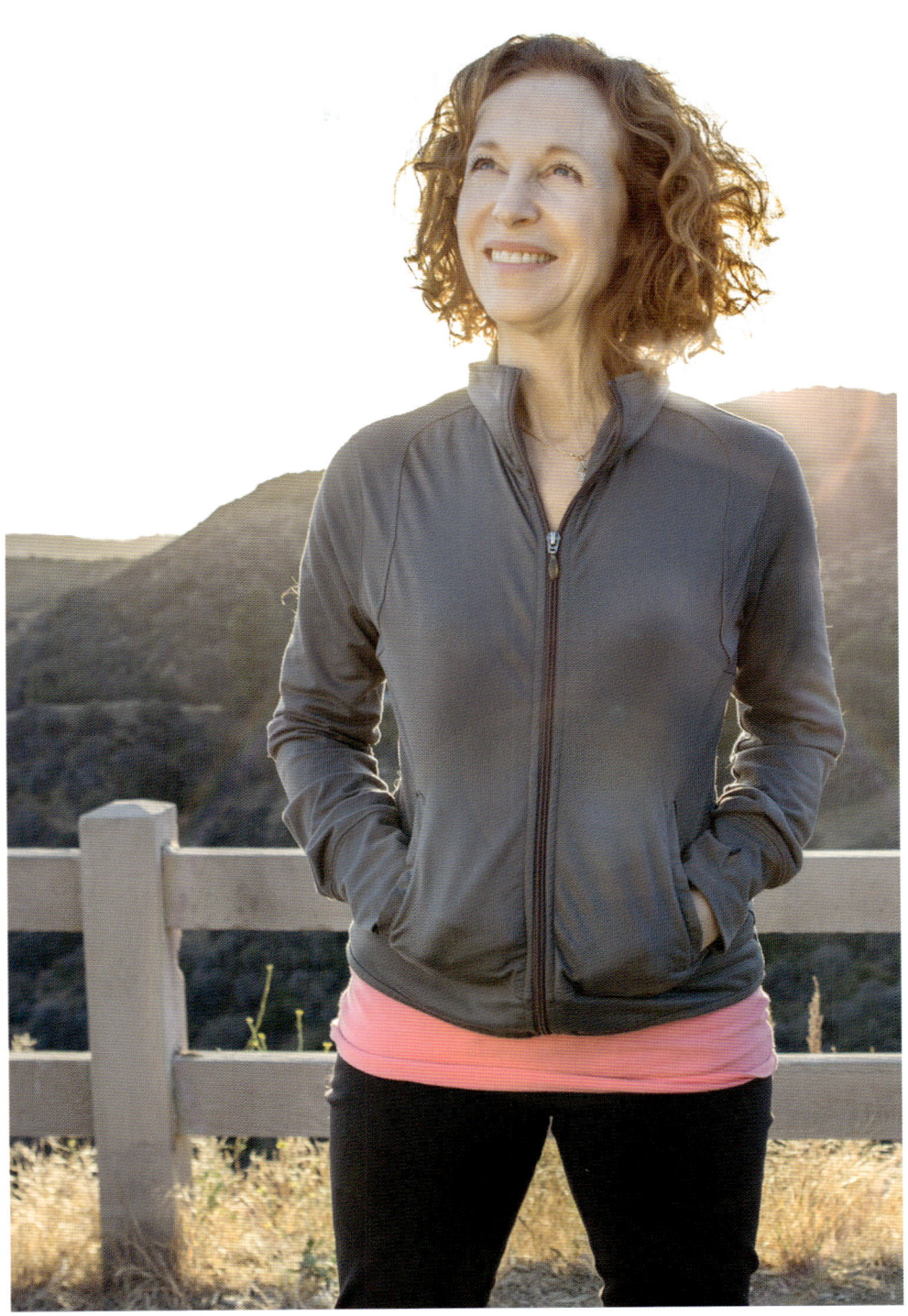

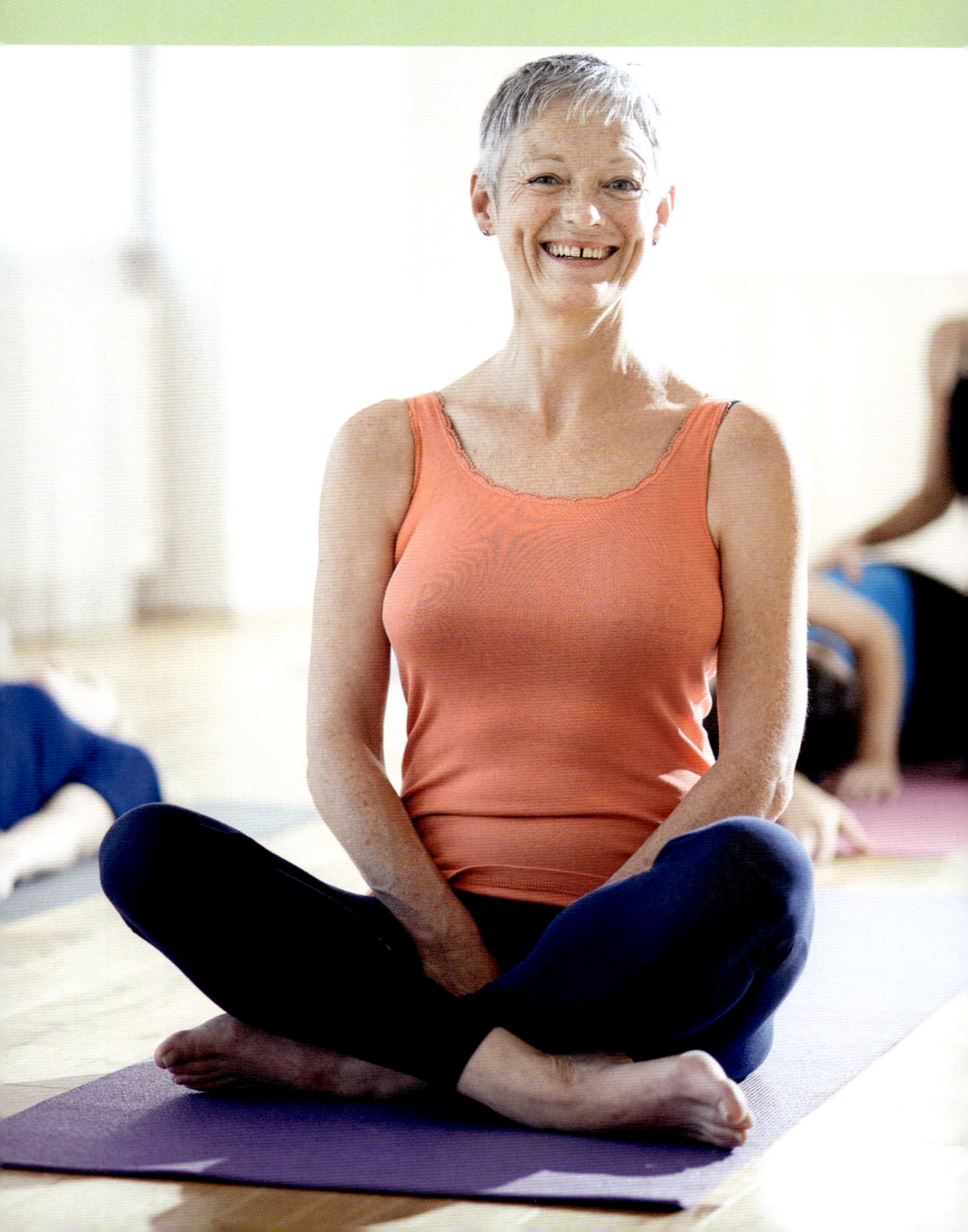

2장

노화 과정에서 필라테스 운동으로 얻을 수 있는 것들

성공적인 노화란 건강을 최적의 상태로 만들고 유지할 수 있도록 생활 방식을 긍정적으로 바꾸고 유지하는 방법을 배우는 것을 뜻한다. 또 단순히 더 오래 사는 데 그치지 않고 더 나은 삶을 영위하며 노년을 두려워하기보다는 기꺼이 받아들이는 것을 성공적인 노화라고 말할 수 있다. 꾸준한 필라테스 연습은 우리를 성공적인 노년의 삶으로 이끌어 줄 잠재력을 지니고 있다. 나이가 들면서 우리 몸은 변할 수밖에 없다. 따라서 기동성과 유연성은 물론 자심감과 자존감을 유지하기 위해서는 몸을 계속 움직여야 한다. 몸을 계속 편안하게 움직이고 늘 해왔던 일들을 계속 해나가려면 근력, 조정력, 균형감을 꾸준히 길러야 하며 필라테스 동작들은 그것들을 강화하고 유지하기에 더없이 완벽한 운동이다. 평상시에 우리가 걷고 돌아다닐 때 팔다리의 움직임을 제대로 지탱해 주려면 신체 코어인 몸통을 튼튼하게 가꿔 나가야 한다. 진부하게 들리겠지만 '쓰지 않으면 잃게 된다'는 말은 진리다!

몸통을 강하고 튼튼한 중심부를 필요로 하는 나무의 몸통과 뿌리라고 생각해 보자. 나무의 몸통과 뿌리가 약할 경우 나뭇가지(팔다리)가 가하는 힘에 나무가 뿌리째 뽑혀 넘어지거나 부러지고 말 것이다. 여러분이 여기저기 돌아다니며 몸을 움직이거나 높은 찬장에 놓인 물건을 내리기 위해 몸을 뻗거나 장바구니나 아이를 들어 올리기 위해 몸을 구부릴 때도 마찬가지다. 나이가 들면서 이렇게 간단한 동작들조차 어렵게 느껴지는 때가 가끔씩 생기기 마련이다.

필라테스 운동은 나무의 몸통과 뿌리에 비유할 수 있는 신체 코어 강화는 물론 자세와 신체

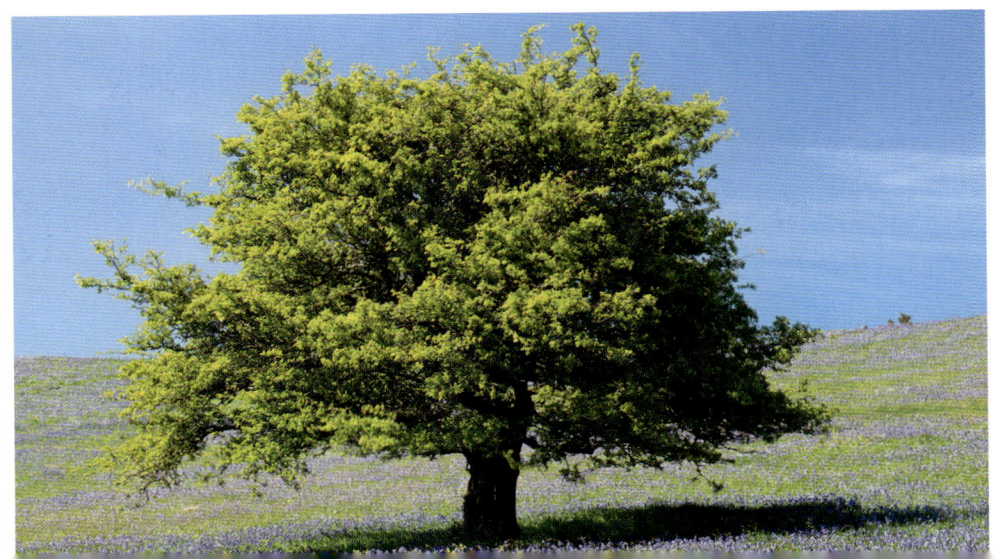

정렬을 향상시키는 것으로 잘 알려져 있다. 곧은 자세로 몸을 쭉 펴면 균형이 잘 잡히고 몸이 가벼워져 결과적으로 피곤함이 덜 하고 심지어 더 젊어지기까지 한다. 특히 걷거나 뛸 때 바른 자세를 취하면 좋다. 척추를 길게 편 상태로 힘 있게 걸으면 심리적으로도 기분이 더 좋아진다. 등이 굽어 구부정한 자세로 고개를 숙인 채 발을 질질 끌며 걸을 때의 기분과 비교해 보자. 직접 걸어보면 알 수 있을 것이다.

> 모든 근육이 제대로 발달되면 두말할 것도 없이 최소의 노력으로 최대의 기쁨을 누리며 일할 수 있다.
>
> _조셉 필라테스

코어 근육 Core Muscles

복부 근육 필라테스를 설명할 때 '코어 core'나 '파워하우스 powerhouse'를 자주 언급하며 가끔 복근이나 복부라는 말로 대신 하기도 한다. 신체 코어는 다양한 근육으로 구성돼 있다. 복부 근육 중에서도 가장 깊숙이 자리한 코르셋 모양의 복횡근 transversus abdominis 은 짧게 줄여 TVA라고 부르기도 하니 책에서 이 머리 글자를 보면 안쪽 복부 근육을 뜻한다고 이해하면 된다. 복횡근은 갈비뼈 하단과 골반 상단 사이의 중간 부분을 감싸 주며 골반 저근 pelvic floor muscles 과 함께 작용한다. 골반저근에 대해서는 35쪽에서 더 자세히 설명하겠다. 복횡근과 골반저근 모두 우리가 걸을 때처럼 몸을 움직여 힘을 쓰는 동안 복강 내압 intra-abdominal pressure 이라는 복부 내 압력을 유지시켜 줌으로써 골반과 척추를 지탱하고 팔다리를 자유롭게 움직일 수 있도록 해 준다. 만약 여러분의 등이나 허리에 문제가 있거나 나이가 들면서 생기는 요통을 앓고 있거나 또는 최근 몇 년간 주로 앉아서 생활을 하느라 등이나 허리에 문제가 생겨 통증에 시달리고 있다면 이 두 근육군이 약해졌을 가능성이 크다(요추 lumbar spine 참조. 30쪽).

우리 옆구리에는 내복사근과 외복사근이 자리하고 있다. 이 근육들이 바로 허리 근육이다. 안쪽에 자리한 복횡근의 바깥쪽 표면에는 복직근 rectus abdominis 인 '식스 팩' 복근이 있다. 나이가 들어서도 식스 팩을 만들 수 있다. 결코 늦은 때란 없다! 그러나 우리가 필라테스 동작을 실시할 때 가장 큰 관심을 갖고 강조하는 복부 근육은 바로 복횡근이다.

둔근 둔근 glutes 은 볼기 gluteals 또는 엉덩이 근육을 말한다. 둔근 역시 중요한 코어 근육이다. 효율적으로 걷고 계단을 오르고 더 나아가 언덕이나 산을 제대로 오르려면 둔근이 튼튼해야 한다. '강

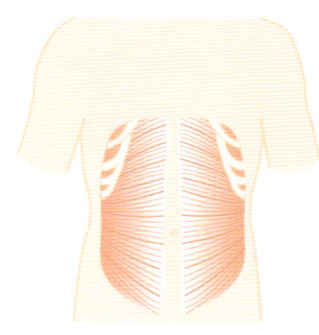

복횡근 코르셋 모양을 한 근육으로 몸통 중간 부분을 감싸 주고 골반저근과 함께 골반과 척추를 지탱한다. 필라테스 동작을 수행하면서 수축해 줘야 할 복부 근육이다.

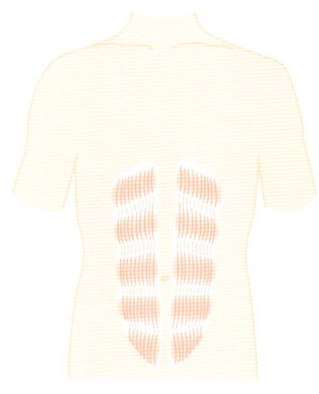

복직근 우리도 '식스 팩'을 만들 수 있다! 결코 늦지 않았다…

철 엉덩이 buns of steel'라는 표현을 들어 봤을 것이다. 우리도 그런 엉덩이를 만들어 보자! 만약 여러분의 등이나 허리에 문제가 있다면 물리 치료사나 접골사에게 검사를 받으면서 여러분의 둔근이 제대로 '활성화 firing'되지 않는다는 말을 들었을 수도 있다. 그러한 경우가 바로 근육 불균형의 좋은 예다. 둔근이 골반을 안정화시키는 역할을 제대로 수행하지 못할 경우 허벅지 뒤쪽 근육인 햄스트링 hamstrings이 그 역할을 대신 떠맡게 된다. 그렇게 되면 햄스트링이 딱딱하게 뭉쳐 통증이 느껴지기 시작하고 나중에는 허리 부분까지 경직되거나 통증이 생길 수 있다. 둔근을 강화하고 등 근육을 동원할 수 있는 동작으로 146쪽에 있는 숄더 브릿지 Shoulder Bridge를 참조하기 바란다. 숄더 브릿지 동작은 전에는 생각지 못한 방식으로 엉덩이 근육을 사용하도록 해 줄 것이다.

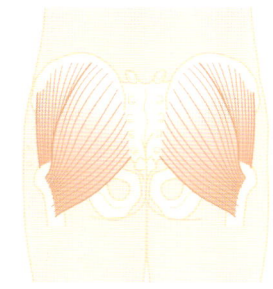

둔근 엉덩이 근육으로 앞으로 계속 효율적으로 걷고 언덕이나 산을 쉽게 오르기 위해서는 이 근육을 단련해야 한다.

등 근육 등 근육을 구성하는 주요 근육인 다열근 multifidus과 척추기립근 erector spinae도 코어 근육에 속한다. 다열근은 복횡근/골반저근과 함께 골반과 허리를 안정시키는 역할을 한다. 척추기립근을 길게 늘이고(뒤로 구부린다) 척추를 풀어 준다(좌우로 움직인다). 척추기립근은 등을 똑바로 세워 자세를 유지하는 데 큰 역할을 한다.

모든 필라테스 동작은 우리 몸에서 아주 중요한 코어 근육을 강화하고 동원하는 데 효과가 있다. 코어 근육은 몸통과 다리를 안정시키는 주요 안전장치나 마찬가지며 몸통을 바로 세우고 튼튼하게 받쳐 주는 역할을 한다. 부상이나 통증 없이 편안하게 움직이고 걷고 뛰고 오르고 춤을 추고 말을 타고 테니스를 치고 높은 곳이나 낮은 곳으로 몸을 뻗고 손주들을 들어 올리고 개들을 산책시키려면 코어 근육이 잘 기능하도록 해야 한다. 이 책에서 등 근육을 강화하고 길게 늘이는 데 도움이 될 많은 동작을 배우게 될 것이다.

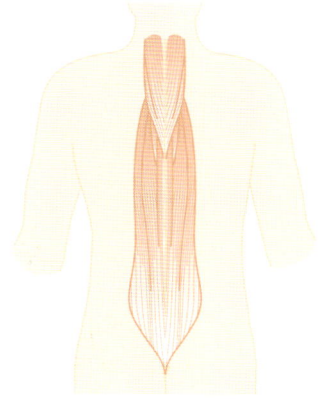

척추기립근 등을 길게 펴 주고 바로 세워 줘 몸통을 안정시키고 좌우로 움직일 수 있도록 해 주는 근육이다. 우리의 자세를 결정짓는 데 큰 역할을 한다.

균형 균형을 잘 잡으려면 균형 감각 또는 자기 수용 감각 proprioception(팔다리의 움직임, 위치, 방향을 감지하는 감각)을 길러야 한다. 균형 감각은 마법처럼 저절로 갖춰지지도 않을뿐더러 안타깝게도 시간이 갈수록 그 감각을 잃기 시작해 나이가 들면서 넘어지고 부상을 입는 일이 더 많아진다. 따라서 가능하면 매일 균형을 잡는 연습을 하는 것이 무엇보다 중요하며 연습 방법은 8장에 나와 있다.

> 필라테스는 우리가 몸에 휘둘리지 않고 우리 스스로 몸을 조절할 수 있는 방법을 가르치는 운동법이다.
>
> _조셉 필라테스

조정력 밖에서 돌아다니거나 걷거나 뛸 때 우리 스스로 팔다리의 움직임을 조정해야 하고 어떻게 조정해야 하는지 제대로 알고 있어야 한다. 이러한 지각 능력을 근감각 kinaesthetic sensing(팔다리와 몸의 움직임을 지각하는 감각)이라 부르기도 한다. '배 문지르고 머리 가볍게 두드리기' 게임을 기억하는가? 조정력을 설명하기에 아주 좋은 예라 할 수 있다. 조정력 역시 나이가 들며 쇠퇴하는 경향이 있어 균형 감각이 쇠퇴할 경우와 마찬가지로 조정력이 쇠퇴하면 부상을 당하거나 넘어지기가 더 쉬워져 우리 자신이 늙고 약해졌다는 느낌을 받게 된다. 그러나 조정력을 유지할 수만 있다면 모두 예방할 수 있다. 우리가 노력하기만 하면 조정력을 유지하고 향상시킬 수 있다.

> 30세에 척추가 경직돼 뻣뻣하다면 이미 늙은 것이고 60세에도 척추가 매우 유연하다면 여전히 젊은 것이다.
> _조셉 필라테스

점점 나이가 들어가면서 우수한 조정력과 균형 감각이 우리 몸에 얼마나 중요한지 알게 될 것이다. 이 책에 실린 많은 매트 필라테스 동작이 여러분의 균형 감각과 조정력을 자극하고 향상시키는 동시에 코어 근육도 단련시켜 줄 것이다.

호흡 필라테스 호흡법은 여러분이 횡격막을 강화하고 자세를 바로잡는 데 도움을 줄 것이다. 흉부를 더 바로 세우고 활짝 펴 줄수록 호흡하기가 더 쉽고 호흡을 더 잘 이해하게 된다. 신체적으로나 정신적으로 지치게 되면 신체 코어부터 무너져 내리기 쉽다. 그렇게 되면 땅바닥을 내려다보듯 구부정한 자세로 발을 질질 끌며 걷게 된다. 그 모습은 정말 보기 싫다!

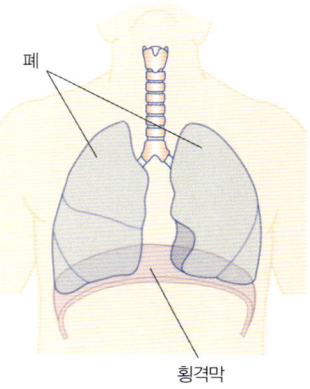

횡격막 호흡을 돕는 주요 근육이다. 필라테스 호흡법을 익히고 자세를 바로잡아 횡격막을 강화하면 더 활기찬 기분을 느낄 수 있다.

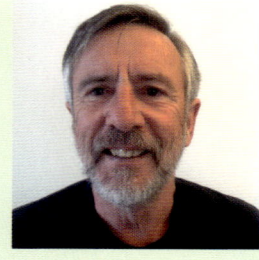

사례 연구

알래스테어 해칫
나이: 70 필라테스 운동 경력: 20년 가장 좋아하는 동작: 헌드레드(141쪽)

'저는 40대 때 가끔 허리가 아팠습니다. 필라테스가 코어 근육을 강화하고 허리 질환을 예방할 수 있도록 해 주는 훌륭한 운동법이라는 글을 읽고 필라테스를 시작하고 난 뒤 지난 20년간 별문제가 없었습니다. 전반적으로 건강하게 지내 왔어요. 지난 10년간 관절염이 서서히 진행되기는 했지만 필라테스로 스트레칭을 하고 근력을 유지한 덕분에 관절염이 더 악화되는 것을 막을 수 있었습니다. 한쪽 발에 골관절염이 생겼지만 매일 최소 6킬로미터를 걸었고 작년부터는 일주일에 두 번씩 수영을 하기 시작했습니다. 자전거도 조금씩 타고 있어요. 필라테스 운동 덕분에 몸의 유연성을 유지하고 무릎, 발, 엉덩이 통증을 다스릴 수 있었습니다. 체육관에 가거나 달리기를 하거나 축구를 하거나 아이들을 자주 안아 올려야 하는 사람이라면 나이가 들면서 점차 약화될 수 있는 건강과 체력 유지하기 위해 필라테스 운동을 시작해야 한다고 생각합니다.'

폐활량이 우수하다는 것은 어떤 상황에서든 우리가 원활하게 움직이고 활동할 수 있도록 몸과 근육에 산소를 최대한으로 공급할 수 있다는 것을 의미한다. 여러분은 폐를 최대한 사용하고 흉곽을 편안하게 쭉 펴 주면서 제대로 된 호흡을 할 수 있도록 횡격막을 활용할 수 있어야 한다.

필라테스 호흡법을 익히고 자세를 바로잡아 횡격막을 강화하면 몸의 움직임이 개선되고 원하는 활동을 더 쉽게 할 수 있을 뿐만 아니라 일상생활에서의 만족감 역시 높아질 것이다. 몸에 충분한 산소가 공급되면서 활력을 느끼게 되고 몸의 전반적인 움직임 역시 활기차고 정확해져 더 젊어진 기분이 들 것이다.

> **신체** 단련 운동으로 진정한 효과를 얻기 전에 먼저 제대로 호흡하는 법부터 배워야 한다. 우리의 건강은 어떻게 호흡하느냐에 달려 있다.
>
> _조셉 필라테스

스트레칭 나이가 들면서 몸이 점점 뻣뻣해지고 유연성이 떨어지기 쉽다. 스트레칭이 우리 일상생활에서 실제로 얼마나 중요한가를 두고 상반된 연구 결과가 다수 세상에 나와 있지만 나는 스트레칭이 매우 중요하다고 생각한다. 하루 종일 앉아서 몸을 많이 움직이지 않아 근육이 정상적으로 펴지지 않고 단축되면 근육이 긴장하고 약해져 통증이 생기고 부상이 뒤따를 수 있다.

필라테스는 운동을 하는 내내 근육을 늘려 줌으로써 우리 몸의 유연성을 높여 준다. 어떤 활동을 하거나 일상생활을 할 때 몸의 가동성을 충분히 갖추기 위해서는 근육을 길게 늘여줘야 한다.

자세 필라테스는 자세를 전체적으로 바로잡아 준다. 5장에서는 이 책의 아주 중요한 부분이라 할 수 있는 자세 정렬을 중점적으로 다룬다. 바른 자세를 유지하려면 고려해야 할 사항이 꽤 많다.

바른 자세는 우리가 움직이거나 걸을 때 어떻게 중력에 저항해 몸을 지탱하는지를 이상적으로 보여 준다. 바른 자세는 몸에 무리를 많이 주지 않고 몸을 더 쉽고 효율적으로 움직일 수 있도록 하는 데 필수적이다. 자세를 바로잡으면 관절과 뼈가 제대로 정렬을 이뤄 관절과 뼈에 큰 부담을 주지 않는다. 또 근육을 길고 강한 상태로 유지할 수 있다. 자세가 바르다면 여러분이 언덕을 걸어 올라가거나 해안선을 따라 달릴 때 몸이 앞으로 편안하게 나아갈 수 있도록 팔다리가 자유자재로 움직일 것이다. 나이 든 사람을 허약하고 등이 굽어 발을 질질 끌며 걷는 사람으로 묘사하는 경우가 얼마나 많은가? 이제 그런 이미지에서 벗어나야 한다.

> **신체의** 모든 메커니즘을 완벽하게 조절할 수 있을 때에야 비로소 바른 자세를 취할 수 있다. 물론 우아한 몸가짐은 덤으로 얻게 된다.
>
> _조셉 필라테스

3장 필라테스란 무엇인가?

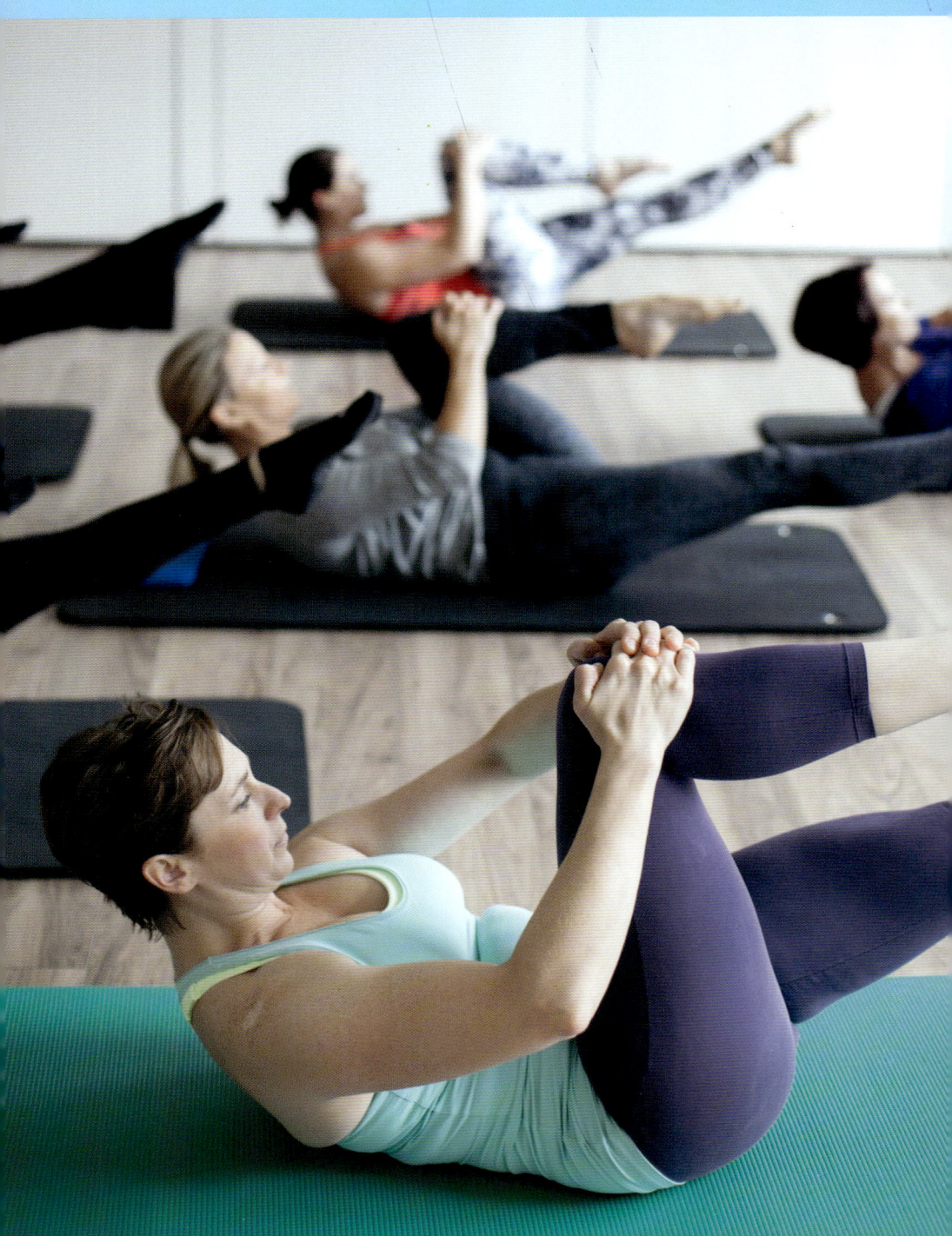

필라테스의 기본 원리

조셉 필라테스는 자신이 만든 운동 프로그램을 그대로 따라 하면 우리가 몸을 완벽하게 조절할 수 있을 것이라고 주장했다. 나이가 들면서 우리 몸을 제대로 조절하지 못한다는 것은 여러 가지로 걱정되는 점일 것이다. 필라테스는 우리를 더 강하고 능숙하게 만들어 줘 자신감을 갖게 해 주며 더욱 활기찬 노년을 보낼 수 있도록 동기를 부여해 준다. 또 조셉 필라테스는 모든 필라테스 동작에 적용돼야 할 기본 원리를 구체적으로 정립했다. 그동안 다른 여러 필라테스 교육 기관이 필라테스의 기본 원리를 그대로 적용하거나 다양한 원리를 새로 추가하기도 했지만 여전히 모든 교육 기관이 필라테스의 운동법을 존중하고 그가 정립한 기본 원리에 의의를 두고 있다.

아래에 소개된 필라테스의 기본 원리는 여러분이 이 책에 나오는 동작들을 실시할 때 최우선으로 생각하고 적용할 만한 가치가 충분한 것들이다. 필라테스의 기본 원리는 나이와 상관없이 우리 모두의 삶 전반에 적용될 수 있다.

집중 Concentration

나이가 들면서 집중력이 떨어질 수도 있지만 이 책에 소개된 동작들을 실시하고 집중하는 법을 연습하면 집중력도 향상될 수 있다. 정신없이 바쁘게 돌아가는 세상에서는 아무리 좋은 상황이라 해도 당면한 과제에 오롯이 몰두하면서 집중을 방해하는 요인들을 떨쳐 버리기가 쉽지 않다. 일단 책에 소개된 동작들을 익히고 나면 몸의 움직임 하나하나에 완전히 집중하기가 더 쉬워지고 동작들이 물 흐르듯 자연스럽게 연결될 것이다.

> 동작을 실시할 때마다 몸이 잘못 움직이지는 않는지 확인하면서 동작에 집중하라.
> _조셉 필라테스

마음이 산만해지지 않도록 하고 '할 일'을 적어 놓은 목록은 무시하자. 휴대 전화를 꺼 놓고 몸의 움직임과 마음에 집중하면서 몸과 마음이 서로 어떻게 연결되는지 느껴 보기 바란다.

연습을 통해 익힌 동작의 패턴이 결국 여러분의 몸에 배서 제2의 천성이 될 것이다. 집중력이 향상될 것이며 몸의 움직임이나 느낌이 달라졌음을 알아차리기 시작할 것이다.

이 같은 방식은 마음챙김 명상의 한 형태로 필라테스 동작을 실시하면서 그 순간과 하나가 되고 그 느낌을 관찰하면서 몸과 몸의 반응에 완전히 집중하는 것을 가리킨다.

호흡 Breathing

간단히 말해 우리가 살기 위해서는 숨을 쉬어야 한다. 그런데 실제로 얼마나 제대로 숨을 쉬고 있을

까? 필라테스에서 사용하는 **측면 흉식 호흡법**lateral thoracic breathing (30쪽)은 동작이 자연스럽게 이어지도록 돕고 쉽게 집중할 수 있도록 해 주며 몸이 긴장을 풀고 움직일 수 있도록 도와준다. 여러분이 운동 중에 숨을 멈출 경우 근육이 필요로 하는 산소를 충분히 공급해 주지 못하고 있는 것이나 다름없고 그렇게 되면 몸에 무리를 주고 몸을 제대로 움직이지 못하게 된다. 따라서 여러분이 동작을 배움과 동시에 올바른 호흡법도 제대로 익히는 게 좋다. 필라테스 호흡법은 올바른 동작을 수행하기 위한 필수 조건일 뿐만 아니라 횡격막을 강화해 일상생활에 필요한 체력을 길러 줄 것이다.

> 호흡은 우리 삶의 처음과 마지막을 장식하는 행위다.
> _조셉 필라테스

중심Centring

'코어 안정성Core stability'이라는 말은 조셉 필라테스가 만든 용어가 아닌 현대에 들어서 쓰이기 시작한 용어이다. 조셉 필라테스는 신체 코어를 '파워하우스powerhouse'라고 불렀다. 모든 필라테스 동작은 파워하우스라 불리는 이 신체 코어에서 시작된다. 복횡근과 골반저근을 활성화하면 몸통 전체의 힘과 안정성을 강화할 수 있다. 마음의 중심을 잃지 않는다는 것은 몸의 움직임에 집중하고 그 순간에 존재하며 몸 안팎에서 일어나는 변화들을 주시하는 마음 상태를 의미한다.

정렬Alignment

조셉 필라테스는 동작을 수행할 때 근육과 관절을 정확한 위치에 배열하는 것을 '정확성precision'이라고 불렀다. **척추 중립**Neutral Spine에 대한 자세한 내용은 32쪽을 참고하기 바란다. 몸이 머리부터 발끝까지 가지런하게 정렬되면 걷기, 춤추기, 볼링, 골프, 승마, 달리기 등 어떤 활동을 하든지 간에 근육과 관절이 최적의 위치에서 기능할 수 있는 제 위치에 있게 된다. 필라테스는 자세 바로잡기에 중점을 둬 여러분이 정렬을 최적화할 수 있도록 가르치고 매번 연습을 하기 전이나 연습 중에 정렬 상태를 점검할 수 있도록 해 줄 것이다. 자세 정렬은 일단 그 과정만 제대로 이해하면 여러분이 이해한 내용을 바로 떠올리고 적용할 수 있게 된다. 다음번에 산책을 나가면 자세 정렬을 떠올리게 될 것이며 뭔가 달라진 점을 느끼게 될 것이다.

이완Relaxation

동작을 수행하면서 신체 부위가 경직되거나 긴장하는 때를 잘 인지해야 한다. 어깨가 자신도 모르게 귀 쪽으로 올라갈 수 있고 주먹을 꽉 쥐거나 턱을 꽉 다물 수 있다. 필라테스 수업 중에 자주 눈에 띄는 모습들이다. 몸의 긴장을 다스린다는 것은 궁극적으로

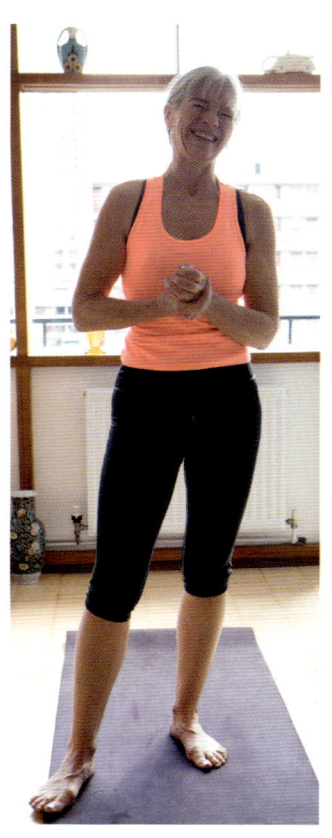

몸의 긴장을 풀어 줘 동작을 더 쉽게 수행할 수 있음을 의미한다. 신체 근육이 충분히 이완되면 심장 박동 수가 느려지고 결과적으로 스트레스도 완화된다. 고혈압을 앓고 있다면 신체 근육을 제대로 이완하는 법을 배워 두면 좋을 것이다. 근육을 이완해 몸의 긴장을 풀어 주면 수면의 질을 높이는 데에도 도움이 된다(198쪽).

흐름 Flow

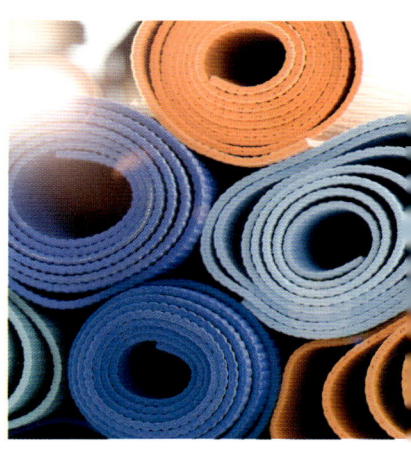

필라테스에서 취하는 모든 동작은 여러분이 근육을 늘이고 강화하면서 서로 막힘없이 자연스럽게 이어지도록 고안됐다. 여러분이 필라테스를 처음 시작하고 어느 정도 동작들에 익숙해지면 몸의 움직임이 다소 불규칙하다거나 유연하지 않다는 것을 느낄 수도 있다. 또는 동작 사이사이에 휴식을 취해야 할 수도 있다. 필요하다면 얼마든지 휴식을 취해도 좋다. 분명 이런저런 많은 생각이 들겠지만 인내심을 갖기를 바란다. 시간이 지나면서 점점 나아질 것이다. 다시 말하지만, 여러분의 몸이 무엇을 어떻게 하고 있는지 자각하며 몸 안팎에서 일어나는 변화에 계속 집중하다 보면 자연스러운 흐름을 찾게 될 것이다. 그리고 일단 올바른 호흡법을 익히고 나면 그 호흡법이 자연스럽게 연결되는 동작을 만들어 내는 데 큰 도움을 줄 것이다.

체력 Stamina

필라테스 동작을 연습할 때 반복 횟수를 늘리고 난이도가 더 높은 동작에 도전하면서 신체의 안정성을 자극하고 규칙적으로 근육을 사용해 주면 힘과 체력이 길러질 것이다. 매주 필라테스를 하게 되면 기분이 아주 좋아질 것이다. 물론 기분이 좋아지면 일상생활에도 긍정적인 영향을 미친다. 여러분이 강해질수록 여기저기 잠복해 있는 통증들을 더 잘 다스릴 수 있고 나이가 들어서도 여러분이 원하는 활동을 편안하고 안전하게 계속해 나갈 수 있다.

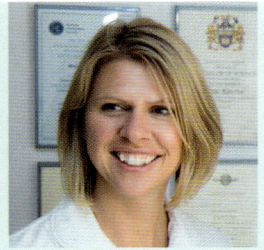

전문가가 들려주는 조언

접골사 제인 카우샬

'노년에 골밀도를 높이고 유지해야 하는 이유는 바로 골다공증으로 인한 골절을 예방하기 위해서다. 골밀도 감소를 막는 데에는 점프를 하거나 웨이트 트레이닝으로 뼈에 '무게를 실어 주는' 체중 부하 운동이 도움이 된다. 필라테스 운동으로 골밀도를 높이려면 아주 강도 높은 운동이 필요할 것이다. 그러나 필라테스는 균형 감각, 자세 안정성, 근력, 유연성에 상당히 도움이 되는 운동법이기 때문에 골다공증으로 인한 골절 예방에 그 어떤 운동보다 더 효과적일 수 있다. 균형 감각, 자세 안정성, 근력, 유연성 모두 낙상을 예방하는 데 도움이 된다. 더 활동적인 운동을 하면 건강에 여러모로 도움이 되겠지만 낙상을 당할 가능성 역시 높아진다. 꾸준히 필라테스 운동을 할 경우에는 낙상을 당할 일이 거의 없을 것이다.'

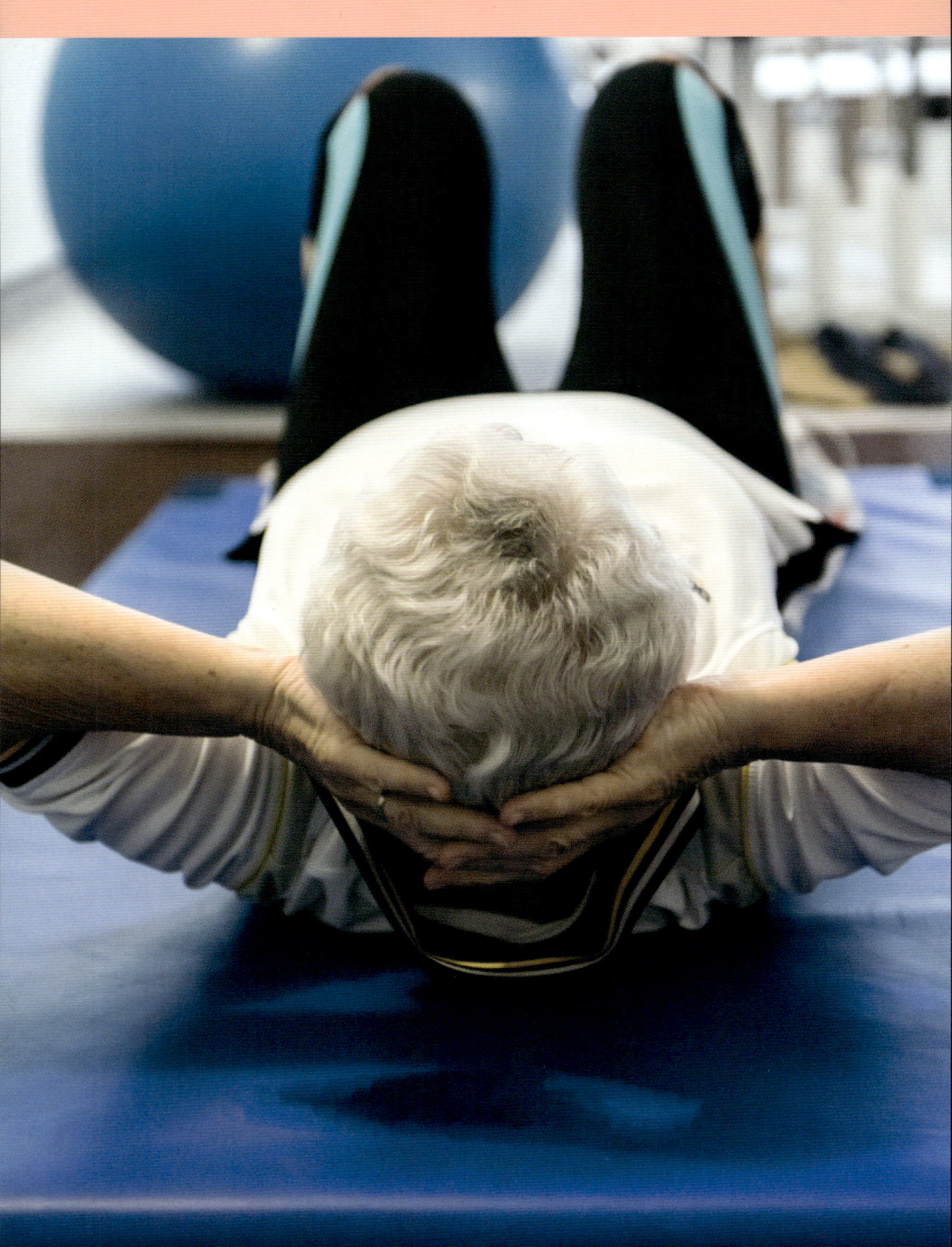

4장

필라테스 용품에 관하여

 진도를 더 나아가기 전에 편안하고 효과적인 동작 연습을 하는 데 필요한 모든 필라테스 용품을 갖추고 있는지 확인해 보자. 필라테스를 할 때에는 보통 매트만 있으면 된다. 그렇긴 해도 나는 동작의 난이도를 높이기 위해 몇 가지 도구를 추가로 사용해 왔다. 주간 운동 프로그램에서 도구를 추가해 사용할지 말지는 여러분이 정하면 된다. 필라테스 운동을 시작하기에 앞서 여러분에게 필요한 용품들을 미리 준비해 두도록 한다. 몸을 자유자재로 움직이는 데 적합한 티셔츠와 레깅스 또는 운동복 바지 같은 편한 복장을 하도록 하고 운동을 하기에 충분한 공간이 있는지 확인해야 한다. 모든 동작은 맨발이나 양말만 신고 실시하는 게 좋다.

- **필라테스 또는 요가 매트**를 사용하면 좀 더 편안하게 운동할 수 있다. 엎드려 눕거나 옆으로 눕거나 구르기를 할 때 또는 엉덩이나 무릎 관절을 교체한 경우 충격을 완화해 줄 용품이 필요하다. 시중에 다양한 매트가 나와 있지만 그 중에서도 척추와 관절을 더 잘 보호할 수 있는 두꺼운 매트를 추천하고 싶다. 카펫이 깔린 바닥이 아닌 단단한 바닥에서 필라테스 연습을 할 경우 매트가 바닥에서 밀리지 않는지 확인하고 손과 발이 미끄러지지 않도록 미끄럼 방지 처리가 된 매트인지도 확인한다.
- **작고 단단한 폼 블록**(20×15×2cm)을 사용하거나 폼 블록 대신 돌돌 말아 만든 수건이나 작은 쿠션으로 머리를 받쳐 목과 척추를 일직선으로 유지해 줄 수 있다. 모든 사람의 자세가 다르기 때문에 폼 블록이 자신에게 맞는지 시험해 볼 필요가 있다. 머리를 받치지 않은 상태에서 등을 대고 누웠을 때 고개가 뒤로 젖혀져 턱이 공중을 향해 있다면 블록으로 머리 밑을 받쳐 줘 목을 일직선으로 유지한다. 하지만 블록으로 머리를 받쳐 줬을 때 턱이 가슴을 향해 앞으로 밀려 나온다면 블록을 사용하지 않도록 한다. 먼저 목과 척추가 정렬 상태인지 확인해 봐야 한다. 그런 다음 정렬 상태가 되도록 자세를 바로잡는다.
- 스트레칭과 고관절 돌리기를 할 때 활용할 수 있는 **저항 밴드**Dyna-Bands™ **또는 요가 밴드**는 가격이 저렴하고 다용도로 사용할 수 있는 도구다.
- **발 롤러나 발 마사지 공**(테니스공을 사용해도 좋다)은 피곤한 발을 풀어 주는 데 탁월한 도구다.

- **소형 손잡이 아령**은 훌륭한 도구이긴 하지만 필수 용품은 아니다. 일부 동작에서 여러분이 원할 경우 소형 손잡이 아령을 사용할 것을 제안하기도 한다. 내가 필라테스를 가르칠 때에는 단단한 아령보다 안전한 공 모양의 부드러운 아령을 사용한다. 작은 플라스틱 물병에 모래나 물을 채워 아령을 직접 만들 수도 있다.
- **발목 모래주머니** — 다시 말하지만, 이 도구 역시 선택 사항이고 사이드 시리즈 중 일부 고급 동작에서 여러분이 난이도가 높은 동작을 수행하고자 할 때 사용하도록 한다(110~119쪽).

> **요령 및 주의 사항:** 아령을 활용하기 전에 먼저 올바른 정렬을 유지하고 동작을 막힘없이 편안한 방식으로 수행할 수 있어야 한다. 무게가 0.5kg이나 1kg인 발목 모래주머니나 손잡이 아령을 선택하도록 하고 체력이 향상되면 더 무거운 도구를 활용해도 좋다. 여러분에게 어떤 방식이 가장 잘 맞는지 시험해 보기 바란다.

1) 손잡이 아령
2) 단단한 폼 블록
3) 마사지 롤러
4) 저항 밴드
5) 매트
6) 마사지 공
7) 발목 모래주머니
8) 부드럽고 두꺼운 블록

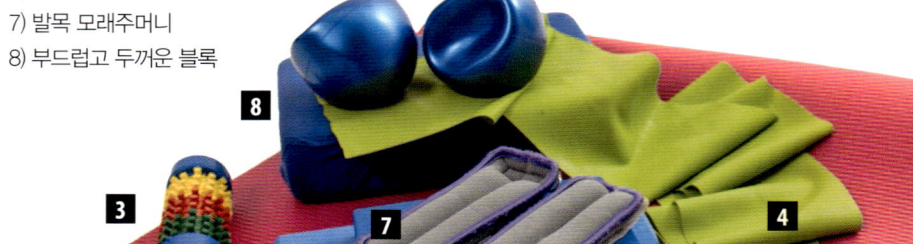

필라테스 용품에 관하여

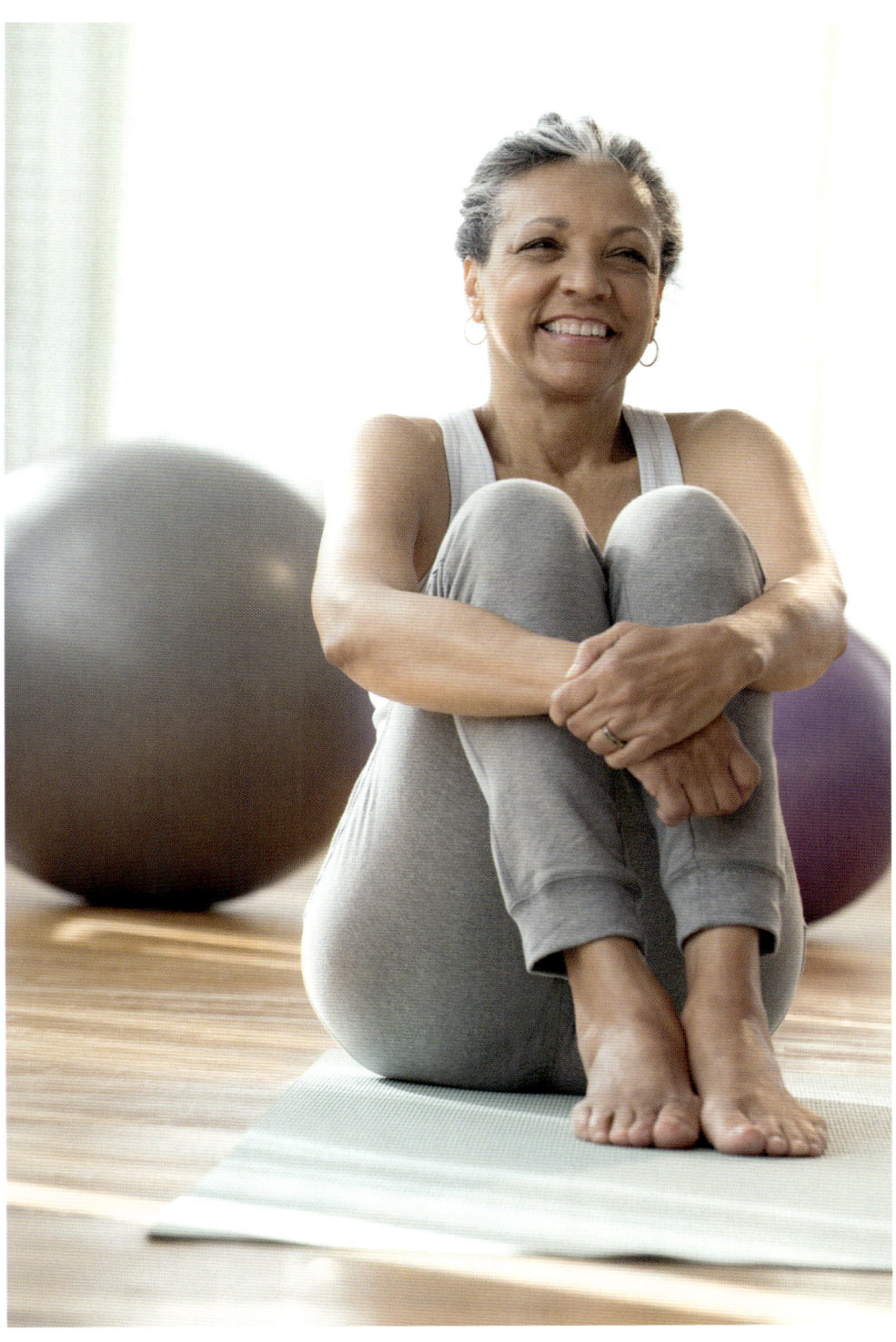

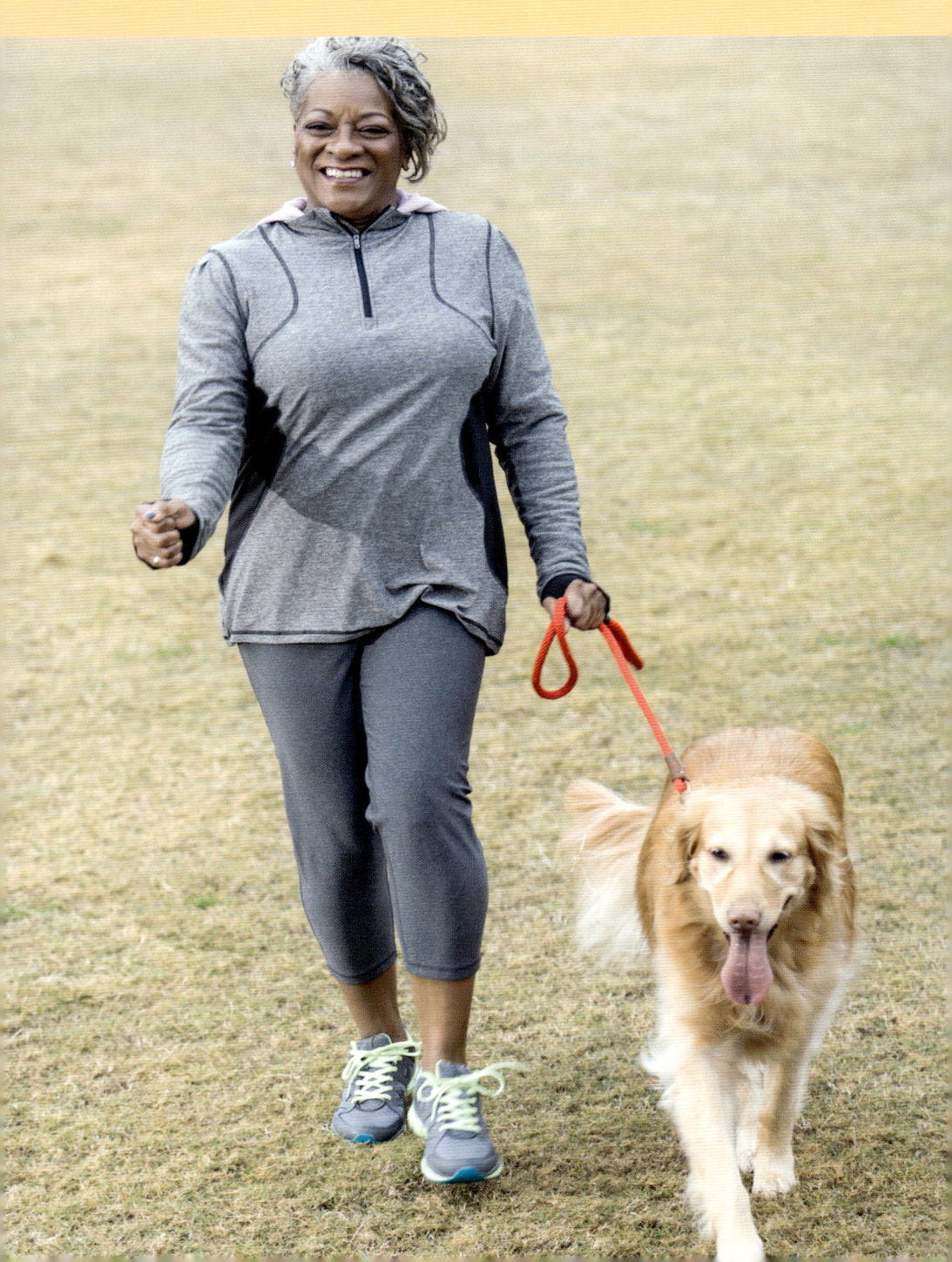

5장

건강하고 활기찬 삶을 위한 자세 정렬

다음번에 산책을 나가면 사람들의 모습을 한번 살펴보도록 하자. 공원 벤치에 앉아 세상이 돌아가는 모습과 함께 사람마다 다른 다양한 자세를 유심히 살펴보아라. 어떤 사람들은 세상의 모든 짐을 어깨에 지고 다니는 사람처럼 걸어 다니고 또 어떤 사람들은 쉬지 않고 계속 움직일 것처럼 턱과 가슴을 내밀고 있을 것이다.

여러분은 걸어 다니면서 무엇을 바라보는가? 길이나 발? 아니면 휴대 전화? 깊은 생각에 잠긴 채 걸어 다니고 있을지도 모른다. 그게 아니라면 고개를 들고 지평선을 바라보며 걸어 다니는가? 발을 질질 끌며 걷거나 발을 들어 올리면서 걷는가? 걸을 때 여러분의 팔은 어떻게 움직이는가? 주먹을 꽉 쥐고 있는가? 나는 사람들의 자세에서 그들의 성격, 감정, 생활방식 등 많은 것을 읽을 수 있다고 믿는다.

만약 여러분이 하루 종일 컴퓨터 앞에 앉아 있다면 아마도 어깨가 굽고 걸을 때마다 다리를 들어 올리는 고관절 굴근이 경직돼 있을 것이다. 어쩌면 무릎이 아플 수도 있다. 다리를 꼬고 앉거나 컴퓨터 높이가 눈높이와 맞지 않거나 기분이 좋지 않거나 몸이 아프거나 하이힐을 신거나 다리를 절뚝거리는 것 모두 자세에 영향을 미칠 수 있다. 게다가 불안감은 긴장감으로 변하게 되고 제때 해소되지 않은 감정은 스트레스로 인한 통증이나 부상으로 나타날 수 있다. 그렇게 해서 결국 우리 몸이 보상 작용을 하게 되고 시간이 지나면서 통증으로 이어진다는 사실은 그리 놀랍지 않다.

자세는 우리의 행복에도 영향을 미친다. 똑바로 서서 가슴을 쭉 펴고 어깨에 긴장을 풀어 척추를 길게 펴 주면 패배자처럼 축 처져 구부정하고 비뚤어진 자세로 있을 때보다 기분이 당장 더 좋아진다.

나이가 들면서 자세가 많이 변할 수 있기 때문에 가능하면 일찍부터 자세가 바른지 살펴보기 시작

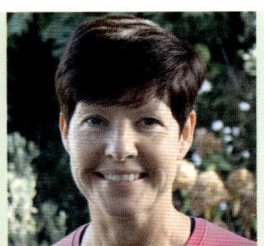

사례 연구

안드레아 홈즈 나이: 54 필라테스 운동 경력: 4년
가장 좋아하는 동작: 척추 스트레칭 롤 업(164쪽)

'색다른 운동을 해 볼까 싶어 필라테스를 시작했다가 그 매력에 푹 빠지게 됐습니다! 저는 스트레칭하기를 좋아하고 나이가 들어서도 몸의 유연성을 유지하고 싶어요. 스트레칭은 가끔씩 나타나는 허리와 어깨 통증을 완화하는 데에도 효과가 좋습니다. 허리와 어깨의 뭉친 근육을 편안하게 풀어 주기 때문이죠. 필라테스를 한 이후로 자세가 더 좋아졌고 체력도 더 강해졌습니다. 필라테스 연습을 하지 않으면 몸이 경직되기 쉽고 몸이 유연한 제 손주처럼 몸을 움직이거나 구부리거나 물건을 들어 올리는 일이 쉽지 않다는 것도 알게 됐습니다.'

하고 우리 몸을 자각할 수 있는 능력을 갖추는 것이 중요하다. 자세가 좋으면 중요한 장기가 모두 제자리에 자리를 잡고 원활하게 기능하며 정신없는 일상생활과 활동으로 바쁜 와중에도 우리 몸을 자유자재로 마음껏 움직일 수 있다. 필라테스를 하는 즉시 자세가 나아지기 시작할 것이다.

척추 The Spine

우리가 빠르게 움직이든 느리게 움직이든, 우리가 걷든 뛰든, 척추는 우리 몸을 지탱해 준다. 척추는 우리 몸을 똑바로 세우고 머리, 몸통, 팔의 무게를 받쳐 주는 역할을 한다. 바른 자세로 똑바로 걷고, 척추가 튼튼하고 안전하게 제 기능을 할 수 있도록 올바른 자세를 유지하고, 디스크나 인대에 가해지는 부담을 최소화하는 법을 배우면 여러분의 몸과 감정에 큰 변화가 생길 것이다.

요추 Lumbar spine

요추는 등 아랫부분의 허리뼈를 말하며 대부분 사람이 나이가 들면서 불편함을 느끼는 부위이기도 하다. 만약 여러분의 복근이 시간이 지나면서 약해졌다면 요추를 보호해 줘야 할 복근이 제 역할을 하지 못하고 있을 수도 있다. 몸통 중간 부위를 감싸며 코르셋 역할을 하는 복횡근(16쪽)의 '끈이 제대로 묶여' 있지 않으면 복근이 앞으로 늘어지게 된다. 맥주를 많이 마셔서 불룩하게 나온 배를 떠올려 봐라! 허리뼈를 건강하게 유지하려면 복근 강화와 '코르셋 끈 묶기'가 필수적이다.

척추 전만 Lordosis은 등 아랫부분 척추의 과도한 굴곡이나 만곡을 일컫는다. 편평 등 자세는 등 아랫부분 척추에 굴곡이 거의 없는 경우를 말한다. 이 두 경우 모두 생활방식 및/또는 유전적 기질로 야기되는 근육 불균형 때문에 발생하는 척추 변형으로 수년에 걸쳐 진행될 수 있다.

흉추 Thoracic spine

흉추는 등 윗부분과 중간 부분의 등뼈로 둥글게 구부릴 수 있는 등 부위이다. 이 책의 많은 동작에서 흉추 강화나 동원에 대해 언급하는 부위이기도 하다. 그러나 주요 장기인 심장과 폐를 보호하는 역할을 맡고 있는 흉추는 그만큼 안정된 상태를 유지해야 하므

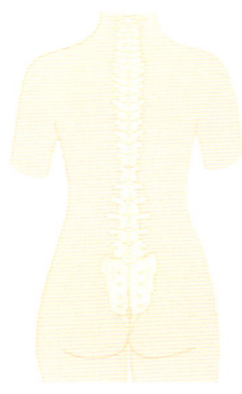

정상적인 척추 우리 모두가 바라는 이상적인 척추의 모습이다.

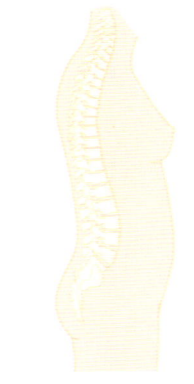

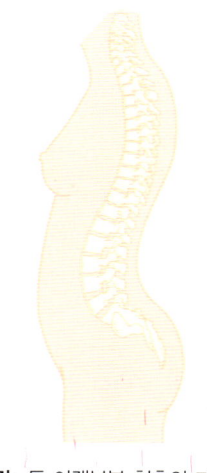

척추 전만 등 아랫부분 척추의 과도한 굴곡을 가리킨다.

전문가가 들려주는 조언

여성 건강에 대한 관심이 각별한 지역 보건의GP이자 필라테스 지지자인 헬렌 케네디 박사

'운동은 나이가 들어가는 우리에게 신체적으로나 정신적으로 많은 도움을 주는 매우 중요한 활동이다. 여성의 경우 에스트로겐 결핍으로 나타나는 여러 증상에 대처해야 하고 원치 않는 증상들을 줄이려면 유연성뿐만 아니라 근력과 탄탄한 몸매를 유지해야 한다. 체중 부하 운동은 칼슘과 비타민D를 충분히 섭취하는 하는 것만큼이나 뼈 건강에 중요하지만 보다 전체적인 접근 방식으로 뼈 건강을 유지하려면 근육의 탄력 강화도 함께 고려해야 한다. 근육의 탄력을 강화하는 데에는 필라테스가 제격이다. 필라테스는 각자의 운동 능력에 맞게 다양한 강도로 연습할 수 있고 개개인에 맞는 속도로 강도를 높여 갈 수 있는 운동법이다. 필라테스가 정신 건강에 미치는 긍정적 영향에 대한 관련 증거도 꽤 많이 찾아볼 수 있다. 나이가 들거나 특히 갱년기 이후가 되면 보통 체중이 증가하고 에스트로겐 결핍으로 체지방이 복부 주위로 재분배되면서 복부가 점점 사과 모양으로 변해 간다. 필라테스 운동을 하면 정상 체중을 유지하고 자세를 바로잡는 데 도움이 된다. 정상 체중과 바른 자세를 유지하면 우리 몸이 이상적인 체형으로 바뀌어 가고 그 결과 자신감도 더 높아진다. 운동을 하면 우리가 건강해지고 있다는 믿음으로 만족감을 느낄 뿐 아니라 항우울제를 복용했을 때와 같은 방식으로 '행복 호르몬'이 방출된다. 갱년기에 흔히 경험하는 우울증이나 불안감을 다스리는 방법으로도 운동만 한 게 없다.'

로 등에서 아주 쉽게 움직이도록 설계되지는 않았다. 흉추는 우리가 숨을 들이쉬고 내쉴 때 흉부와 흉곽을 지탱해 주고 머리를 받쳐 주는 역할도 한다. 따라서 신체 정렬이 제대로 맞지 않을 경우 흉추는 물론 흉추가 지탱하고 있는 부위에도 통증이 생길 수 있다.

척추 후만 Kyphosis은 등 윗부분이 지나치게 구부러지고 어깨가 굽은 자세를 가리킨다. 여러분이 하루 종일 사무실 책상 앞에 앉아 일하거나 키가 매우 큰 편이라면 등과 어깨가 굽은 이 자세에 익숙할지도 모른다. 나이가 들어서도 피하고 싶은 자세다.

굽은 등 자세는 흉추의 만곡(흉추 후만) 증가나 골반의 후방 경사로 진단이 가능하며 굽은 등 자세가 되면 하부 요추에 척추 전만이 일어나 그 부위가 평평해 보이고 골반은 앞으로 밀려 나오게 된다.

필라테스 동작들을 꾸준히 연습하는 과정에서 위에서 언급한 여러 자세 불균형을 어떻게든 완화하고 바로잡으려는 여러분의 의식이 고무될 것이다. 그리고 결국 여러분의 행동 전체에도 영향을 미칠 것이다. 그러나 여러분이 가장 먼저 해야 할 일은 자세 교정을 시작할 수 있도록 자기 자세가 어떤지 정확히 파악해 숙지하는 것이다. 아마도 자신이 어떻게 서고 앉고 걷는지 곰곰이 생각해 본 적이 없을 것이다. 시간을 충분히 갖고 자세히 살펴보도록 하자. 규칙적인 운동과 연습을 해나가면서 필라테스가 만들어 내는 변화를 체감하게 될 것이다.

자세를 확인할 때에는 무엇보다 정렬이 가장 중요하다. 이 책에 실

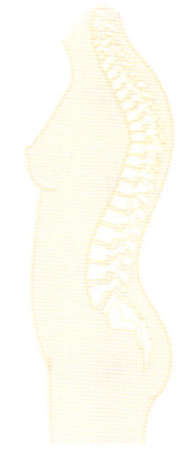

척추 후만 등 윗부분과 중간 부분 척추의 과도한 굴곡을 가리킨다.

린 동작을 수행하면서 여러분이 엎드려 누워 있든 바로 누워 있든 옆으로 누워 있든 서 있든 간에 항상 자세 정렬을 유지해야 한다.

필라테스 동작을 제대로 이해하려면 아래의 내용을 반드시 알아둬야 한다. 필라테스를 하는 동안 계속해서 참조해야 할 내용이기도 하다. 일단 모든 내용을 꼼꼼히 읽어 보고 사진을 확인한 뒤에 연습하기를 바란다. 연습을 하는 즉시 자세가 나아지기 시작할 뿐만 아니라 동작을 연습하기가 더 수월해질 것이다. 여러분이 처음 동작을 실시할 때 누군가가 아래의 내용을 소리 내어 읽어 주면 도움이 될 수 있다.

척추 중립 Neutral Spine

모든 필라테스 동작은 척추 중립 자세에서 시작하고 가끔 척추 임프린트(37쪽) 자세에서 시작하기도 한다. 척추 중립은 바르고 강하고 건강한 자세로 우리가 지향해야 할 자세다.

누워 있을 때의 척추 중립

이 자세는 척추와 골반이 자연스러운 곡선을 그대로 유지하며 가장 안정된 위치에 정렬되고 배열된 상태로 디스크와 인대에 가하는 부담을 최소화할 수 있다.

- 자세에 익숙해지도록 바닥에 등을 대고 누워 무릎을 구부리고 양발을 골반 너비에 맞춰 일직선으로 바닥에 놓는다.
- 팔을 옆으로 내려놓는다.
- 골반을 앞뒤로 몇 차례 편안하게 기울여 주고 등 아랫부분을 아치형으로 충분히 구부렸다가 다시 척추를 바닥에 대고 밀착시킨다.
- 앞서 수행한 두 동작은 과장된 움직임으로 척추 중립 자세는 이 두 동작의 중간 위치에서 취하면 된다.
- 긴장을 푼 상태에서 무리하지 않고 자연스럽게 자세를 취한다.

서 있을 때의 척추 중립

- 양발을 골반 너비로 벌리고 척추를 길게 늘여 똑바로 선다.
- 양손을 골반 위에 얹어 둔다.
- 골반을 앞뒤로 흔들며 양손으로 그 움직임을 느껴 본다.
- 골반을 물이 담긴 그릇이라고 상상한다.
- 골반을 앞으로 기울이면 그릇의 물이 앞으로 넘쳐흐른다.

- 골반을 뒤로 기울이면 그릇의 물이 뒤로 넘쳐흐른다.
- 골반/그릇을 물이 수평을 이뤄 넘쳐흐르지 않는 중간 지점에 둔다. 바로 그 상태가 척추 중립 자세다.

이 책에 실린 동작들을 연습하는 동안 척추 중립을 찾는 방법으로 '골반 경사' 운동을 활용하기 바란다. 이 방법은 말 그대로 골반을 앞뒤로 움직이는 동작을 말한다. 골반 경사는 산책을 하고 난 뒤나 정원을 한참 가꾸고 난 뒤나 혹은 너무 오랫동안 앉아 있고 난 뒤 단단하게 뭉쳐 뻐근한 허리도 쉽게 풀어주는 아주 유용한 동작이다.

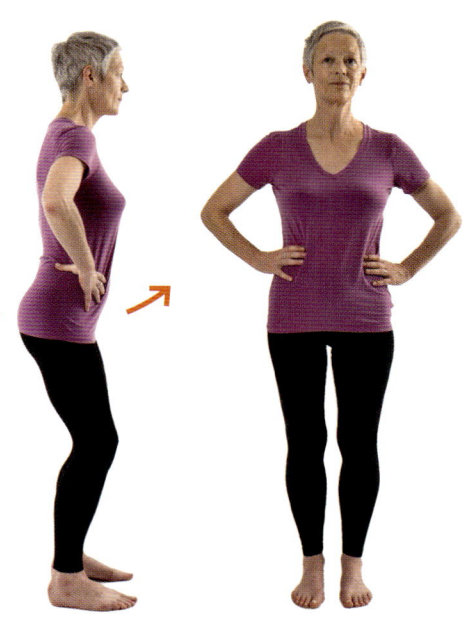

똑바로 서기

필라테스 동작을 본격적으로 수행하기에 전의 준비 운동 단계에서 똑바로 서서 중심을 잡는 법을 미리 익혀둬야 한다. 이 방법을 익히고 나면 일상생활에서의 몸가짐도 달라질 것이다. 전신 거울 앞에 서서 준비 운동을 할 경우라면 자세를 교정하기 위해 무엇을 어떻게 해야 할지 또 좋은 자세는 어떻게 보이는지 더 잘 확인할 수 있다. 준비 운동 동작들이 좀 어렵게 느껴질 경우 동작이 여러분의 마음에 들어 자신감이 생길 때까지 준비 운동에 집중하도록 하고 그 다음으로 이 책의 주요 필라테스 동작을 시작할 준비가 될 때까지 68쪽에 실린 기본 동작 모음의 동작들을 먼저 시도해 보길 바란다.

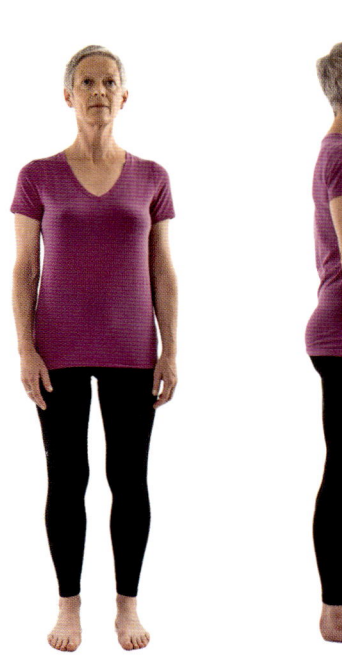

자신이 어떻게 서 있는지 자세히 살펴보자.
- 머리가 한쪽으로 살짝 기울어져 있는가?
- 양쪽 어깨가 수평인가 아니면 한쪽이 아래로 더 처져 있는가?
- 골반은 수평을 이루고 있는가?
- 체중이 양발 사이에 고르게 분산돼 있는가 아니면 한쪽으로 몸이 살짝 기울어졌는가?

옆으로 서서 등 아랫부분을 살펴보자.
- 아치형으로 구부러져 있는가? (요추 참조, 30쪽)

등의 중간 부분을 살펴보자.
- 등의 중간 부분이 굽었는가?
- 턱이 튀어나왔는가?
- 어깨가 굽었는가?
- 군인 자세를 하고 있어 가슴이 올라가 있는가?

> 서 있는 자세 역시 매우 중요하므로 바른 자세가 몸에 밸 때까지 계속 연습해야 한다. 절대 구부정하게 서 있으면 안 된다. 구부정하게 서 있는 경우 폐가 압박을 받고 다른 주요 장기들이 좁은 공간으로 몰리며 등이 굽고 몸의 균형이 흐트러진다.
>
> _조셉 필라테스

전문가들은 측면에서 자세를 살펴볼 때 '다림줄 plumb line'이라는 것을 사용하기도 한다. 다림줄은 추를 매달아 놓은 줄로 귓불에서 복사뼈 바깥쪽까지 수직으로 늘어뜨려 중력의 방향을 확인할 수 있도록 해 준다.
- 일단 여러분의 자세 정렬을 파악하고 나면 다시 거울을 마주 보고 선다.
- 양발을 골반과 일직선이 되도록 놓고 발끝은 정면을 향하게 한다. 양발을 '1시 50분'을 가리키는 시계 초침 모양으로 벌리거나 '한데 맞붙여' 놓지 않도록 주의한다. 체중이 양발에 고르게 분산될 수 있도록 선다.
- 양쪽 무릎이 발목 위로 수평이 되도록 한다. 가끔 양 무릎이 거의 붙어 있는 경우가 있다. 그런 경우 무릎의 위치를 다시 바로잡는다.
- 골반이 무릎 위로 수평이 되도록 한다.
- 팔을 옆으로 내려놓고 긴장을 푼다.
- 머리 위에 커다란 헬륨 풍선이 한 아름 달려 있어 여러분을 위로 끌어올린다고 상상하며 척추를 길게 늘인다. 척추를 길게 늘이는 즉시 키가 얼마나 더 커지고 몸이 얼마나 더 가벼워질 수 있는지 확인한다.
- 길게 늘인 척추 자세를 유지한다. 척추와 함께 목도 길게 늘여 준다.
- 턱을 바닥과 평행한 상태로 유지하고 전방에 시선을 고정한다.
- 어깨의 긴장을 푼다.
- 턱의 긴장을 푼다.
- 자세가 어떻게 달라졌고 느낌이 어떻게 다른지 확인한다.

근육 수축하기

이 책에 실린 필라테스 동작들을 수행하면서 몸을 움직이기 전에 몸 안쪽으로 깊숙이 위치한 복부 근육(복횡근)과 골반저근을 수축해야 한다. 필라테스 연습을 이제 막 시작한 경우 이 두 근육을 동시에 수축하기가 어려울 수 있으므로 내가 이 두 근육을 함께 언급한다고 해도 우선 한 근육만 선택해 수행하도록 하라. 각 근육이 수축할 때 느낌이 어떤지, 동작을 실시할 때 각 근육이 어떤 영향을 미치는지 시험해 보며 알아 갈 수 있는 시간을 가져야 한다.

아래의 시각화 연습을 통해 근육을 어떻게 수축하면 되는지 배워 보자. 다시 말하지만 근육 수축은 여러분이 지금 당장 연습을 시작할 수 있는 근육 운동이다. 슈퍼마켓에서 줄을 서 있을 때, 버스 정류장에서 버스를 기다릴 때, 개를 산책시킬 때, 주방에서 요리를 할 때 등 장소에 상관없이 어디에서나 활용할 수 있는 운동법이다!

복부 근육

- 허리에 큰 허리띠를 두르고 있다고 상상한다. 허리띠에는 구멍 10개가 나 있다.
- 허리띠를 10번째 구멍이 난 자리까지 잡아당긴다고 상상하고 복부를 허리띠 안으로 최대한 끌어모은다. 대충 편안하게 하지 말고 안쪽으로 최대한 끌어모으도록 한다!
- 허리띠를 풀어 준다.
- 이제 허리띠를 5번째 구멍까지 당긴다고 생각하고 복근을 좀 더 편안하게 끌어모은다.
- 허리띠를 풀어 준다.
- 이제 상상 속의 허리띠를 3번째 구멍까지 당긴다.
- 보통 이 3번째 구멍이 여러분이 연습을 할 때 복근을 잡아당기기에 적합한 위치이다.

그러나 더 난이도가 높은 고급 동작을 수행할 때에는 당기는 강도를 높여 5번째 구멍까지 복근을 당겨 줘야 한다는 것을 알게 될 것이다.

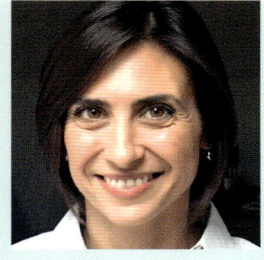

전문가가 들려주는 조언

여성 건강에 대한 관심이 각별한 지역 보건의이자 필라테스 지지자인 헬렌 케네디 박사가 골반저근을 설명하고 골반저근 운동의 이점에 대해 다음과 같이 말했다.

'골반저근은 골반 하부에 넓게 걸쳐져 있는 근육이자 결합 조직으로 방광, 직장, 여성의 자궁을 포함한 골반 장기를 받쳐 준다. 골반저근이 약화되면 골반장기탈출증이 발생할 수 있고 기침, 재채기, 점프 등을 하거나 복강 내압 상승을 유발하는 활동을 할 때 소변이 새어 나오는 스트레스성 요실금이 생길 수도 있다.

나이가 들면서 골반저근이 약해지는 것은 흔한 일이고 대개 그 원인이 복합적이다. 출산 경험이 있는 경우 나중에 나이가 들어 문제가 생길 수 있고 골반장기탈출증과 요실금 역시 더 쉽게 발생할 수 있다. 정상 질 분만을 하지 않은 경우도 마찬가지다. 임신 기간 동안 뱃속에 품고 다니는 태아의 무게만으로도 골반저근이 약화될 수 있기 때문이다. 근육과 결합 조직의 질과 강도를 유지하는 데 중요한 역할을 하는 에스트로겐의 수치가 감소하는 갱년기 역시 골반저근을 약화시키는 주요 요인으로 작용할 수 있다.

골반저근 운동이 여성의 요실금을 관리하는 데 도움이 되고 있으며 수술과 같은 다른 치료 방법을 고려하기 전의 1차 치료로 사용되고 있다. 골반저근 운동을 올바른 방식으로 꾸준히 수행할 경우 요실금 증상이 최대 70퍼센트 이상 개선됐다. 골반저근 운동은 골반장기탈출증의 증상을 개선하는 데에도 도움이 될 수 있다. 더 심각한 증상을 보이는 사람들에게는 전문 물리 치료가 필요할 수도 있겠지만 필라테스 연습을 통해 골반저근의 중요성을 제대로 이해하면 증상을 개선하는 데 확실히 도움이 될 것이다. 근육 '슬링sling'을 강화하고 당겨 주면 골반 장기를 떠받쳐 주고 계속해서 골반 장기가 제 위치에서 제 기능을 할 수 있도록 도와줄 것이다.'

복횡근을 끌어당기면 척추를 떠받치고 안정시킬 수 있어 몸통이 곧바로 더 튼튼해진다. 여러분이 걸어 다닐 때에도 가능한 한 오랫동안 복횡근을 활성화해 움직여 보기 바란다. 복횡근을 수축하는 즉시 그 차이를 느끼게 될 것이다.

골반저근

골반저근은 복횡근과 함께 몸을 움직이는 동안 복강 내압을 유지시켜줌으로써 척추와 골반을 안정시키고 지탱하는 데 도움을 준다. 걷거나 뛰면 복강 내압이 상승하기 때문에 골반저근이 약할 경우 남성과 여성 모두 여러 문제를 겪게 될 수 있다. 나이가 들면서 근육량과 콜라겐이 감소하고 특히 여성의 경우 임신과 출산이라는 추가 요인이 맞물려 골반저근이 더 약화되며 그렇게 약화된 골반저근은 요실금으로 이어질 수 있다.

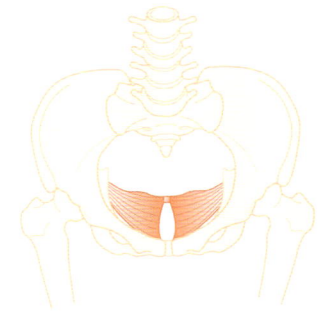

골반저근 나이가 들어도 이 근육군을 활성화하고 강하게 유지하는 것이 여러 면에서 중요하다.

필라테스 운동은 골반저근을 강화해 요실금을 예방할 수 있는 탁월한 운동법이다. 따라서 여러분의 골반저근이 약화되고 그로 인해 건강에 문제가 생겼다면 이제 필라테스 운동으로 그 문제를 해결해 나갈 수 있을 것이다.

- 골반저근을 수축하기 위한 방법을 아주 간단히 설명하면 소변을 보다가 중간에 소변을 멈추는 행동을 상상하면 된다. 이 방법은 남성이나 여성 모두에게 적용된다. 아니면 사람들 앞에서 방귀를 참느라 항문을 위로 당겨 조이는 행동을 상상해 보자. 안쪽에서 근육을 끌어당겨 주는 운동이다. 바깥쪽에서 '이를 악물' 필요가 없다!
- 골반저근을 위로 끌어당기는 동시에 복횡근을 어떻게 활성화할 수 있는지 관심을 기울여 살펴보기 보란다. 이 두 근육군이 척추를 지탱하고 골반을 안정시키기 위해 함께 작용한다는 것은 이미 증명된 사실이다.

어깨 안정화 Shoulder Stabilization

필라테스 동작을 수행하는 동안 어깨 안정화를 유지하는 것 역시 자세 정렬에서 빼놓을 수 없는 중요한 요소이다. 어깨가 어떤 역할을 하는지 이해하면 어깨가 긴장해 귀 쪽으로 솟아오르는 일 없이 필라테스 운동을 할 수 있을 것이다. 여러분의 어깨가 딱딱하게 뭉쳐 있다면 어깨 안정화 운동이 어깨를 풀어 주는 데에도 도움이 될 수 있다.

- 양쪽 어깨를 귀 쪽으로 들어 올린다.
- 목은 길게 뺀 상태를 유지하고 어깨뼈가 바지 뒷주머니 쪽으로 미끄러져 내려가는 모습

건강하고 활기찬 삶을 위한 자세 정렬 37

을 상상하며 양쪽 어깨를 위아래로 올렸나 내렸다 하면서 긴장을 풀어 준다.
* 어깨에 힘을 완전히 빼고 귀 쪽으로 들어 올렸다가 어깨뼈를 다시 아래로 부드럽게 내리는 동작을 몇 번 더 반복한다.

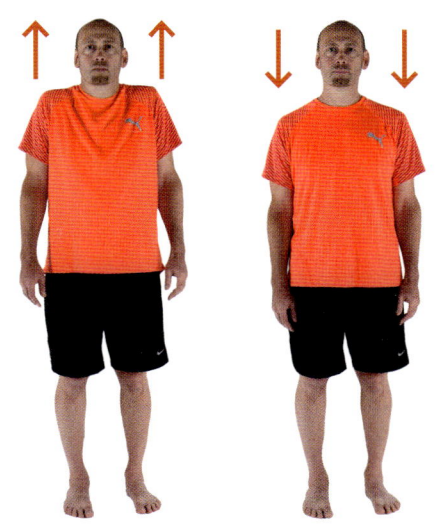

어깨 안정화 운동은 가슴을 펴고 어깨를 풀어주는 데 아주 탁월한 방법으로 책상 앞에 오랫동안 구부리고 앉아 있거나 장시간 운전을 했을 때 수행하면 좋다.

척추 임프린트 Imprinting the Spine

양발을 바닥에서 들어 올릴 때 척추 중립을 유지할 수 없다면 척추 임프린트 자세를 취하면 된다(헌드레드 동작 참조, 141쪽). 척추 중립 위치를 찾기 어렵고 복근이 척추를 안정적으로 지탱해 줄만큼 강하지 않다면 다리를 들어 올려 테이블 탑 Table Top 자세를 취하기 전에 먼저 척추 임프린트 자세를 취하는 것이 바람직하다.

* 등을 대고 누워 양발을 골반 너비에 맞춰 바닥에 붙이고 무릎을 구부린다.
* 복근을 수축해 활성화하고 매트 위에 등을 '새겨 넣기 imprinting'라도 할 것처럼 바닥에 아주 부드럽게 밀착시킨다.

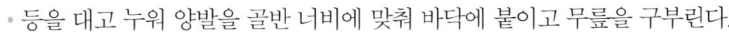

* 한쪽 다리를 들어 올려 테이블 탑 자세를 취한다. 무릎이 엉덩이 위쪽에 자리하고 정강이가 천장과 평행을 이루는 자세다.
* 다른 쪽 다리도 들어 올려 테이블 탑 자세를 취한다.

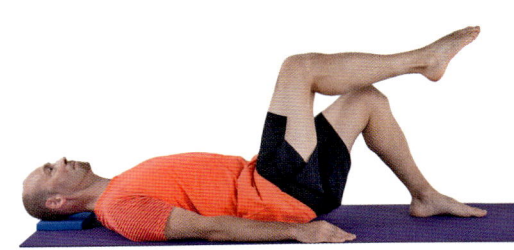

여러분이 척추 중립을 유지하지 못한 채 다리를 들어 올려야 할 경우 등이 안전하게 자리 잡도록 해주는 데에는 임프린트 자세가 최고다. 만약 여러분의 허리에 심각한 문제가 있다면 이 자세가 허리에 부담을 주지는 않을지 의사와 상의해 확인하기 바란다.

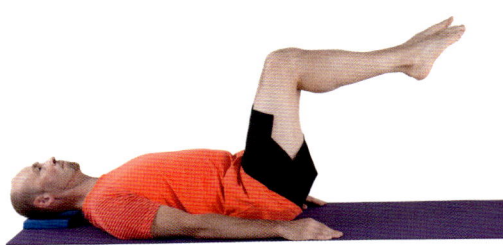

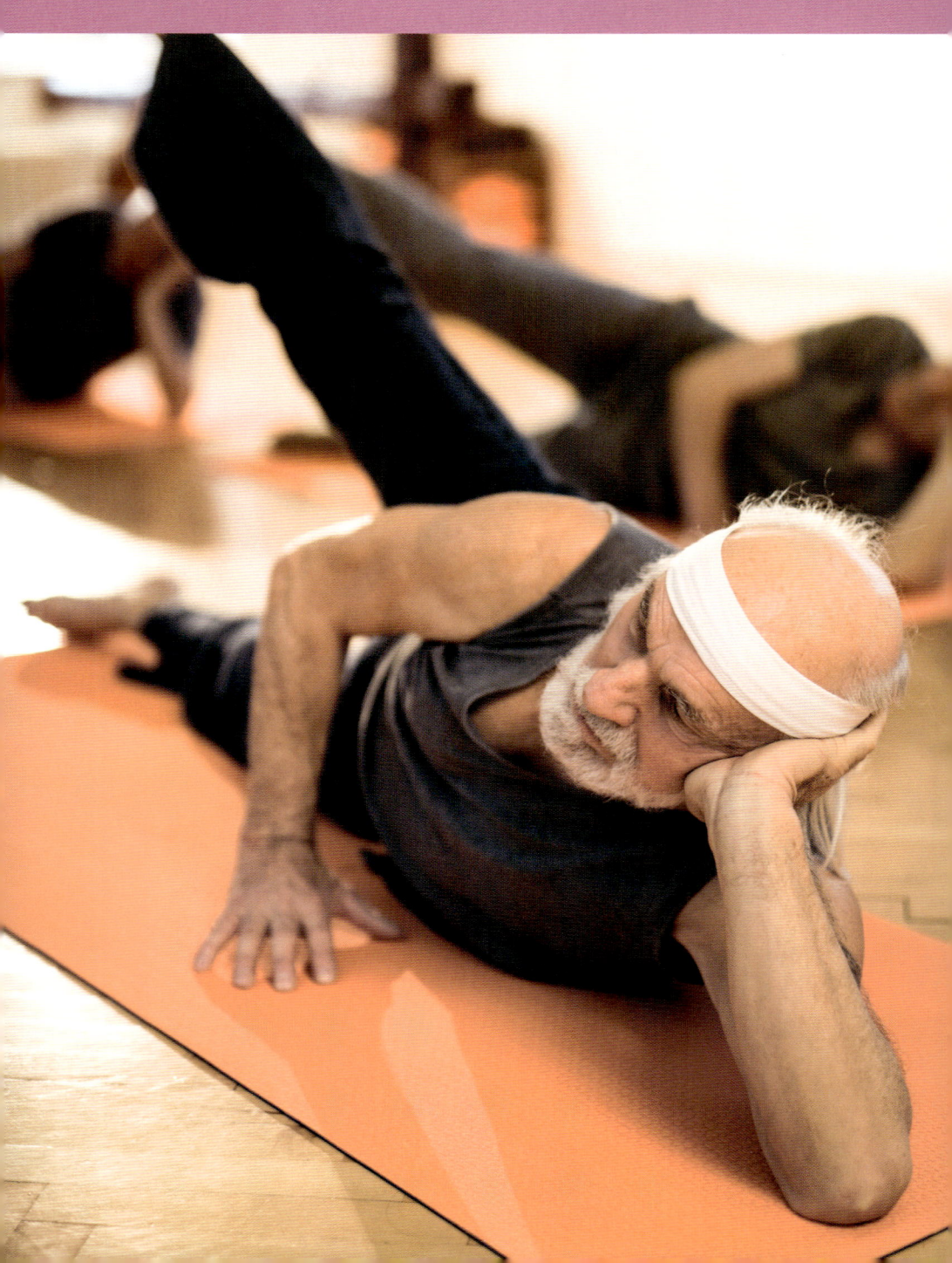

6장

호흡

필라테스 호흡법

필라테스 호흡법은 '측면 흉식 호흡 lateral thoracic breathing'으로 알려져 있다.
- 똑바로 서서 척추를 길게 늘인다.
- 코로 숨을 깊이 들이마셔 흉곽을 채웠다가 입으로 숨을 천천히 내쉰다.

측면 호흡을 복강이 아닌 흉곽을 통해 하는 이유는 호흡과 동시에 복근을 활성화할 수 있기 때문이다. 복식 호흡을 하면 호흡을 하는 동시에 복근을 안으로 끌어당겨 수축하기가 매우 어렵다.
- 양손을 각각 흉곽이 위치한 가슴 부위에 갖다 댄다.
- 코로 숨을 들이쉬고 흉곽이 어떻게 팽창하는지 양손으로 느낀다.
- 입으로 천천히 숨을 내쉬며 흉곽의 긴장을 풀어 준다.
- 호흡을 하면서 어깨가 들썩거리지 않도록 주의한다.
- 몇 차례 더 반복해 연습한다.

필라테스 호흡법은 동작이 부드럽게 이어지도록 도와주고 횡격막을 강화해 주며 몸을 편안하게 해 준다. 일부 사람에게는 필라테스를 배우고 익히는 과정에서 호흡법이 가장 어려운 부분일 수도 있다. 측면 흉식 호흡을 하는 데 어려움을 느낀다면 충분한 시간을 갖고 연습하도록 한다. 꾸준히 연습하다 보면 점차 호흡의 리듬에 익숙해지는 자신을 발견하게 될 것이다. 필라테스 동작을 할 때 숨 쉬는 것을 절대 잊지 말고 숨을 멈추지 않도록 하라!

우리가 필라테스에서 사용하는 측면 흉식 호흡은 호흡 작용의 80퍼센트를 책임지고 있는 횡격막을 강화해 줄 것이다. 폐를 더 크게 만들 수는 없지만 폐와 횡격막이 더 효율적으로 기능할 수 있도록 자세를 교정할 수는 있다. 자세를 교정해 우리의 폐와 횡격막이 제 기능을 한다면 나이가 들어서도 건강한 체력과 건강한 마음을 유지할 수 있을 것이다.

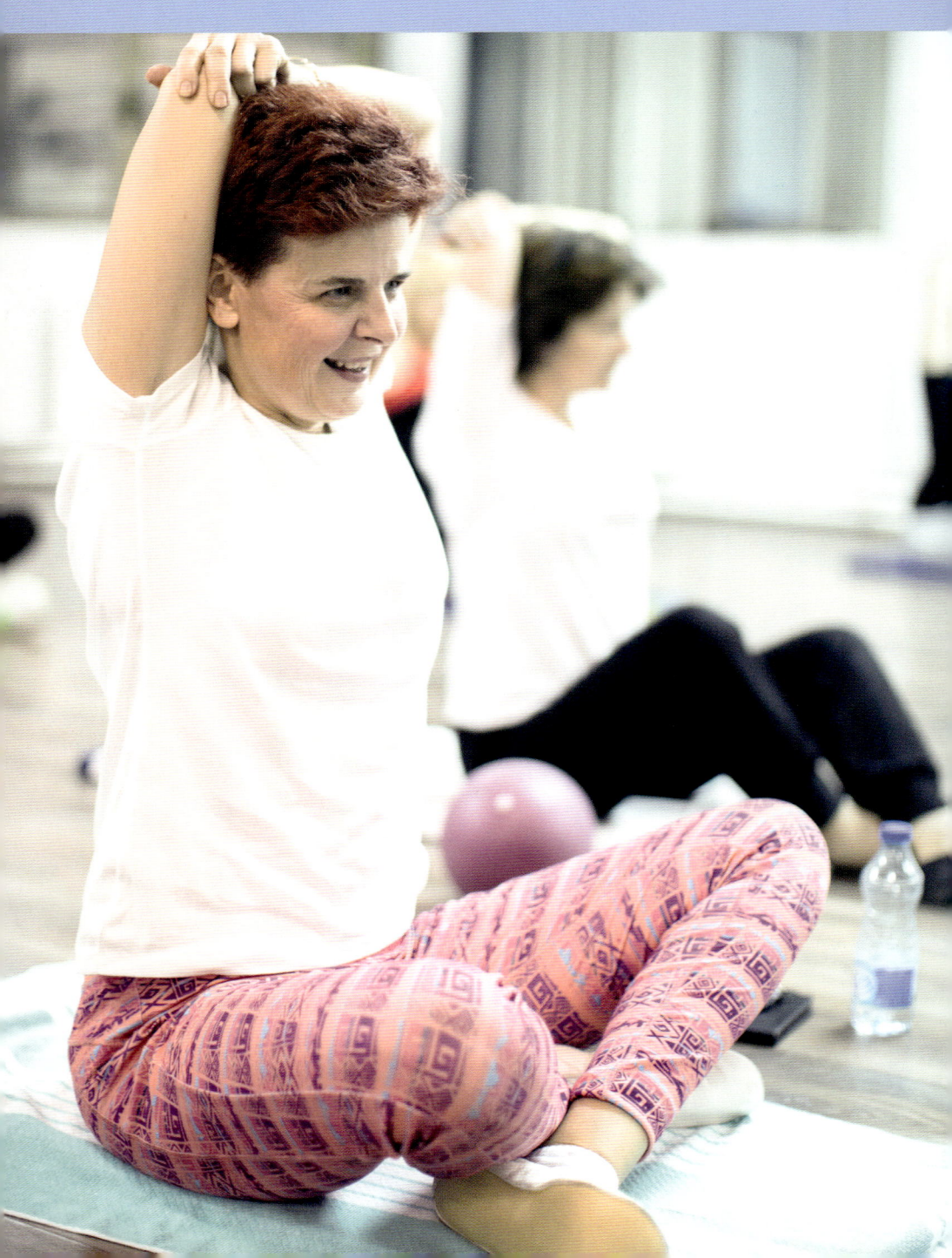

7장

누구나 할 수 있는 가벼운 준비 운동

준비 운동을 시작하기 전에 고관절과 슬관절 치환술, 관절염, 유방 수술과 관련해 주의해야 할 사항을 먼저 살펴보기 바란다. 이 책에서 다른 여러 질환이나 건강 문제를 언급할 수도 있지만 일단은 일반적인 허리 통증과 내가 수업을 하면서 가장 자주 접하는 몇 가지 경우를 중점적으로 살펴보겠다.

필라테스는 병을 앓고 난 뒤나 수술을 하고 난 뒤 몸의 기력을 회복하고 근력, 가동성, 유연성, 균형감을 되찾게 해 주는 훌륭한 운동법이다. 여러분이 겪고 있는 건강 문제와 관련해 수행할 동작의 적합성에 조금이라도 의문이 든다면 전문가의 조언을 구할 것을 당부한다. 많은 물리 치료사, 스포츠 치료사, 접골사, 지역 보건의가 필라테스를 권장하기는 하지만 각자의 건강 상태에 따라 시도해서는 안 될 동작들이 있을 수도 있다. 위에서 언급한 전문가들에게 치료를 받고 있다면 그들에게 조언을 구하고 함께 소통하기 바란다. 그들이 여러분에게 할 수 있는 동작과 없는 동작을 구분해 알려 주고 올바른 조언을 해 줄 것이다.

일반적인 등 문제

필라테스는 우리 몸의 코어를 강화해 많은 경우 등 부위의 통증을 완화해 줄 수 있지만 어느 동작이든 간에 시작하기 전에 먼저 차분한 마음으로 설명하는 내용을 충분히 읽고 숙지하는 것이 중요하다. 여러분은 앞으로 이어질 장들에서 등 쪽에 문제가 있는 사람들이 필라테스 운동으로 통증을 완화하고 다시 활기를 되찾게 됐다는 내용이 담긴 여러 사례 연구를 읽게 될 것이다. 또 앞서 언급했듯이 필라테스를 시도하기 전에 의료 전문가에게 조언을 구할 것을 거듭 당부한다. 5장에서 자세와 등 문제와 관련해 더 많은 내용을 찾아볼 수 있다.

고관절 치환술

필라테스는 고관절 치환술을 받고 난 뒤 근력을 강화하고 회복시키는 데 아주 탁월한 운동이다. 필라테스 동작들은 몸의 움직임을 자연스럽게 회복시켜 주고 자세를 바로잡아 준다. 치환술을 받기 전에는 통증과 제한된 움직임으로 자세 정렬이 변형된 상태

> 저는 어깨가 부러진 지 6개월 만에 필라테스를 시작했습니다. 의심할 여지없이 필라테스를 하면서 움직임이 더 나아졌고 근력이 강화됐으며 근육이 덜 뻐근했어요. 필라테스 덕분에 팔과 어깨를 사용하는 데에도 더 자신감이 생겼습니다.
>
> _힐러리 벤틀리
>
> (135쪽에서 벤틀리의 사례 연구 전문을 읽을 수 있다.)

였을 것이다. 흐트러진 자세 정렬과 움직임의 패턴을 바로잡을 수 있는 것은 물론이고 기력도 되찾을 수 있다. 단, 고관절을 90도 이상 구부리지 않는 게 중요하다. 즉 무릎을 너무 높이 들어 올려 구부리거나 다리를 너무 많이 벌리지 말아야 한다는 뜻이다. 또 다리를 꼬거나 몸의 중심을 가로질러 다리를 뻗지 말아야 한다. 여러분의 물리 치료사가 언제 필라테스 운동을 시작할 수 있고 어떤 필라테스 동작들을 수행하면 좋을지 여러분에게 조언해 줄 수 있을 것이다.

슬관절(무릎 관절) 치환술

필라테스 운동은 무릎을 둘러싸고 있는 근육, 특히 넓적다리 근육을 강화해 주고 무릎이 움직일 수 있는 범위를 완전히 회복하는 데에도 도움이 된다. 무릎 관절을 교체하기 전에는 다리를 절고 움직임이 제한됐을 테니 몸이 다시 적응할 시간을 줘야 한다. 균형 운동, 코어 강화 운동, 발과 발목 유연성 운동 모두 여러분이 무릎을 정상으로 회복하도록 도울 것이다. 그러나 무릎을 꿇는 동작은 피해야 하고 특히 재활 치료의 초기 단계에서 무릎 꿇기는 금물이다. 숄더 브릿지(146쪽) 동작 역시 피하도록 한다.

관절염

수업을 하다 보면 관절염을 앓고 있는 수강생을 자주 보게 된다. 필라테스는 관절염을 앓고 있는 사람에게도 아주 유익한 운동법이다. 필라테스 동작들은 신체에 가하는 충격이 적고 과격하지 않으며 근력과 유연성을 길러 주고 뻣뻣한 관절의 가동 범위를 넓혀 줘 통증을 줄이는 데 도움이 된다. 필라테스 운동이 별로 탐탁지 않을 수도 있겠지만 일단 시작하고 나면 기분은 물론 몸의 움직임이 훨씬 더 좋아진 여러분 자신을 발견하게 되리라는 것을 장담할 수 있다. 영국 관절염연구소에서는 필라테스 운동에 관한 다양한 정보와 도움말을 제공하고 있다.

앤 던은 양쪽 슬관절과 한쪽 고관절을 교체했다.

관절염을 앓고 있을 때 필라테스 운동이 몸을 계속 움직이게 해 준다는 점을 큰 장점으로 꼽을 수 있지만 무엇보다 큰 장점은 관절을 지탱하는 근육들을 단련시켜 준다는 점입니다. 관절을 지탱하는 근육들을 강화하면 조기에 수술을 받아야 하는 상황을 피할 수 있어요. 근육이 관절을 잘 받쳐 주면 관절염 통증이 완화되기 때문이죠. 물리 치료사는 제 근육이 튼튼하고 관절에 도움이 되는 필라테스 동작들을 잘 수행했기 때문에 움직임을 아주 수월하게 회복할 수 있었다고 말했습니다. 저 역시 여러분이 수술 후 필라테스 운동을 하면 기분 좋게 재활 운동을 할 수 있으리라고 생각합니다. (116쪽에서 던의 사례 연구 전문을 읽을 수 있다.)

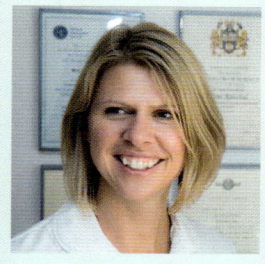

전문가가 들려주는 조언

접골사 제인 카우샬

'25세가 넘으면 관절의 연골이 닳고 찢기는 관절염의 징후가 누구에게나 나타나 남은 생애동안 증상이 계속된다. 저항해도 소용없다! 그런데 많은 연구 결과에서 증상과 정밀 검사 결과 사이에 직접적인 상관관계가 없는 것으로 드러났다. 고관절 엑스레이 검사 결과가 유사한 두 사람이 있다고 치면 한 사람은 통증이 심하고 다른 한 사람은 통증이 훨씬 덜 할 수 있다. 이러한 차이가 발생하는 이유는 고관절의 '상태'와 근육과 고관절에 영향을 미치는 다른 관절들의 건강 상태가 저마다 다르기 때문이다. 여러분이 필라테스를 규칙적으로 연습해 근력, 유연성, 우수한 균형감을 유지한다면 관절의 연골이 닳고 찢기더라도 잘 극복하고 자신이 하고 싶은 활동을 고통 없이 더 오랫동안 하게 될 가능성이 높다.'

더 자세한 정보는 www.arthritisresearchuk.org 를 참조하기 바란다.

유방 수술

 유방 수술 후 팔과 어깨의 움직임이 제한될 수 있고 가끔 겨드랑이나 가슴 부위가 뻑뻑해질 수 있다. 필라테스 운동, 특히 팔과 어깨 가동성 운동을 위한 동작들은(130~137쪽) 움직임을 원래대로 회복할 수 있도록 도와줘 빠르고 편안하게 일상적인 활동이 가능한 상태로 되돌아갈 수 있다. 방사선 치료 역시 팔과 어깨의 움직임에 영향을 줄 수 있으므로 앞에서 언급한 동작들을 활용하면 도움이 될 수 있다. 가동성 운동으로 동작을 서서히 시작하고 여러분이 몸에 주의를 기울이며 편안하게 수행할 수 있는 범위 내에서 운동을 하고 난 이후에 근력 운동을 추가하도록 하자. 언제 다시 운동을 시작할 수 있고 어떤 운동이 여러분에게 적합할지 의사에게 조언을 구해야 한다는 것을 명심하라.

> 유방 절제술과 림프절 절제술을 받고 나서 바로 시작할 수 있는 몇 가지 동작을 추천받았습니다. 그 동작들을 수행하는 데에는 별 문제가 없었어요. 필라테스 수업에 참여하면 쉽고 긍정적인 방식으로 움직임을 회복하고 유지할 수 있습니다. 아마 여러분도 문제가 생기지 않도록 예방하려 하기보다는 그 '문제' 자체에만 집중할 거예요. 그러지 않으려고 노력하지만 우리 모두 어쩔 수 없이 그렇게 될 때가 많죠. 저는 몇 주 만에 가동 범위를 완전히 회복할 수 있었습니다. 왼쪽 팔과 어깨를 오른쪽 팔과 어깨처럼 자유자재로 움직일 수 있게 됐어요.
>
> _피오나 오도노반
>
> (95쪽에서 오도노반의 사례 연구 전문을 읽을 수 있다.)

준비 운동 WARM-UP

준비 운동은 정기적인 필라테스 연습에서 빠트려서는 안 될 중요한 부분으로 필라테스 운동 경력에 상관없이 주요 동작을 시작하기 전에 반드시 실시해야 한다. 준비 운동은 여러분이 중심을 잡을 수 있도록 도와주고 신체 정렬에 대한 이해력을 높여 주며 필라테스 운동에서 권장하고 필요로 하는 긴 연습 과정을 시작할 수 있도록 도와주기 때문이다. 또 준비 운동은 혈액 순환과 관절의 가동성을 촉진하고 집중력을 강화해 준다. 여러분의 관절이 뻣뻣하다면 준비 운동은 더더욱 빠트려서는 안 될 필수 사항이다.

여러분이 직접 자신의 자세를 지켜볼 수 있도록 전신 거울 앞에서 준비 운동을 하면 좋을 것이다. 물론 운동 중에 자신의 모습을 보고 싶어 하지 않는 내 수업의 여느 수강생들처럼 이러한 연습 방식을 탐탁지 않게 생각할 수도 있겠지만 그 거울의 효과는 아무리 강조해도 지나치지 않을 만큼 탁월하다.

> **요령 및 주의 사항:** 만약 자세 정렬에 대한 내용이 담긴 5장을 건너뛴 채 바로 이 장을 읽고 있다면 아래의 운동법에 등장할 용어들을 충분히 이해하고 숙지할 수 있도록 먼저 5장부터 읽기 보기 바란다.

운동법

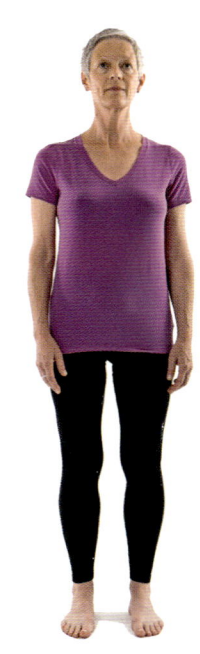

- 똑바로 서서 어깨를 안정시키고 팔은 힘을 빼고 옆으로 내려놓는다.
- 머리 위에 헬륨 풍선 다발이 달려 있어 몸을 위로 끌어당긴다고 상상한다.
- 척추를 길게 늘인다.
- 집중을 돕기 위해 앞에 있는 물체를 응시한다.
- 골반 경사를 몇 차례 실시하며 척추 중립 위치를 찾는다(32쪽).
- 복근/골반저근을 수축해 활성화한다(34쪽).
- 코로 숨을 들이마셔 흉곽을 채운다(39쪽).
- 입으로 숨을 내쉰다.
- 호흡을 몇 번 더 반복하고 근육의 장력을 의식해 느껴 본다. 의식적으로 긴장을 풀고 호흡을 통해 주의를 집중하도록 노력한다.

목 운동

목이 뻣뻣하다면 다음과 같이 시도해 보자.

- 준비 운동 동작들을 조심스럽게 실시하면서 몸에 주의를 기울인다. 목이 불편하다는 느낌이 들 경우 동작을 멈춘다.
- 귀를 한쪽 어깨를 향해 옆으로 떨어뜨리며 반대쪽 목과 등 윗부분의 근육을 부드럽게 펴 준다.
- 목을 길게 편 상태를 유지한다.

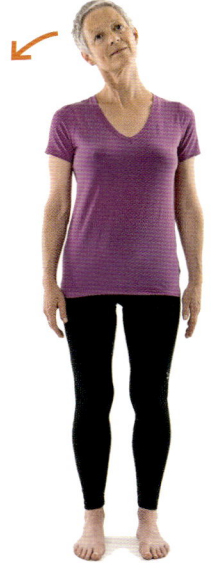 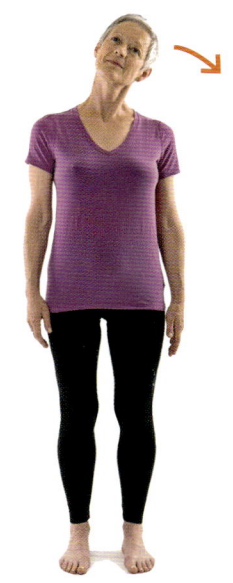 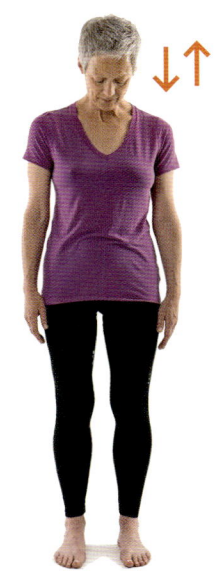

- 머리를 다시 중앙으로 천천히 들어 올린다. 같은 방향으로 4회 반복한다.

- 다른 쪽 어깨도 같은 동작을 4회 반복한다.

- 턱이 가슴에 닿을 듯이 고개를 숙인다.
- 부드럽게 고개를 든다. 단, 어깨 뒤쪽으로 젖히지 않도록 한다.
- 머리의 무게를 따라 고개가 위아래로 천천히 움직이도록 하면서 부드럽게 고개를 숙인다.
- 동작을 하는 데 불편함이 없다면 위아래로 2회 더 반복하고 다시 고개를 원위치에 두고 머리를 위로 당기며 목과 척추를 다시 한 번 길게 늘여 준다.

어깨 운동

어깨가 문제가 있다면 아래의 동작들을 천천히 조심스럽게 시도해 보자. 어깨가 불편할 경우 어깨 회전을 줄이고 무리하게 실시하지 않도록 주의한다.

- 어깨를 앞쪽으로 4회 부드럽게 회전시킨다.
- 어깨를 뒤쪽으로 4회 부드럽게 회전시킨다.
- 어깨를 귀 쪽으로 들어 올린다.

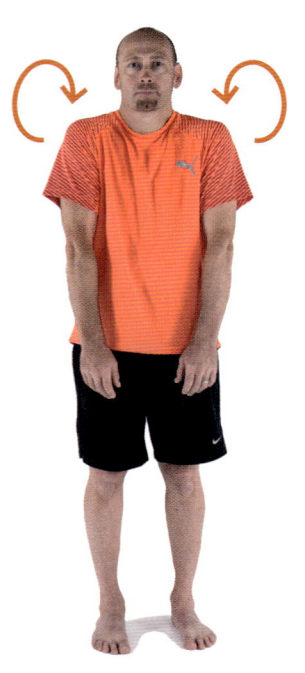
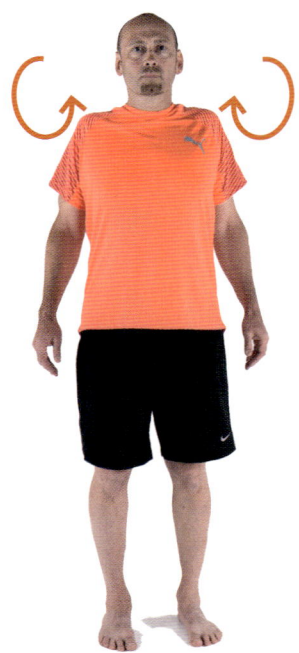
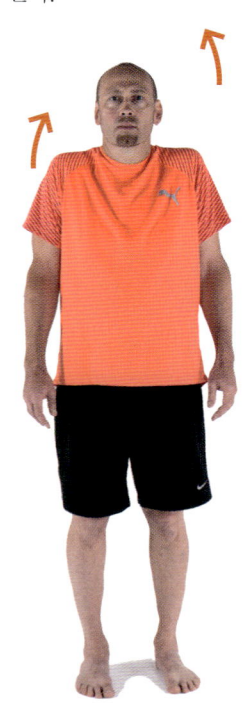

- 뒷주머니가 있다고 상상하며 어깨뼈를 뒷주머니 쪽으로 미끄러뜨리고 가슴을 활짝 펴면서 어깨를 원위치로 내린다.
- 2회 반복한다.

척추 회전SPINAL ROTATION (척추 비틀기TWISTING)

등이나 허리에 문제가 있는가? 그렇다면 척추를 편안하게 회전해 주기만 하면 된다. 등이나 허리에 심각한 문제가 있는 경우 회전 운동을 해도 되는지 의사에게 조언을 구하도록 한다.

- 척추를 길게 늘인다.
- 오른손으로 왼쪽 팔뚝의 손목 위쪽을 잡는다.
- 왼쪽 손을 돌려 오른쪽 팔뚝의 손목 위쪽을 잡는다.
- 복근/골반저근을 수축해 활성화한다.
- 숨을 들이쉬며 동작을 준비한다.
- 숨을 내쉬며 몸통을 오른쪽으로 회전한다. 머리와 목도 몸통이 움직이는 방향을 따라 함께 움직인다.

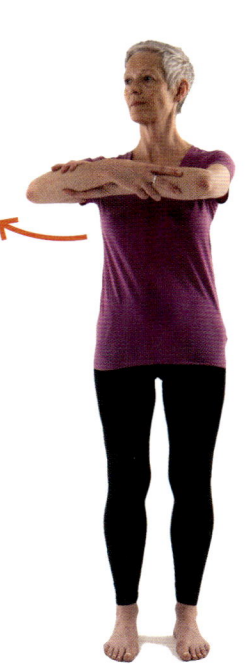

- 몸통을 회전할 때 골반이 전방을 향하도록 하는 데 집중한다. 골반은 몸통과 함께 회전하지 않고 전반을 향해 안정적으로 유지해야 한다.
- 어깨는 긴장을 풀고 아래로 내린 상태를 유지한다.
- 숨을 들이쉬며 몸통을 중앙으로 회전한다.
- 숨을 내쉬며 몸통을 왼쪽으로 회전한다.
- 숨을 들이쉬며 몸통을 중앙으로 회전한다.
- 양쪽 방향 모두 3회 반복한다.

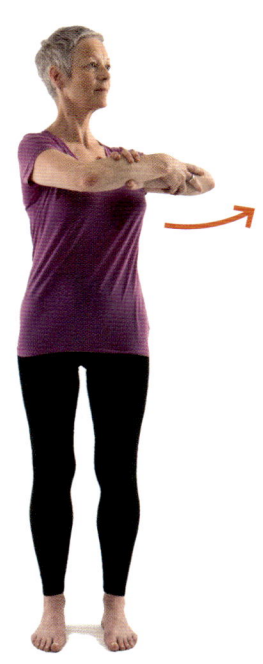

측면 구부리기 LATERAL FLEXION (옆으로 구부리기 SIDE BENDING)

- 척추 중립을 자세로 다시 똑바로 서서(32쪽) 복근/골반저근을 수축해 활성화한다.
- 숨을 들이쉬며 동작을 준비한다.
- 숨을 내쉬며 한쪽 손을 다리 쪽으로 서서히 내려뜨리면서 손가락을 길게 늘인다.
- 그대로 자세를 유지한다.
- 숨을 들이쉰다.
- 두 장의 판유리 틈에 끼어 있다고 상상하면서 목과 턱을 앞으로 내밀지 않는다. 판유리 평면에 맞춰 몸 전체의 정렬을 맞춘다.
- 숨을 내쉬면서 다시 몸을 똑바로 세우고 척추를 길게 늘인다. 복근이 수축한 상태를 유지하고 있는지 확인한다.
- 다른 쪽도 같은 순서로 동작을 반복한다.

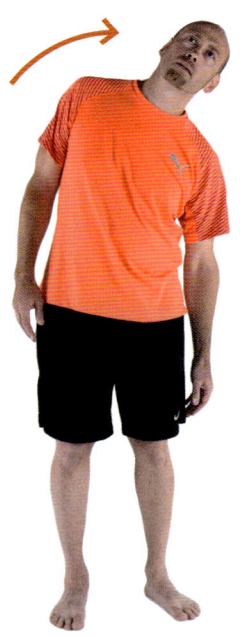 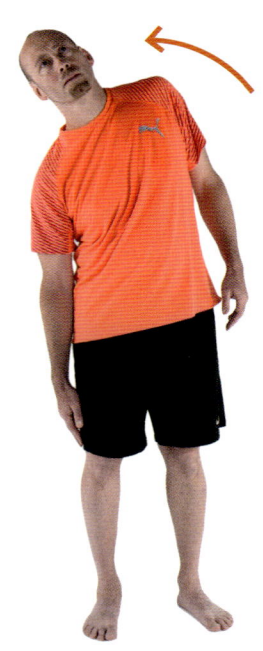

무릎과 고관절 가동성 KNEE AND HIP MOBILITY 운동

한 발로 서서 균형을 잡기 어렵다면 다음과 같이 시도해 보자.

- 자신감이 붙을 때까지는 발가락을(발가락 끝을) 바닥에 댄 상태에서 조심스럽게 동작을 시작한다.

- 똑바로 서서 척추를 길게 늘인다.
- 골반 위에 양손을 얹는다. 필요한 경우 한쪽 손만 골반에 얹고 다른 쪽 손은 의자 등받이를 잡고 선다. 어깨는 힘을 뺀 상태를 유지한다.
- 복근/골반저근을 수축해 활성화한다.
- 앞 동작들보다 더 역동적인 동작이므로 호흡은 자연스럽게 유지한다.
- 한쪽 무릎을 굽혀 앞으로 들어 올린다.

- 몸의 중심이 무너지지 않도록 하고 척추를 계속 길게 늘인 상태에서 전방에 시선을 고정한다.
- 다리를 바닥에 다시 내려놓는다.
- 양쪽 다리 모두 4회 반복한다.

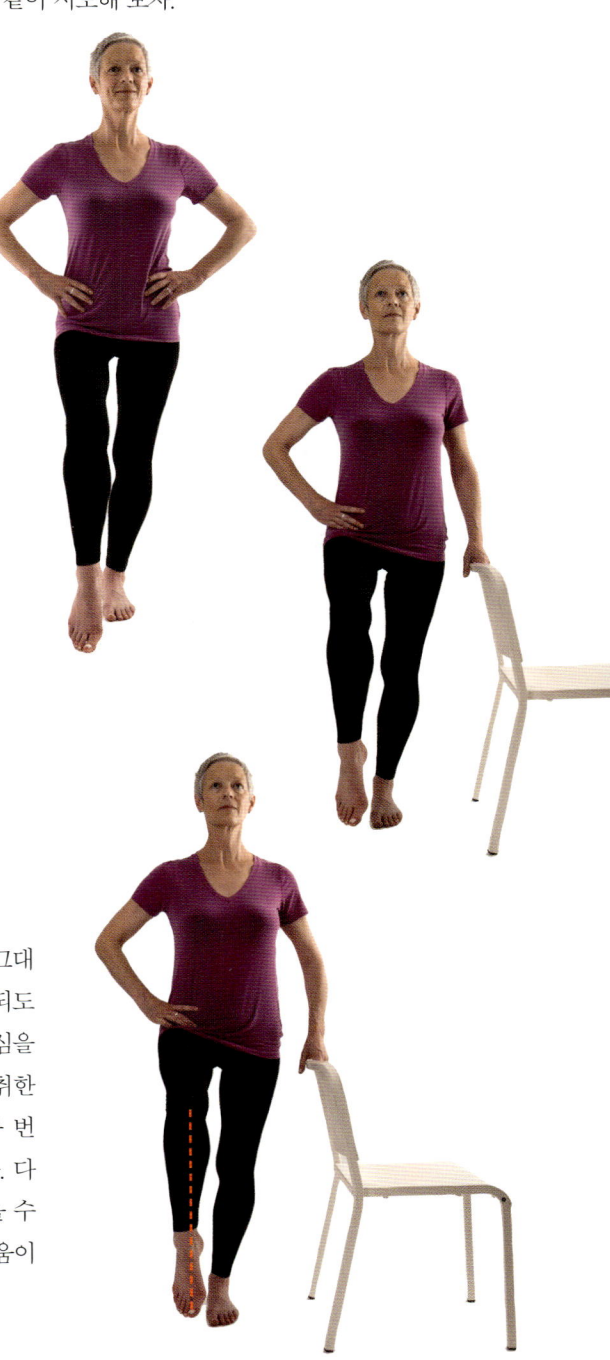

동작을 수행할 때 무릎과 발이 수직선으로 연결돼 있다고 상상하고 다리를 앞으로 그대로 들어 올려 그 수직선이 똑바로 정렬이 되도록 해 다리가 옆으로 기울어지거나 몸의 중심을 가로질러 놓이지 않도록 한다. 이 동작을 취한 상태에서 무릎을 내려다 봤을 때 무릎이 두 번째나 세 번째 발가락과 일직선이 돼야 한다. 다시 말하지만, 전신 거울 앞에 서서 이 동작을 수행하면 다리의 위치를 올바르게 잡는 데 도움이 될 것이다.

힙 오프너 HIP OPENER

- 똑바로 선다. 필요하다면 의자 등받이를 계속 잡은 상태로 서서 척추를 길게 펴 주며 척추 중립 자세를 취한다(32쪽). 복근을 활성화하고 팔은 옆으로 내려 어깨에 힘을 뺀다.
- 자연스럽게 호흡한다.
- 한쪽 무릎을 굽혀 앞으로 들어 올린다.
- 고관절을 옆으로 벌리고 다리/무릎도 함께 움직인다. 골반은 안정적으로 유지해 따라 움직이거나 흔들리지 않도록 한다.

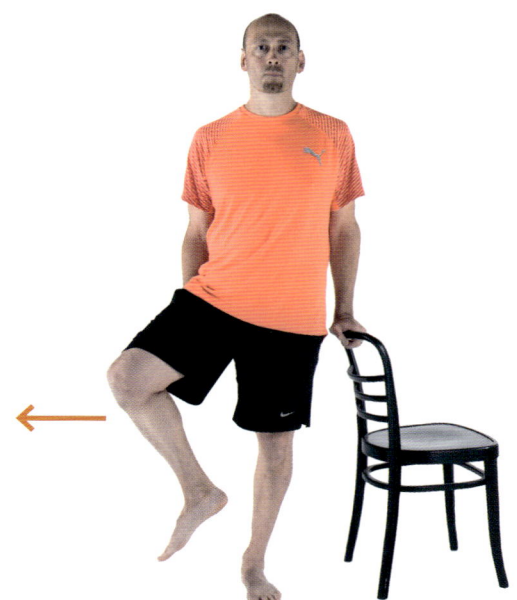

- 다리를 다시 중앙으로 가져와 바닥에 내려놓는다.
- 4회 반복한 뒤 다리를 바꿔 같은 동작을 실시한다.

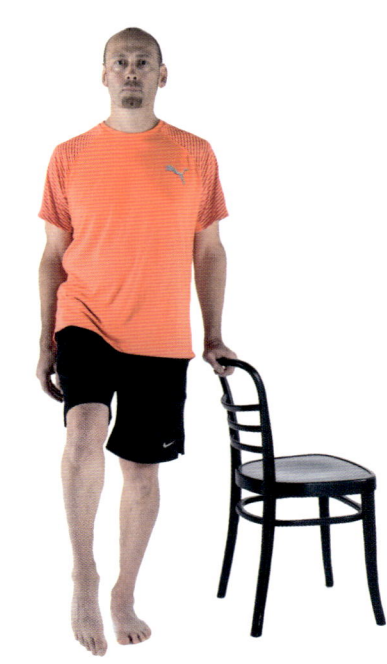

롤 다운 ROLL DOWN

운동 효과

롤다운(몸통 감아 아래로 구부리기) 동작은 준비 운동으로 활용하기에 아주 훌륭하고 부담이 없는 운동이다. 여러분의 등 아랫부분이 아프고 뻐근하다면 아침이나 오후 운동을 할 때 또는 정원 가꾸기를 하고 난 뒤에 우선적으로 실시하기 좋은 스트레칭 운동이기도 하다. 또 오래 걷느라 지친 둔근(엉덩이 근육)이나 뻑뻑해진 햄스트링(넓적다리 뒤쪽 근육)을 풀어주는 데에도 효과가 있다. 롤 다운 동작은 척추의 가동성을 높여 척추를 순차적으로 움직일 수 있도록 해 주며 척추 디스크를 확장해 주고 등과 햄스트링의 유연성을 길러 준다. 처음에는 기본 롤 다운 동작을 중점적으로 연습하고 몇 차례 연습을 마친 뒤에는 더 강도 높은 스트레칭 동작을 추가해 나가도 좋을 것이다.

초급

운동법

- 어깨에 힘을 빼고 똑바로 서서 척추 중립 자세를 취한다.
- 복근/골반저근을 수축해 활성화한다.
- 무릎을 완만하게 아주 살짝 구부린 자세를 유지한다.
- 동작을 준비하며 숨을 들이마셔 흉곽을 채운다.
- 고개를 숙여 턱을 가슴에 갖다 대면서 숨을 내쉰다.
- 천천히 바닥을 향해 몸을 구부리기 시작한다. 적당한 긴장감이 느껴지는 지점에서 동작을 멈춘다. 몸을 많이 구부리지 못한다고 해도 괜찮다.

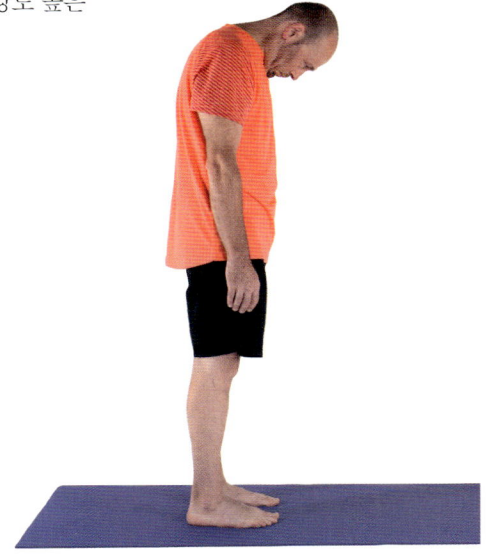

- 양쪽 팔을 몸 앞쪽에 축 늘어뜨린다.
- 무릎이 조금 당기는 것 같다면 햄스트링에 무리가 가지 않도록 무릎을 살짝 구부려 준다.
- 목에 힘을 빼고 머리에 무게를 실어 준다.
- 여러분 자신을 힘없이 축 늘어진 봉제 인형이라고 상상한다.
- 자연스럽게 호흡하면서 몇 초간 '봉제 인형' 자세를 유지한다.
- 숨을 들이마셔 흉곽을 채운다.

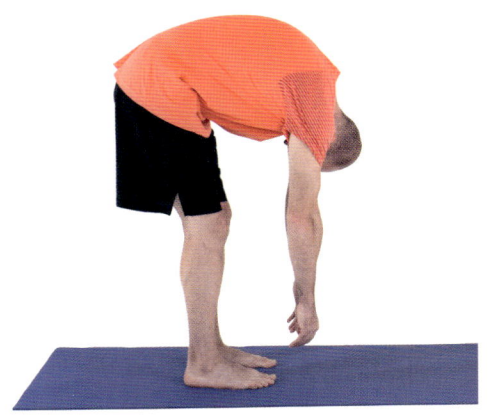

- 숨을 내쉬면서 척추를 보호해 줄 복근/골반저근이 활성화돼 있는지 확인한다. 구부렸던 척추 마디마디를 서서히 이어주듯 척추를 강하게 쭉 펴 올리기 시작한다.
- 척추를 일으켜 세우는 동안 가슴에 턱을 그대로 대고 있다가 다 세우고 나면 그때 턱을 바로 세우고 척추를 길게 늘인다.

요령 및 주의 사항:
- 고관절이 아니라 척추를 구부려야 한다.
- 체중을 양발에 고르게 분산시킨다. 발뒤꿈치에 체중이 집중돼 무리가 가지 않도록 주의한다.

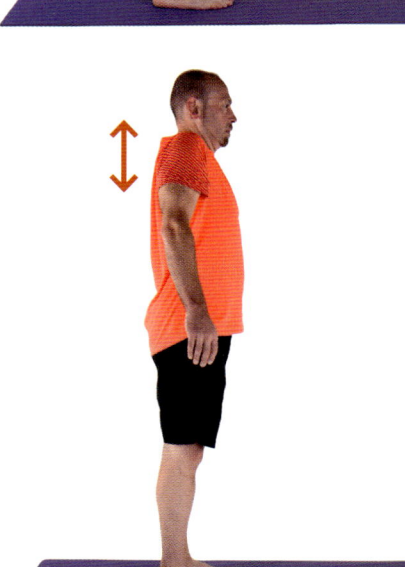

- 자연스럽게 호흡을 하면서 자세를 확인한다.
- 양쪽 어깨를 귀 쪽으로 들어 올렸다가 어깨뼈를 다시 뒷주머니로 내려 보낸다고 상상하며 제 위치로 내려놓는다.
- 척추 중립을 유지하고 있는지 확인한다.
- 이 롤 다운 동작은 총 3회 반복하거나 원하는 횟수만큼 반복하도록 한다.

허리 쪽에 문제가 있다면 아래의 변형 동작을 시도해 보자.
- 허리 쪽에 조금이라도 문제가 있거나 '봉제 인형' 자세에 자신이 없다면 손바닥을 넓적다리에 대고 구부리는 방식으로 동작을 변경할 수 있다. 몸통을 아래로 구부릴 때 넓적다리를 감싼 손바닥을 서서히 내리며 등을 지탱해 준다. 조금이라도 불편한 느낌이 든다면 동작을 멈춘다.

롤다운 동작을 벽에 기대어 할 수도 있다.
- 양발을 골반 너비로 벌린 채 척추를 벽에 대고 기대어 긴장을 풀어 준다. 무릎은 약간 구부린다. 척추를 아래로 최대한 구부린 상태에서 엉덩이는 그대로 벽에 붙여 기대어 놓는다. 그런 다음 다시 척추를 일으켜 세워 벽에 붙인다.

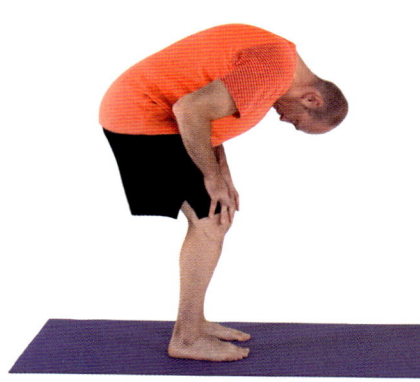

누구나 할 수 있는 가벼운 준비 운동 53

중급

- '봉제 인형' 자세를 취하고 있을 때 더 강도 높은 스트레칭을 하려면 양 손바닥을 각각 반대쪽 팔꿈치에 갖다 대고 체중을 양쪽 엄지발가락 앞쪽으로 조심스럽게 이동시켜 준다. 균형을 잃고 쓰러지지 않도록 조심한다.

고급

- 롤 다운 자세에서 스트레칭 강도를 더 높이기 위해 한쪽 무릎을 약간 더 구부리고 자세를 그대로 유지한다. 그러면 다른 쪽 다리의 스트레칭 효과를 높일 수 있다.
- 구부린 무릎을 펴고 다른 쪽 무릎을 구부려 다시 그 자세를 몇 초간 유지한다.
- 양발을 바닥에 붙인 상태에서 무릎을 번갈아 구부려 주며 근육을 풀어 주고 길게 늘여 준다.
- 6회 반복한 뒤 동작을 멈춘다.
- 복근/골반저근을 수축해 활성화한다.
- 숨을 들이쉰다.
- 숨을 내쉬면서 몸을 위로 일으켜 세운다. 시간을 갖고 몸의 정렬을 의식적으로 살핀다.

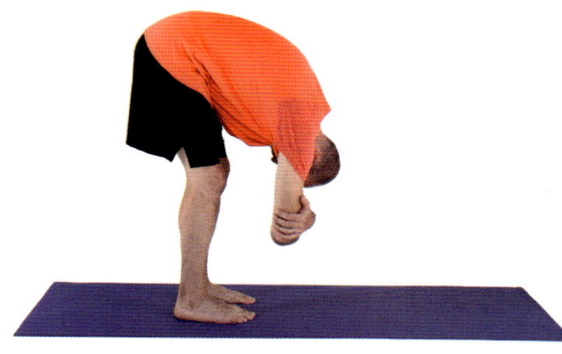

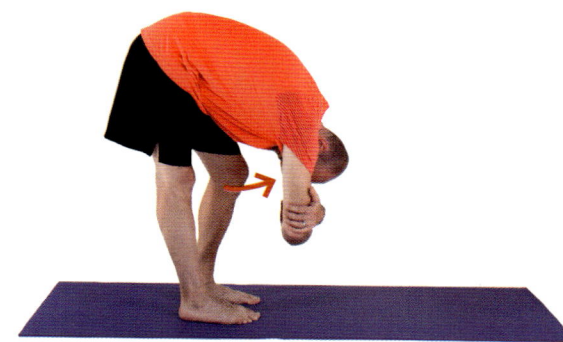

사례 연구

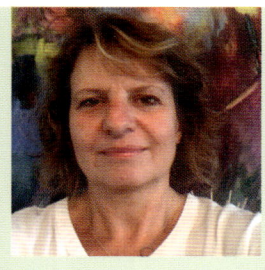

타니아 볼드윈파스크

나이: 51   직업: 인권 변호사   필라테스 운동 경력: 4년

가장 좋아하는 동작: 롤 다운(51쪽)

'달리기 실력을 늘리고 골반저근을 강화하고 싶어 필라테스를 시작했습니다. 저는 태권도 검은 띠 유단자예요. 태권도나 달리기 둘 다 강한 신체 코어를 필요로 하는 운동입니다. 필라테스를 시작한 이후로 코어 근육에 큰 변화가 생겼고 유연성도 더 높아졌습니다. 필라테스를 하면서 다른 운동들을 할 때와는 다른 근육군을 사용한 덕분입니다. 키도 2cm나 더 커졌어요. 제게 필라테스 운동 시간은 '나만의 휴식 시간'이나 다름없습니다. 심호흡과 천천히 신중하게 수행하는 동작들이 마음을 아주 편안하게 해 줍니다. 필라테스는 최고의 운동입니다. 필라테스 운동을 하면 균형 감각에 문제가 있는 사람은 물론이고 누구나 확실한 운동 효과를 볼 수 있으니까요.'

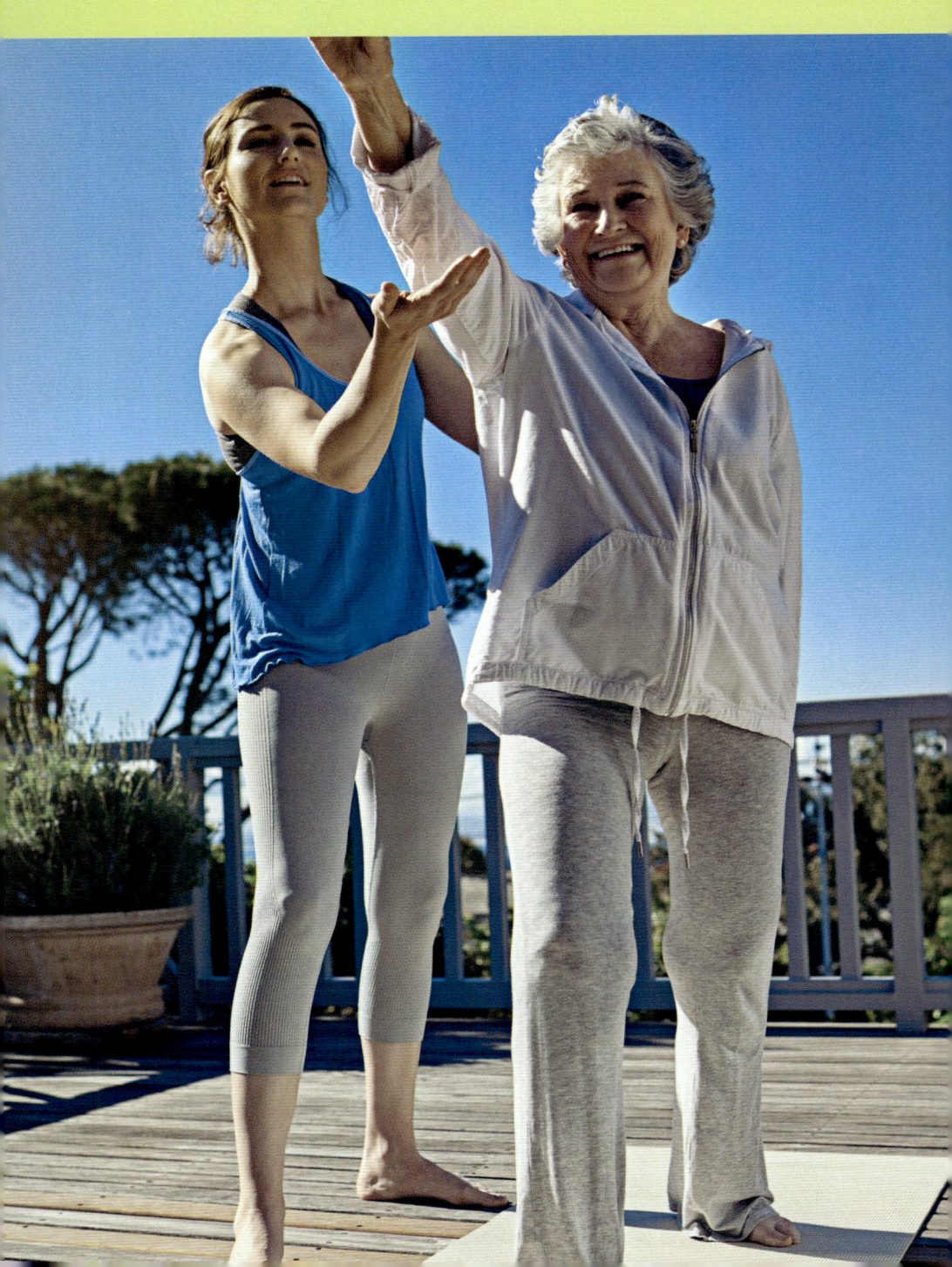

8장

균형 운동

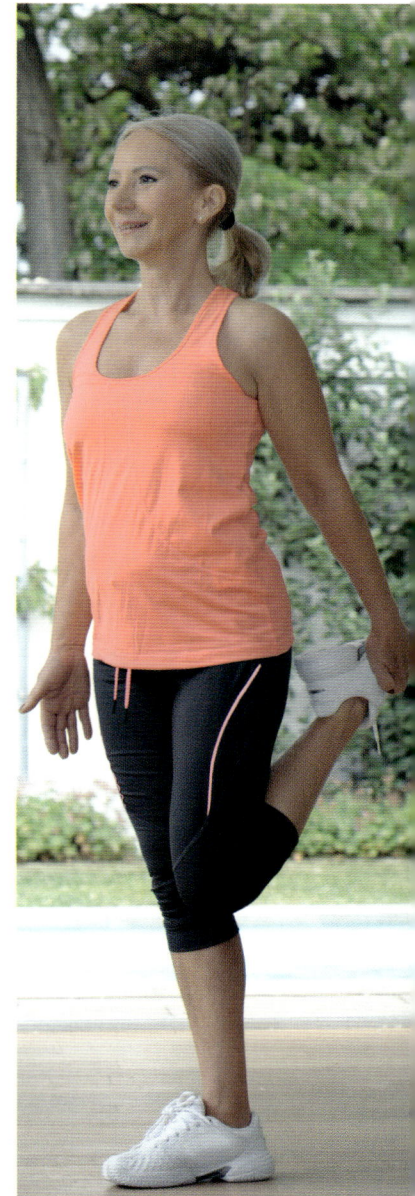

균형 운동 효과

　나이가 들면서 우리의 균형 감각도 떨어지기 시작하므로 균형 잡는 법을 연습하는 것이 매우 중요하다. 균형을 잘 잡으려면 우수한 자기 수용 감각, 조정력, 튼튼한 발목이나 발과 같은 신체 조건을 두루 갖춰야 한다(발 건강 및 강화 운동에 대한 내용은 9장을 참조하기 바란다). 균형 운동은 우리가 걸어 다닐 때 뇌가 지형의 변화를 인식하고 대처할 수 있도록 도와주고 집중력 향상에도 도움이 된다. 균형 운동 동작들을 연습하면서 여러분의 한쪽 몸이 다른 쪽보다 균형을 더 잘 잡는다는 사실을 발견하게 될 것이다. 한쪽 몸의 균형 감각이 다른 쪽보다 더 우세하기 때문이다. 누구나 한쪽 몸의 균형이 더 우세하기 마련이다.

　일상생활에서 균형 운동을 실천해 보자. 주전자가 끓기를 기다리거나 이를 닦거나 버스를 기다리는 동안에 한쪽 다리로 서 있기를 해 봐도 좋을 것이다. 단, 여러분이 균형을 잡는 데 자신이 없다면 조심스럽게 운동을 하고 운동을 할 때에는 주위에 붙잡을 만한 것이 있는지 반드시 확인하도록 한다.

조사 연구 결과

　터기 무글라 대학교의 체육교육스포츠학부에서 수행한 '65세 이상 여성을 위한 낙상 예방 운동 프로그램과 필라테스 운동의 통합'이라는 조사 연구의 결과에 따르면, 필라테스를 기반으로 한 동작들이 노년층의 동적 균형, 반응 시간, 근력을 향상시키는 것으로 나타났다.

균형 잡기 연습

운동법

- 똑바로 서서 척추를 길게 늘이고 척추 중립 자세를 취한다.
- 복근/골반저근을 수축해 활성화한다.
- 균형을 잡는 데 도움이 되도록 전방에 있는 물체에 시선을 고정하고 집중한다.
- 한쪽 무릎을 정면으로 천천히 들어 올린다.
- 자세를 그대로 유지한 채 한쪽 다리로 서서 5까지 세면서 균형을 잡는다.
- 균형을 제대로 잡지 못한다 하더라도 괜찮다. 꾸준히 연습하면 나아질 것이다. 균형을 잡는 데 자신감이 생기면 균형을 잡고 서 있는 시간을 더 늘려도 좋다. 20까지 천천히 세는 것을 목표로 하자.
- 숨을 멈추지 않도록 하고 자연스럽게 호흡한다. 허리를 길게 펴고 좌우 균형을 맞춰 준다.
- 다리를 내리고 이번에는 다른 쪽 다리를 들어 올려 5까지 세면서 다시 균형을 잡는다.

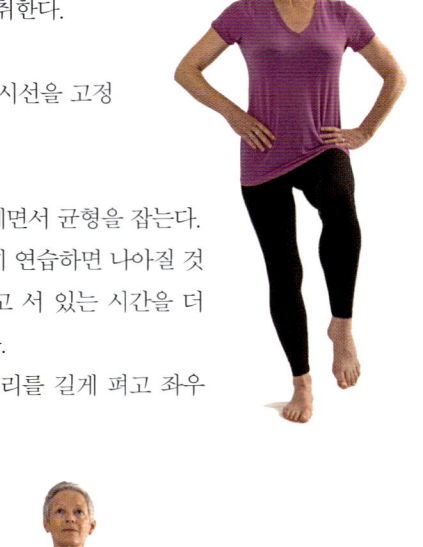

몸이 너무 많이 흔들려 균형을 잡기 어렵다면 다음과 같이 시도해 보자.

- 동작을 수행하면서 몸이 많이 흔들린다면 무언가에 아주 가볍게 손을 갖다 대면서 의지하고 가끔 손을 올려 균형을 잡는다.

- 또는 발을 떼고 균형을 잡기 전에 먼저 발가락을 바닥에 댄다. 몸이 흔들릴 때마다 발가락을 바닥에 잠시 갖다 댄다.

차근차근 신중하게 동작을 수행하도록 하고 무언가에 의지해 동작을 취할 경우 중간중간 손을 떼고 연습한다. 몸이 곧 동작에 적응하고 균형 감각도 더 좋아질 것이다. 거울 앞에서 동작을 수행하면 골반의 수평을 유지하고 다리를 들어 올릴 때 골반이 한쪽으로 치우지지 않도록 할 수 있을 것이다. 골반이 한쪽으로 치우친다면 둔근이 약하다는 신호일 수 있다. 둔근이 약하다면 이와 관련된 내용을 중점적으로 다루고 있는 146쪽의 숄더 브릿지 동작을 참고하기 바란다. 둔근을 강화하는 데 도움이 될 것이다.

균형 운동은 모든 다리 부상에도 유익한 운동법이다.

균형 감각이 좋다면 다음과 같이 동작을 실시해 보자. 첫 번째 균형 동작에 자신이 있다면 좀 더 난이도가 높은 이 동작을 수행해도 좋다.

- 첫 번째 동작에서 먼저 동작을 취했던 다리를 다시 올리고 균형을 잡는다. 복근을 수축해 활성화하고 척추를 다시 길게 늘인다.
- 숨을 들이쉬며 두 팔을 머리 위로 들어 올린다.
- 숨을 내쉬며 두 팔을 다시 옆으로 내려놓는다.
- 한쪽 다리로 서 있는 상태에서 팔 동작을 1회 더 반복한다.
- 다리를 바꿔 같은 순서로 반복한다.

위의 동작이 쉽게 느껴진다면 눈을 감고 동작을 취해도 좋다. 넘어지지 않도록 주의하도록 한다!

- 다리를 바닥에 내리고 발가락을 바닥에 댄 상태에서 동작을 준비한다.
- 다리를 올리고 몇 초간 균형을 잡는다. 그런 다음 눈을 감고 있는 시간을 더 늘린다. 눈을 감고 동작을 취하면 균형을 잡기가 매우 어려울 수 있다. 몸의 균형을 유지하는 데 시각이 얼마나 중요한 역할을 하는지 알게 될 것이다.

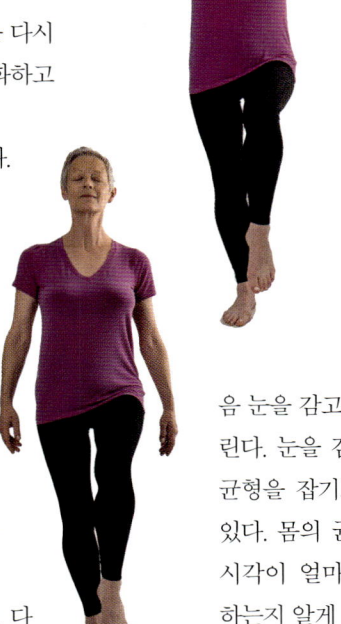
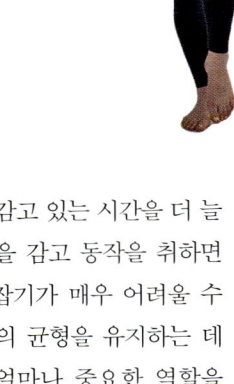

전문가가 들려주는 조언

접골사 제인 쿠샬라

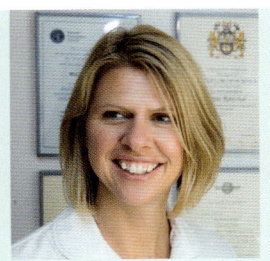

'균형 감각이 떨어지면 발목과 무릎에 부상을 입기 쉽다. 발목을 접질린 적이 있다면 발목 인대에 있는 자기 수용기proprioceptors(관절의 자세 감각)가 발목의 위치를 제대로 감지하지 못해 접질렸을 수 있다. 다시 말해 균형 감각이 떨어지면 여러분의 하퇴부가 대신 그 부담을 떠안게 돼 근육이 상할 수 있다는 의미다. 울퉁불퉁한 땅을 걷고 있는 경우에는 특히 더 그렇다. 필라테스는 자기 수용 감각을 길러 주고, 자기 수용 감각이 향상되면 관절에 가하는 불필요한 부담을 줄이고 부상을 예방하는 데 도움이 된다. 균형 감각은 나이가 들면서 자연스럽게 떨어지므로 균형 감각을 유지하고 더 기르기 위해서는 노력이 필요하다. 중요한 것은 자기 수용 감각과 균형 감각이 향상되면 낙상을 예방하는 데 도움이 되고 그런 점에서 볼 때 필라테스가 확실히 도움이 된다는 사실이다. 노년에 낙상을 당하게 되면 여러모로 골치가 아프다. 그러므로 낙상을 예방하기 위해 할 수 있는 일이라면 무엇이든 우리에게 큰 도움이 될 것이다.'

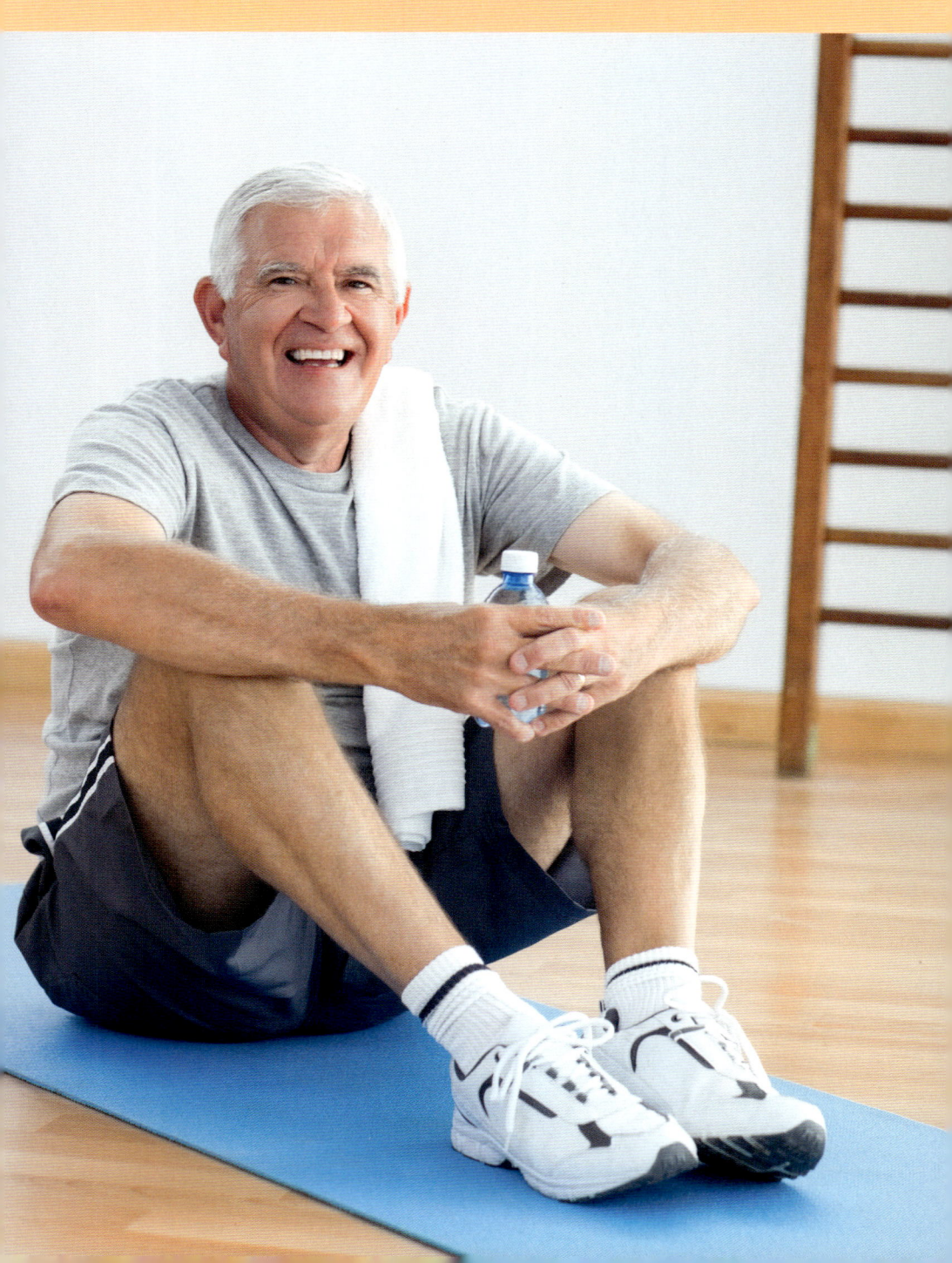

9장

발 건강과 발 강화 운동

여러분이 규칙적인 운동 프로그램을 짤 때 아마도 발 강화 및 스트레칭 동작들을 운동 프로그램에 우선적으로 넣을 생각은 하지 않을 것이다. 하지만 그 동작들은 나이가 들면서 관절이 뻣뻣해지고 근육량이 감소하는 우리에게 필수적이다. 두말할 필요도 없는 얘기지만 우리가 걸어 다니고, 뛰고, 운동할 때 두 발은 엄청난 충격을 받는다. 게다가 우리 발은 몸을 안정시키는 데에도 필수적인 역할을 한다. 나는 모든 수업의 프로그램에 발 강화 및 스트레칭 동작들을 포함한다. 발 운동 동작들은 여러분의 발을 강화해 줄뿐만 아니라 발의 근육, 인대, 힘줄도 함께 강화해 줄 것이다.

족저근막염은 우리가 나이가 들면서 흔히 겪을 수 있는 고통스러운 질환이며 그 질환이 생기면 발뒤꿈치 통증을 유발해 걷기가 불편해진다. 노화로 힘줄이 신축성을 잃게 되면서 발바닥의 힘과 탄력이 조금씩 떨어질 수 있고 그 결과 발이 충격을 제대로 흡수하지 못하면 족저근막에 염증이 생기기 쉽다. 그러나 규칙적으로 발 운동을 하고 발을 건강하게 유지하면 족저근막염을 예방할 수 있다. 이 장에서는 발목 가동성 운동과 발 스트레칭 운동도 함께 소개한다.

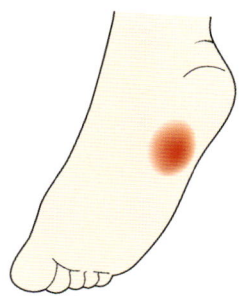

족저근막염은 발뒤꿈치 통증을 유발해 걸음걸이를 불편하게 만든다.

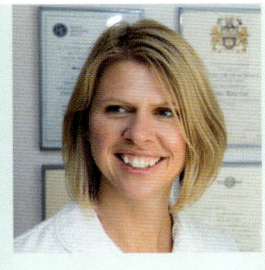

전문가가 들려주는 조언
접골사 제인 카우샬

"쓰지 않으면 잃게 된다'는 말은 다른 무엇보다 노년의 발 유연성과 건강을 언급할 때 딱 들어맞는 말이다. 60세 이후에 발 건강을 유지하게 위해 아무 노력을 하지 않으면 많은 경우에 발이 뻣뻣해지고 심한 경우에는 경직되기도 한다. 발이 경직되면 바닥의 표면에 제대로 적응할 수 없기 때문에 균형을 잘 잡지 못하고 발의 내재 근육도 매우 약해진다. 그렇게 되면 발이 외부의 힘에 휘둘려 뼈가 변형되고 발가락이 휘는 건막류가 생기거나 족저근막에 염증이 생기기 쉽다. 맨발로 균형 운동이나 스트레칭 운동을 하면 발 건강에 도움이 되므로 필라테스가 발 건강을 유지하는 데 이상적인 운동법이다. 필라테스 운동은 발과 발목을 모든 범위로 충분히 움직일 수 있게 해 주고 발 깊숙이 자리한 작은 근육들을 강하게 유지해 준다. 필라테스 운동과 더불어 여러분이 양치질을 하는 동안 한 발로 서 있기를 추천한다. 아침에는 왼발로 서고 잠자리에 들기 전에는 오른발로 서서 양치질을 해 보자!"

아킬레스건과 종아리 근육 강화 운동

운동 효과

아킬레스건은 발뒤꿈치 뼈와 바로 그 위쪽의 종아리 근육을 이어주는 발꿈치 힘줄이다. 자칫 종아리 근육이 약화되면 아주 단단하게 뭉치고 뻐근해질 수 있기 때문에 종아리 근육을 잘 펴 주고 강화하는 운동이 근육을 건강하게 유지하고 부상을 예방하는 데 무엇보다 중요하다.

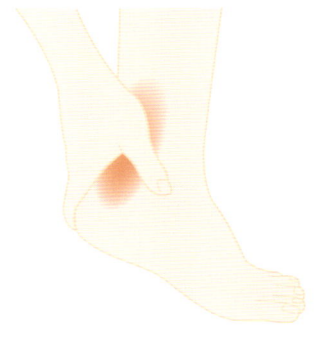

아킬레스건 발꿈치 힘줄로 종아리 근육과 발뒤꿈치 뼈를 이어준다.

균형감이 부족하다면 아래의 운동법을 시도해 보자.
- 넘어지지는 않을까 걱정이 된다면 의자에 의지한 채 동작을 실시하도록 한다. 균형 운동에 대한 더 자세한 내용은 8장을 참조하기 바란다.

운동법

- 똑바로 서서 척추를 길게 늘인다.
- 발바닥 앞꿈치를 바닥에 대고 페달을 밟듯 위아래로 움직인다. 할 수 있는 경우 까치발로 딛고 서듯 움직여 본다.
- 동작을 수행하는 데 불편함이 없다면 총 10회 반복한다.

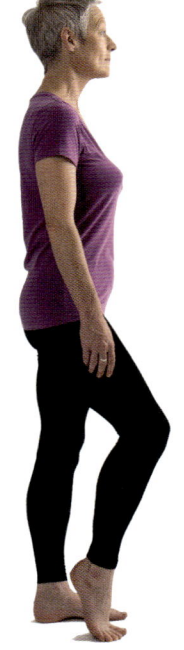

- 이번에는 양쪽 앞꿈치를 딛고 까치발로 서서 균형을 잡는다. 4까지 숫자를 세며 자세를 유지한다. 오래 버티기 힘들 경우 할 수 있는 만큼만 자세를 유지하고 자신감이 붙으면 그때 시간을 더 늘리도록 하자.

- 양쪽 발뒤꿈치를 가능한 한 천천히 매트 위에 내려놓는다.
- 천천히 조심스럽게 움직이며 4회 반복한다.

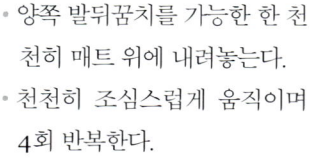

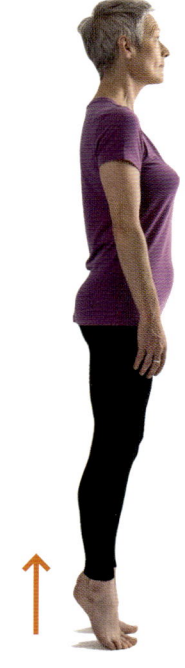

- 발뒤꿈치를 재빨리 올렸다 내리기를 5회 실시한다. 종아리 근육의 움직임을 느껴 본다. 동작을 편하게 수행할 수 있는 경우 10회까지 횟수를 늘려 반복해도 된다.

발 건강을 위한 뇌 체조

운동 효과
간단한 이 동작은 발을 스트레칭해 주고 강화해 줄 뿐만 아니라 안정성, 조정력, 집중력을 자극하는 데에도 도움이 된다.

운동법
- 똑바로 서서 척추를 길게 늘인다.
- 앞꿈치를 바닥에 디딘 상태로 오른쪽 발뒤꿈치만 들어 올린다.

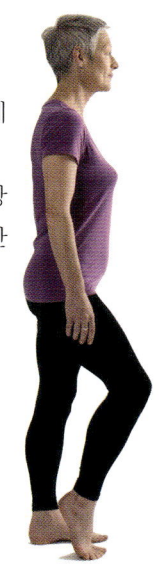

- 왼발도 오른발과 같은 방식으로 들어 올린다.

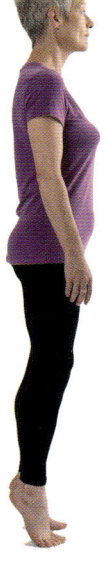

- 오른쪽 발뒤꿈치를 바닥으로 천천히 내린다.

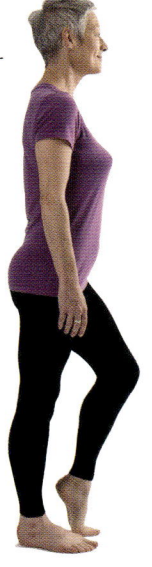

- 왼발 발뒤꿈치도 내린다.
- 모든 동작을 총 5회 반복한 뒤 이번에는 발을 바꿔 왼발로 시작해 동작을 같은 순서대로 수행한다.

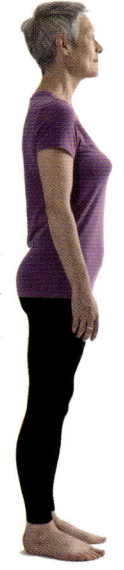

발뒤꿈치와 발가락 운동

운동 효과

아래의 동작들은 발과 종아리를 강화하고 발가락과 발의 안쪽 근육의 가동성을 높이며 발바닥 안쪽의 활처럼 휜 아치형 족궁을 스트레칭 해 주고 조정력을 전체적으로 향상시킨다.

운동법

- 똑바로 서서 척추를 길게 늘인다.
- 까치발로 10 발자국을 앞으로 걷는다.
- 까치발로 10 발자국을 뒤로 걷는다.

- 이번에는 발뒤꿈치로 10 발자국을 앞으로 걷는다.
- 발뒤꿈치로 10 발자국을 뒤로 걷는다.

- 같은 순서로 동작을 여러 번 반복한다.
- 가만히 서서 척추를 길게 늘이고 발을 바닥에 붙이고 발가락만 바닥에서 추켜올린다.

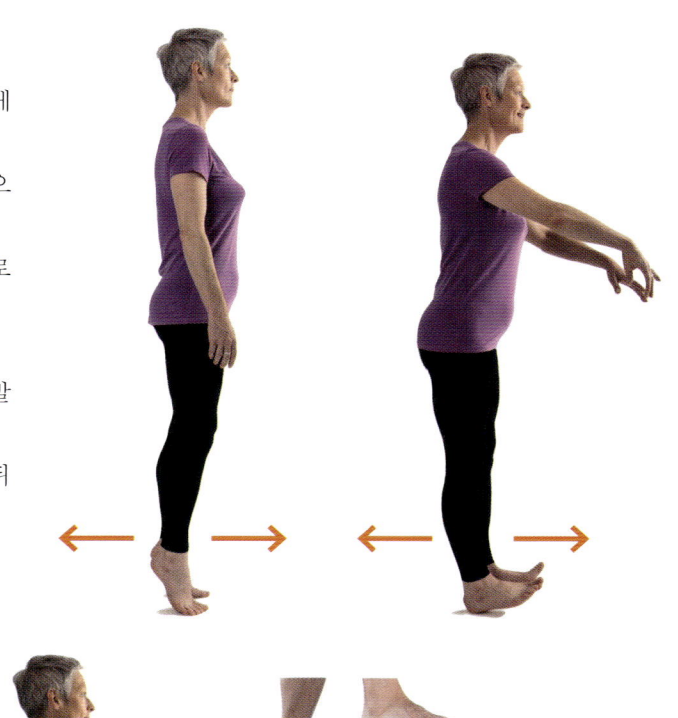

- 몇 초간 그대로 유지했다가 발가락을 반대 방향으로 구부려 접는다. 동작의 난이도를 더 높이고 싶다면 발가락을 구부려 작은 수건이나 펜 또는 구슬을 집어 올릴 수 있는지 시도해 보자!

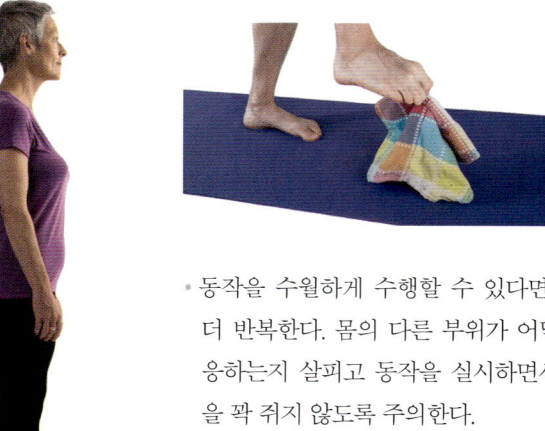

- 동작을 수월하게 수행할 수 있다면 몇 번 더 반복한다. 몸의 다른 부위가 어떻게 반응하는지 살피고 동작을 실시하면서 주먹을 꽉 쥐지 않도록 주의한다.
- 마지막 두 동작은 원할 경우 앉아서도 실시할 수 있다.

발목 가동성 운동

운동 효과

발목 가동성 운동은 발목과 발의 전체 가동 범위를 확보하고 유지하며 발목과 발의 힘을 강화할 수 있는 간단하지만 중요한 운동이다. 앞서 언급했듯이 여러분의 발과 발목은 걷거나 서 있을 때 받는 충격을 견뎌야 한다. 발목 가동성 운동을 하면 충격을 견뎌야 하는 발목의 힘이 더 커져 도움이 될 것이다. 이 운동은 원할 경우 서 있는 상태에서 동작을 취해도 된다. 균형 운동(56쪽)과 접목해 함께 수행하거나 앞서 소개한 발 운동에 뒤이어 수행할 수 있다. 단, 균형 감각이 아주 우수하지 않다면 무언가에 의지해야 한다는 점을 명심하자. 발을 펴고 꺾는 동작으로 유연성을 늘리고 다리의 앞뒤 근육을 스트레칭하면서 길게 늘일 수 있다. 만약 운동할 시간이 부족하다면 누워서 동작을 수행하는 대신 책상 앞에 앉아 있는 동안에 동작을 수행하고 앞에서 소개한 발가락을 구부리고 추켜올리는 두 동작도 잊지 말고 함께 수행하도록 하자.

운동법

- 등을 대고 눕는다.
- 목과 척추가 정렬을 유지하도록 블록이나 작은 쿠션으로 머리를 받쳐 준다.
- 무릎을 구부린다.
- 양발을 골반 너비로 벌려 바닥에 붙인다.
- 골반 경사를 몇 차례 실시하며 척추 중립 위치를 찾는다.
- 복근/골반저근을 수축해 활성화한다.
- 자연스럽게 호흡하면서 한쪽 다리를 들어 올려 테이블 탑 자세를 취한다.

- 들어 올린 다리를 지탱해 주기 위해 넓적다리 부분을 양손으로 살짝 잡아 준다.
- 발목을 한쪽 방향으로 아주 천천히 6회 회전한 뒤 반대 방향으로도 6회 회전한다.

- 다시 발을 중앙에 놓고 발목을 번갈아 펴고 꺾는 동작을 6회 반복한다.
- 다리를 바꿔 똑같은 순서로 동작을 반복한다.

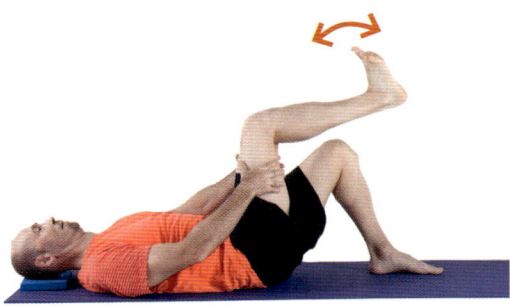

요령 및 주의 사항:
- 발목을 회전할 때 발가락으로 둥근 원 모양을 제대로 그리도록 한다.
- 무릎과 종아리를 안정적으로 유지한다. 발이 회전할 때 함께 원을 그리지 않도록 주의한다.
- 어깨에 힘을 뺀다. 몸의 다른 부위가 동작을 따라 움직이지 않는지 유심히 살핀다.

발 마사지

운동 효과

만약 여러분이 하루 종일 서 있었다거나 오랫동안 걸어 다녔다거나 쇼핑을 위한 여행을 했다거나 그 외에 강도 높은 활동을 했다면 발이 매우 피곤하고 쑤시고 아플 수 있다. 마사지 공, 발 롤러 또는 테니스 공을 사용해 발바닥을 마사지하면 발의 혈액 순환을 촉진하고 통증을 줄일 수 있어 발이 매우 편안해진다. 아래의 발 마사지 동작은 여러분이 서 있든 누워 있든 텔레비전을 보며 소파에 앉아 있든 이 장에서 앞서 소개한 다른 발 운동 동작들과 함께 수행할 수 있다. 이런 식으로 발 마사지를 해 주면 족저근막염 증상을 완화하고 없애는 데에도 도움을 줄 수 있다.

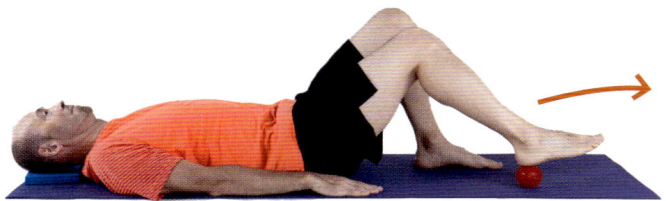

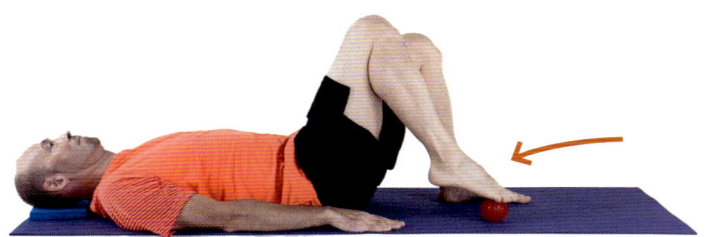

운동법

- 발바닥 밑에 마사지 공을 놓는다.
- 1분 정도 발끝에서 발뒤꿈치까지 굴려 준다.
- 한쪽 방향으로 발을 밀어내며 공을 회전시킨 다음 다시 몸 쪽으로 발을 끌어당기며 공을 회전시키면 된다.
- 여러 차례 반복한다. 특히 더 아픈 부위가 있다면 그 부위를 집중적으로 마사지한다.
- 양발 모두 마사지하는 것을 잊지 마라!

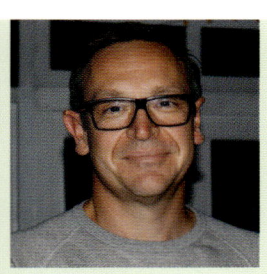

사례 연구

워렌 제이콥스
나이: 45   직업: 디자이너   필라테스 운동 경력: 1년
가장 좋아하는 동작: 발뒤꿈치와 발 스트레칭

'운 좋게도 우리 회사에서는 직원들이 사무실에서 필라테스 수업에 참여할 수 있도록 기회를 마련해 줬고 달리기를 하면서 발뒤꿈치와 종아리를 계속 혹사하고 있던 저는 스트레칭을 할 필요가 있다는 사실을 잘 알고 있었습니다. 필라테스 수업에 참여하기 시작한 이후로 발뒤꿈치와 종아리가 편안해졌습니다. 수업이 끝나고 하루나 이틀 정도 자세가 훨씬 더 좋아짐을 느낄 수 있고 자세도 전처럼 그렇게 구부정하지 않아요. 전보다 훨씬 활력이 넘치고 필라테스를 하면서 달리기 실력도 늘었습니다. 이러한 긍정적 변화들 덕분에 감정 상태 역시 크게 좋아졌어요. 제 친구들 역시 저처럼 하루 종일 컴퓨터 앞에 앉아 일을 합니다. 필라테스는 우리의 구부정한 자세를 바로잡아 줄 최고의 해결책입니다. 필라테스는 제게 디자이너라는 직업이 몸의 유연성과 자세에 미치는 부정적 영향을 상쇄할 수 있는 방법을 알려 줬습니다.'

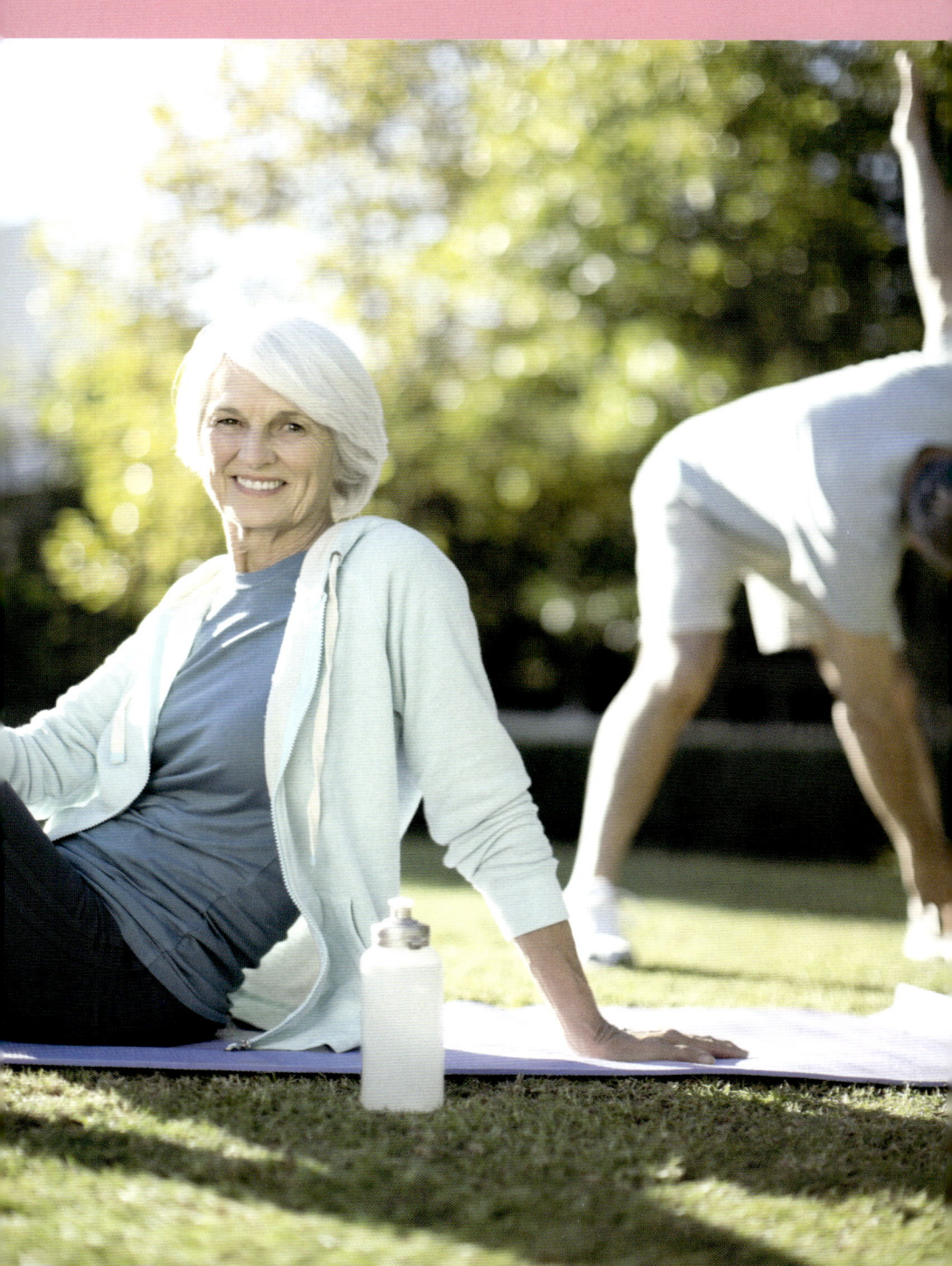

10장

매트 필라테스 운동

10장에서는 매트 필라테스 운동의 주요 동작을 두루 살펴볼 것이다. 실력에 상관없이 어느 단계에서나 활용할 수 있는 동작들을 소개하는 한편 일부 동작은 각자 실력에 맞춰 실시할 수 있도록 초급, 중급, 고급으로 나눠 설명한다. 책에 나오는 동작들이 너무 낯설고 두려워 어디서부터 시작해야 할지 모르겠다거나 부상을 당해 수술을 받고 회복기에 있다거나 또는 체력이 약하다면 주요 동작을 실시하기에 앞서 68쪽에 나오는 기초 동작 모음을 먼저 연습하도록 하자. 기초 동작들을 익히고 나면 초급 동작으로 넘어갈 자신감이 생길 것이다.

기초 동작에 이어 몇 가지 간단한 스트레칭 동작도 살펴볼 것이다. 소개할 동작들이 요가 자세와 비슷해 보일 수도 있다. 스트레칭 동작은 특히 주요 동작을 하나씩 끝마칠 때마다 실시하면 통증을 완화하는 데 도움이 된다. 스트레칭 동작을 찾아보느라 매번 책을 뒤적일 필요가 없도록 모든 동작을 미리 익혀 두면 좋다.

전에 필라테스를 좀 해 봤고 이미 어느 정도 단련돼 있다면 중급 동작부터 시작해도 된다. 또 난이도가 더 높은 고급 단계로 언제 넘어갈지는 여러분이 판단해 결정하면 된다. 중급 동작들을 올바른 자세로 정확하게 취할 수 있다는 판단이 서면 고급 동작으로 넘어가도 좋다. 이 책 후반부에서는 책에서 배운 동작들을 알맞은 조합으로 혼합해 여러분이 꾸준히 연습할 수 있도록 해 줄 몇 가지 방법을 제안한다. 일단 책에서 소개한 연습 방법들에 익숙해지고 나면 그때부터는 자신에게 맞는 동작들을 직접 골라 꾸준히 연습하면 된다.

어느 한 동작이 쉬워 보이거나 쉽게 느껴진다고 해서 그 동작이 효과가 없다는 의미가 아님을 명심하기 바란다. 이 책에서는 모든 동작을 단계별로 소개해 여러분이 근력, 유연성, 근육 조정력, 균형, 자세를 향상시키고 필라테스를 꾸준히 해나갈 수 있도록 했다. 효과가 빨리 나타나리라는 믿음으로 난이도가 더 높은 동작들을 서둘러 시도하는 경우가 상당히 많지만 그렇게 해서는 필라테스 효과가 제대로 나타나지 않는다. '더 쉬운' 동작들을 꾸준히 연습하면 실력을 향상시키는 데 필요한 기본기를 탄탄하게 다질 수 있다. 또 핵심 동작을 배우고 기술을 연마하는 동안 21쪽에서 소개한 필라테스의 기본 원리를 늘 염두에 둘 수 있도록 해 줘 초급, 중급, 고급 모든 단계를 최대한 활용하는 효과를 누릴 수 있다. 초급 동작을 충분히 연습하지 않고 이해하지 못한 상태에서 고급 동작을 시작해서는 안 된다.

일부 동작의 경우, 미리 알아둬야 할 몇 가지 주의 사항도 함께 언급했다. 이런 주의 사항들은 여러분이 겪고 있을지 모를 모든 문제에 해당되며, 필요할 경우 주의 사항에 따라 동작을 조정하거나 아예 생략하도록 한다. 거듭 말하지만 무언가 확실하지 않을 경우 문제가 될 수 있는 사항에 대해 의사나 전문가에게 조언을 구하길 바란다.

필라테스 운동을 하면서 어떤 동작으로 연습하든 간에 갈수록 더 강화되는 근력, 유연성, 조정력은 물론 더 젊어진 기분을 만끽하게 될 것이다.

초보자를 위한 기초 동작 모음 STARTER PACK

　기초 동작은 평소 운동을 거의 하지 않아 필라테스를 시작하는 데 두려움을 느끼거나 또는 수술을 받고 회복 중이거나 질병을 치료 중인 사람들을 위한 동작들로 구성돼 있다. 기초 동작들을 차례대로 시도해 보고(기초 동작을 시작하기 전에 반드시 준비 운동을 해야 한다) 그 동작들을 확실히 익히고 나면 이 책에 소개된 나머지 동작들을 연습해도 좋다. 먼저 초급 동작부터 시작하고 동작을 수행하는 동안에는 몸이 어떻게 반응하는지 주의를 기울이며 서서히 진행해 나가도록 한다.

> 준비 운동은 하셨나요? 가벼운 준비 운동이 필요하다면 7장으로 다시 돌아가자.

레그 슬라이드 LEG SLIDE

운동 효과

　간단한 이 동작은 다리를 움직이는 동안 안정감을 유지할 수 있도록 몸통(특히 골반과 척추) 안정화 훈련을 하기에 아주 좋은 동작이다. 레그 슬라이드(다리 미끄러뜨리기) 동작은 고관절 가동성은 물론 조정력도 높여 준다.

운동법

- 바닥에 등을 대고 눕는다.
- 목과 척추가 일직선이 되도록 블록이나 작은 쿠션으로 머리 밑을 받쳐 준다.
- 팔을 옆으로 내려놓고 힘을 뺀 상태로 둔다.

- 무릎을 구부린다.
- 양발을 골반 너비로 벌리고 바닥에 붙인다.
- 척추 중립 자세를 취하고 있는지 확인하다. 골반 경사 운동을 몇 차례 실시해 자세를 바로 잡고 긴장을 푼다.

- 복근과 골반저근을 수축해 활성화한다.
- 숨을 들이쉬며 흉곽에 숨을 채운다.
- 입으로 숨을 내쉬면서 한쪽 다리를 부드럽게 미끄러뜨려 매트를 따라 쭉 뻗어 준다.

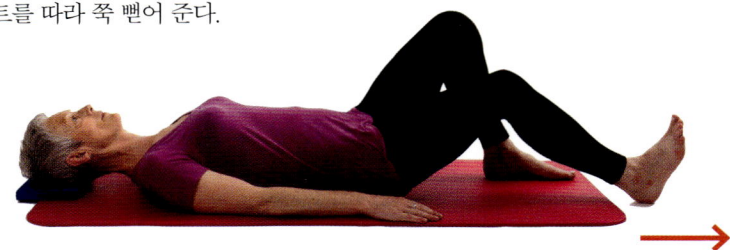

- 숨을 들이쉬면서 다리를 미끄러뜨려 원위치로 당겨 준다.
- 다리를 바꿔 같은 동작을 반복한다.
- 계속해서 8회 반복한다.

요령 및 주의 사항:
- 다리를 움직이면서 골반이 틀어지지는 않는지 골반의 움직임을 잘 살펴보자. 골반을 안정적으로 유지하고 척추와 골반을 중립으로 둔다.
- 복근을 수축해 활성화한 상태로 몸을 바닥에 붙여 긴장을 풀고 뒤쪽에 주머니가 있어 양쪽 어깨를 부드럽게 감싸고 있다고 상상한다.
- 동작이 자연스럽게 이어지도록 호흡에 집중한다.

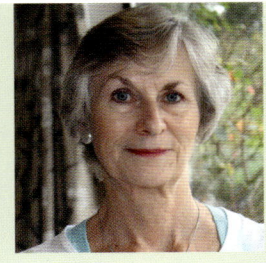

사례 연구

줄리아 힉
나이: 62   필라테스 운동 경력: 7년   가장 좋아하는 동작: 가위 동작(158쪽)

'저는 정기적으로 테니스를 칩니다. 필라테스 운동으로 현재 체력이 더 좋아졌고 테니스 코트에서 몸놀림도 더 빨라졌습니다. 또 고관절 통증도 많이 완화됐어요. 물리 치료사가 제게 여러 필라테스 동작을 추천해 줬고 '당당하게 서기'도 잊지 않고 실천하기 위해 더 많은 노력을 하고 있습니다. 많은 사람이 제가 전보다 더 탄력이 있어 보이고 10년은 더 젊어진 것 같다고 말합니다. 지금이 제 인생에서 가장 행복한 시기라고 말할 수 있어 기쁩니다. 전반적으로 긍정적인 마음가짐을 지니게 됐고 몸이 더 탄탄하고 건강해진 기분이 들어요. 서로 더 잘 하려고 경쟁을 하지 않고 비판적이기보다는 생각이 비슷한 사람들과 함께 할 수 있는 필라테스 수업이 참 좋습니다. 늘 몸이 더 편안해진 상태에서 건강해진 기분으로 필라테스 수업을 마친답니다.'

넥 컬업 NECK CURL-UP

운동 효과

목을 가볍게 구부려 올리는 아래의 동작들은 머리, 목, 어깨를 들어 올리는 동시에 복근을 활성화하는 방법을 알려 줄 것이다. 많은 필라테스 동작에서 이 동작을 필요로 하므로 제대로 수행할 수 있어야 한다. 넥 컬업은 목 굴근을 활성화할 뿐만 아니라 식스 팩을 만들어 낼 수 있는 근육인 복직근을 중점적으로 강화해 주는 동작이다. 그러나 여러분이 골다공증이나 골감소증 진단을 받았다면 목을 구부려도 괜찮은지 의료 전문가에게 반드시 조언을 구하기 바란다. 여기서 구부리기란 고개를 들어 턱을 가슴 쪽으로 가져가는 동작이다. 이 동작을 수행해도 괜찮다는 확신이 서지 않는다면 먼저 의사에게 조언을 구하도록 하자.

운동법

- 등을 대고 눕는다.
- 무릎을 구부리고 양발을 골반 너비로 벌려 바닥에 붙인다.
- 목과 척추가 정렬을 유지하도록 블록이나 작은 쿠션으로 머리를 받쳐 준다.
- 한 손은 배 위에 올려놓고 다른 한 손은 머리 밑에 부드럽게 집어넣는다.

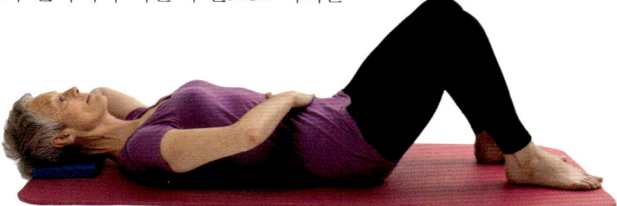

- 척추 중립 자세를 유지하고 있는지 확인한다.
- 복근/골반저근을 수축해 활성화한다.
- 숨을 들이쉬며 동작을 준비한다.
- 숨을 내쉬고 손으로 머리를 떠받치며 부드럽게 들어 올린다. 목을 길게 늘이고 스트레칭하면서 넓적다리 쪽을 내려다본다.

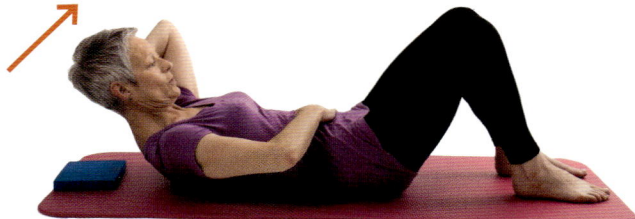

- 숨을 들이쉬며 자세를 그대로 유지한다.
- 숨을 내쉬면서 다시 원위치로 목을 내려 준다.
- 3회 반복한 뒤 손을 바꿔 다시 같은 동작을 3회 반복한다.

요령 및 주의 사항:

- 배에 손을 올려놓으면 몸을 구부릴 때 움직이는 복근을 손바닥으로 느낄 수 있다.
- 복근이 불룩해진 느낌이 들기 시작하면 몸을 원위치로 내려 준다. 마치 '복근이 움푹 들어가도록 숟가락으로 떠낸 것처럼 안으로 당긴다'고 상상하고 몸통은 계속 길게 펴 준다.
- 복근을 계속해서 활성화한다. 몸이 중심을 잡고 복근이 불룩해지지 않도록 몸을 움직이기 전에 복근을 수축해 활성화한다.

- 반복 동작을 모두 마치면 전신 스트레칭 동작을 취한다.

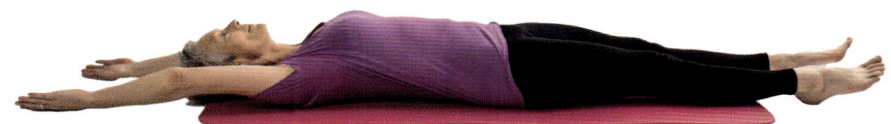

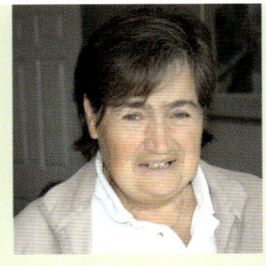

사례 연구

앤 고든 커밍스
나이: 69　직업: 개 산책 도우미　필라테스 운동 경력: 3년 6개월
가장 좋아하는 동작: 옆으로 누워 차기(110쪽)

'팔꿈치 관절에 '석회 물질'이 쌓여 통증이 생겼던 제 팔꿈치가 필라테스를 시작한 이후로 훨씬 더 튼튼해졌습니다. 필라테스가 정말 많은 도움이 됐어요. 특히 팔 굽혀 펴기는 필라테스를 막 시작했을 당시 3~4회밖에 할 수 없었지만 이제 12회까지 할 수 있게 됐습니다. 넓적다리 부상으로 한동안 고생하기도 했지만 필라테스를 시작하고 나서 통증이 싹 사라졌습니다. 옆으로 누워 수행하는 필라테스 동작들이 큰 도움이 되고 있어요.

전에는 매일 책상 앞에 오랫동안 앉아 있곤 했지만 이제 개를 산책시키는 일을 하면서 하루에 5킬로미터 정도는 걷고 있습니다. 이제 걸어 다니면서 몸을 앞으로 숙이지 않고 똑바로 서서 걷는 것을 잊지 않습니다. 필라테스를 하고 나면 몸이 훨씬 더 유연해지죠. 특히 수업을 마치고 개를 산책시킬 때면 몸이 유연하다는 것을 확실히 느낄 수 있어요. 필라테스를 하면 기분도 훨씬 좋아집니다.'

힙 롤 HIP ROLL

운동 효과

힙 롤(골반 돌리기) 동작은 하루 종일 앉아 있거나 걷기, 자전거 타기, 정원 가꾸기 등 몸을 많이 움직여 활동한 날에 수행하면 아주 좋은 동작이다. 이 동작은 경직된 허리의 긴장을 풀어 주고 복근과 사근(허리 근육)을 강화하는 동시에 척추의 정렬을 다시 맞춰주는 데에도 도움이 된다.

운동법

- 등을 대고 누워 무릎을 구부리고 양쪽 다리와 발을 함께 모아 붙인다.
- 어깨선 밑으로 양팔을 벌려 힘을 빼고 양손은 손바닥이 위를 향하도록 한다.

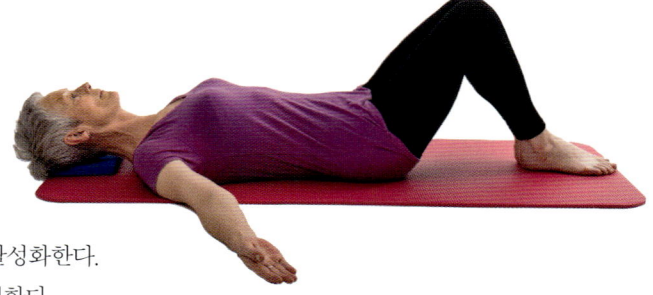

- 복근/골반저근을 수축해 활성화한다.
- 숨을 들이쉬며 동작을 준비한다.
- 숨을 내쉬며 양쪽 무릎을 한쪽 바닥으로 동시에 넘어뜨린다.

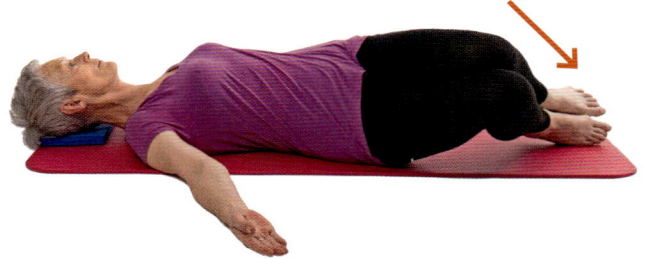

- 숨을 들이쉬며 자세를 그대로 유지한다.
- 숨을 내쉬며 다시 다리를 중앙으로 올려 세운다.
- 다른 쪽 바닥으로 양쪽 무릎을 동시에 넘어뜨리는 동작을 반복한다.
- 각 방향으로 총 4회 반복한다.

요령 및 주의 사항:
- 양쪽 무릎을 바닥으로 동시에 넘어뜨릴 때 반대편 어깨가 매트에서 들리지 않도록 한다.
- 동작을 실시하는 동안 양쪽 무릎과 다리가 계속 붙어있도록 한다.
- 바닥에 넘어뜨렸던 무릎을 다시 올려 세울 때 등 근육이 아닌 복부 근육을 사용해야 한다. 어떤 근육을 사용하느냐에 따라 느낌이 다를 것이다.

초보자를 위한 한쪽 다리 무릎 구부리기 ONE LEG KNEE FOLD STARTER

운동 효과

이 동작은 여러분이 필라테스 동작에서 자주 사용하는 테이블 탑 자세를 익힐 수 있도록 해 줄 것이다. 또 다리를 움직이는 동시에 골반과 척추의 안정화를 유지하는 방법을 알려 주고 코어 근육을 가볍게 자극해 줄 것이다.

> 준비 운동은 하셨나요? 가벼운 준비 운동이 필요하다면 7장으로 다시 돌아가자.

운동법

- 무릎을 구부린 채 등을 대고 눕는다.
- 목과 척추가 정렬을 유지하도록 블록이나 작은 쿠션으로 머리를 받쳐 준다.
- 양발을 골반 너비로 벌려 바닥에 붙인다.
- 팔을 옆으로 내려놓고 힘을 뺀 상태로 둔다.

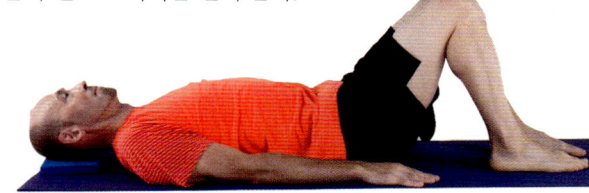

- 골반 경사를 몇 차례 실시해 척추 중립 위치를 찾는다.
- 복근/골반저근을 수축해 활성화한다.
- 숨을 들이쉬며 동작을 준비한다.
- 숨을 내쉬며 한쪽 다리를 들어 올려 테이블 탑 자세를 취한다. 테이블 탑은 정강이가 천장과 평행을 이루고 무릎이 엉덩이 위쪽에 자리하고 있는 자세를 말한다. 발끝을 펴 주는 것이 편안하다면 그렇게 하도록 한다.

- 몇 차례 호흡을 반복하며 자세를 그대로 유지한 채 복근이 활성화돼 있는지 확인한다. 다른 신체 부위에 힘이 들어가 있지는 않은지 확인한다. 어깨에 힘을 빼고 매트 위에 안정적으로 안착시킨다.
- 숨을 들이마시며 흉곽을 채운다.
- 숨을 내쉬고 다리를 조절해 가며 천천히 바닥으로 내린다.
- 다리를 번갈아 가며 같은 순서로 동작을 실시하고 총 6회 반복한다.

> **요령 및 주의 사항:**
> - 다리를 들어 올릴 때 골반 부위의 움직임을 잘 살핀다. 골반과 척추를 안정시키고 중립 상태를 유지하도록 한다.
> - 다리를 다시 바닥으로 내릴 때 등 아래쪽이 아치형으로 구부러지지는 않는지 특히 더 주의를 기울여 살핀다. 복근을 수축해 활성화하고 척추 중립을 유지한다.

초보자를 위한 니 드롭 KNEE DROP STARTER

운동 효과
초보자를 위한 니 드롭(무릎 넘어뜨리기) 동작은 고관절의 가동성을 높이고 골반 안정화를 촉진하며 코어 근육을 자극하는 데 아주 효과적이다. 동작을 수행하면서 움직임 하나하나를 유심히 살피고 잘못된 자세나 움직임은 바로잡도록 하자.

운동법
- 등을 대고 눕는다.
- 목과 척추가 정렬을 유지하도록 블록이나 작은 쿠션으로 머리를 받쳐 준다.
- 팔을 옆으로 내려놓고 힘을 뺀 상태로 둔다.
- 무릎을 구부린다.
- 양발을 골반 너비로 벌려 바닥에 붙인다.

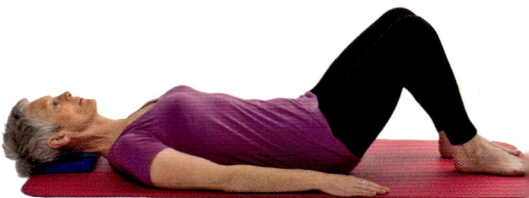

- 골반 경사를 몇 차례 실시하며 척추 중립 위치를 찾는다.
- 복근/골반저근을 수축해 활성화한다.
- 숨을 들이쉬며 동작을 준비한다.
- 숨을 내쉬며 한쪽 무릎을 바깥쪽으로 천천히 넘어뜨린다. 무릎을 넘어뜨리면 발이 바깥쪽 가장자리로 돌면서 젖혀질 것이다.

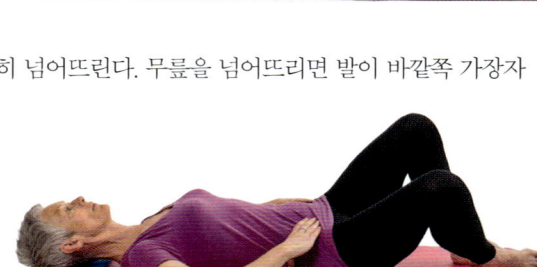

- 숨을 들이쉬며 무릎을 다시 중앙으로 올려 세운다.
- 다리를 번갈아 가며 같은 동작을 총 10회 반복한다.

골반이 흔들린다면 다음과 같이 시도해 보자.
- 움직임 하나하나를 살펴 잘못된 움직임을 교정할 수 있도록 골반 위에 양손을 얹는다.

초보자를 위한 니 드롭 동작이 너무 쉽게 느껴진다면 179쪽에 있는 니 드롭 심화 동작을 시도해 보자.

요령 및 주의 사항:
- 무릎을 편안한 범위 내에서만 넘어뜨리도록 한다.
- 골반을 흔드는 움직임은 없는지 주의를 기울여 살핀다. 다리의 무게가 골반을 바깥쪽으로 끌어당기지 않도록 주의한다. 골반이 수평과 중립 상태를 유지할 수 있도록 한다.
- 복근을 계속 수축해 활성화하고 반대쪽 무릎은 흔들리지 않도록 안정적으로 유지한다.
- 집중력을 높이기 위해 호흡을 이용한다.
- 다른 신체 부위가 긴장하고 있지는 않은지 유심히 살핀다.

싱글 레그 사이드 킥 SINGLE LEG SIDE KICK

운동 효과
싱글 레그 사이드 킥(옆으로 누워 한쪽 다리 차기) 동작은 코어 근육, 특히 사근(허리 근육)과 고관절 부위를 활성화한다. 사근이 강할수록 골반이나 고관절에 문제가 생길 가능성이 줄어든다.

운동법
- 옆으로 눕는다.
- 머리 바로 밑에 아래쪽 팔을 뻗어 둔 채 길게 늘인다. 팔 상부와 머리 사이의 틈을 메워 균형을 맞추기 위해 블록이나 작은 쿠션으로 머리를 받쳐 준다. 이렇게 균형을 맞추면 목과 척추의 정렬을 유지할 수 있다.

요령 및 주의 사항: 만약 최근에 고관절 치환 수술을 받았거나 골다공증 진단을 받았다면 이 동작을 수행할 때 특히 조심하도록 하고 위쪽 다리가 바닥 쪽에 있는 아래쪽 다리를 가로질러 바닥에 갇히지 않도록 해야 한다. 위쪽 다리 하부에 쿠션을 받쳐 줘 고관절 높이에 맞춰 다리 높이를 유지해 줄 수도 있다. 이 동작을 수행해도 괜찮다는 확신이 서지 않을 경우 동작을 생략하거나 의료 전문가에게 먼저 문의하기 바란다.

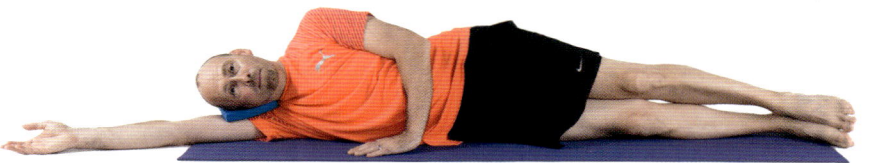

- 한쪽 다리에 다른 쪽 다리를 일직선으로 얹고 매트를 따라 양쪽 다리 모두 길게 늘인다.
- 발이 있는 쪽을 힐긋 내려다보며 골반, 무릎, 발목이 서로 정렬을 이루고 있는지 확인한다.
- 다른 한 손은 몸을 지지해 주기 위해 몸통 앞쪽 바닥에 둔다.
- 복근/골반저근을 수축해 활성화한다.
- 숨을 들이쉬며 동작을 준비한다.
- 숨을 내쉬며 발끝이 정면을 향하도록 발을 꺾어주면서 위쪽 다리가 수평이 되도록 들어 올린다. 높이보다는 길이를 길게 유지해 주는 데 집중하도록 한다. 허리선이 접히지 않을 만큼만 다리를 올려 준다.

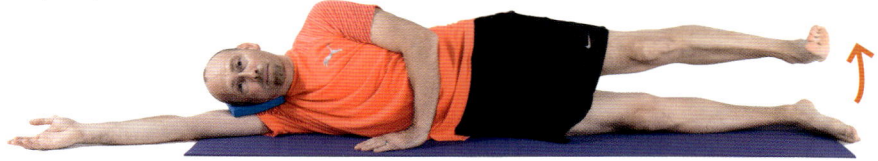

- 숨을 들이쉬며 다리를 들어 올린 자세를 그대로 유지한다.
- 숨을 내쉬며 다리를 천천히 내려 아래쪽 다리 위에 다시 얹는다.
- 10회 반복한다.
- 몸을 뒤집어 다리의 위아래 위치를 바꿔 같은 동작을 실시한다.

팔뚝을 사용한 스완 다이브 SWAN DIVE ON FOREARMS

운동 효과
스완 다이브 동작은 등 중간 부분과 윗부분 그리고 복근을 강화해 준다. 이 기초 동작은 가슴 부위를 펴 주고 등 중간 부분(흉추 참조, 30쪽)을 강화해 줘 나이가 들어도 바르고 당당한 자세를 유지할 수 있도록 도와준다.

운동법
- 엎드려 눕는다.
- 목과 척추의 정렬을 유지하기 위해 블록이나 작은 쿠션으로 이마를 받쳐 준다.
- 팔꿈치와 어깨가 수평이 되도록 양팔을 구부려 바닥에 붙인다.
- 발끝을 안쪽으로 살짝 돌린 상태에서 다리를 골반 너비로 벌려 놓는다.
- 골반/골반저근을 수축해 활성화한다.
- 숨을 들이마시며 흉곽을 채우며 동작을 준비한다.
- 양쪽 팔뚝을 바닥에 붙인 상태로 가슴을 부드럽게 들어 올리며 숨을 내쉰다. 목이 척추와 일직

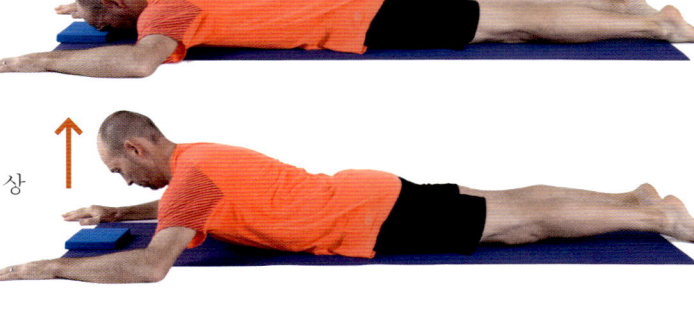

선이 되도록 길게 늘인 상태를 유지한다. 가슴을 너무 높이 올리지 말고 조금만 들어 올린다.
- 팔에 너무 힘을 주지 않도록 하고 팔로 바닥을 세게 누르지 않도록 주의한다. 등 근육이 작용하도록 해야 한다.

- 가슴을 들어 올린 상태에서 숨을 들이쉰다.
- 가슴을 바닥으로 천천히 내리면서 숨을 내쉰다.
- 동작을 수행하는 데 불편함이 없다면 총 6회 반복한다.

스완 다이브 동작을 마치고 나면 고양이 스트레칭으로 넘어가 앞서 수행한 동작들과 반대로 등 근육을 늘여 주는 스트레칭을 실시하도록 한다. 고양이 스트레칭에 대한 자세한 내용과 통증 완화에 도움이 되는 스트레칭 동작들을 아래에서 살펴보자.

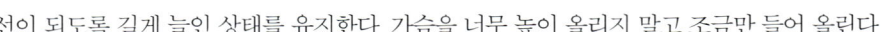

스트레칭 필라테스 동작

앞에서 초보자를 위한 기초 동작 모음을 모두 살펴봤다. 기초 동작 모음을 실행하는 데 불편함이 없다면 초급 동작을 시도하기 전에 아래에 소개된 스트레칭 동작들(일부 동작은 이미 수행했을 것이다)을 먼저 익혀 보도록 하자. 스트레칭 동작으로 넘어가는 데 확신이 서지 않을 경우 마음이 안심되고 새로운 단계로 나아갈 자신감이 생길 때까지 기초 동작 모음을 반복 연습하도록 한다.

여기서 소개하는 스트레칭 동작들은 매트 필라테스 동작을 수행하고 난 뒤에 통증을 완화해 주는 스트레칭으로 자주 사용되기 때문에 미리 익혀 두면 큰 도움이 될 것이다. 이 스트레칭 동작들은 몸의 유연성을 높이고 지친 근육을 부드럽게 풀어 주는 데에도 아주 탁월하다.

고양이 스트레칭 CAT STRETCH

운동 효과

여러분은 요가를 기반으로 한 이 훌륭한 동작을 이미 알고 있을지도 모른다. 고양이 스트레칭은 특히 허리가 뻐근할 때 척추를 동원하는 효과가 아주 뛰어나다. 위에서 언급했듯이 일부 동작, 특히 등 시리즈 Back Series 동작을 여러분에게 설명하면서 동작의 마무리로 이 동작을 수행하도록 권장하는 경우를 보게 될 것이다. 고양이 스트레칭은 여러분이 동작을 취했던 방향과 반대 방향으로 척추 스트레칭을 해 주기 좋은 동작이기 때문이다. 이 스트레칭 동작은 복근도 함께 작용시킨다.

요령 및 주의 사항: 무릎을 꿇고 있을 때 약간 불편하다면 무릎이 받는 압박을 덜어 주기 위해 각 무릎을 쿠션으로 받쳐 준다. 손목이 불편한 경우도 마찬가지다.

운동법

- 몸을 엎드린 채 팔다리로 짚고 있는 자세를 취한다.
- 양손은 어깨 너비에 맞추고 양쪽 무릎은 골반 너비에 맞춰 일직선으로 정렬한다.

- 복근/골반저근을 수축해 활성화한다.
- 숨을 들이쉬며 동작을 준비한다.
- 숨을 내쉬며 등은 천장을 향해 천천히 동그랗게 구부리고 머리와 목은 바닥을 향해 떨어뜨린다. 마치 고양이가 등을 세우고 쉭쉭거리는 것처럼 말이다!
- 숨을 다시 들이쉬며 스트레칭 자세를 그대로 유지한다.
- 숨을 내쉬며 다시 척추 중립 자세를 취한다.
- 3회 이상 반복한다.

요령 및 주의 사항:
- 각자 필요한 만큼 스트레칭 자세를 유지한다.
- 자연스럽게 호흡하면서 스트레칭으로 길게 늘어지는 등 근육을 느껴 보자.

아기 자세 EXTENDED CHILD'S POSE

운동 효과
아기 자세 역시 요가를 기반으로 한 스트레칭 동작으로 어깨 결림이나 허리통증을 완화하는 데 효과가 있어 동작 사이사이마다 통증을 완화해 주는 근육 이완 스트레칭 동작으로 활용할 수 있다. 척추를 길게 늘여 주고 긴장을 풀어줘 편하게 휴식을 취할 수 있도록 해 주는 훌륭한 자세이기도 하다.

운동법
- 몸을 엎드려 팔다리로 짚고 있는 상태에서 무릎은 골반 아래쪽에 두고 양손은 어깨 아래쪽에 둬 각각 일직선이 되도록 한다.
- 몸을 뒤로 젖혀 무릎을 꿇고 앉아 발뒤꿈치로 엉덩이를 받쳐 준다.
- 양팔을 앞으로 길게 뻗고 손바닥으로 바닥을 누르며 머리를 바닥에 갖다 댄다.
- 자세를 그대로 유지한다.

- 코로 숨을 들이마셔서 흉곽을 채웠다가 다시 입으로 천천히 내쉰다. 자세가 불편하지 않다면 긴장을 풀고 호흡을 5회 반복하며 집중한다. 필요한 경우 언제든지 동작을 수정할 수 있다는 사실을 기억하라(아래의 변형 동작들을 참조하기 바란다). 양팔을 최대한 앞으로 쭉 뻗어 팔 근육을 길게 늘여 주고 등 윗부분을 스트레칭 해 준다.

요령 및 주의 사항:
- 등이 너무 단단하게 뭉쳐 있는 경우 근육 보호 현상이 일어나 근육이 잘 풀어지지 않고 자세를 취하기 어려울 수 있다. 충분한 시간을 갖고 이 자세를 익히도록 하고 몸을 억지로 움직이지 않도록 한다. 자세가 불편하다면 수행 방법을 수정하거나 보완하자.

등이 뻣뻣하고 무릎이 걸리다면 다음과 같이 동작을 실시해 보자.
- 허리가 뻣뻣하면 발뒤꿈치 위에 편안하게 앉기가 어려울 수 있으니 종아리 위에 쿠션을 얹고 그 위에 앉도록 한다.

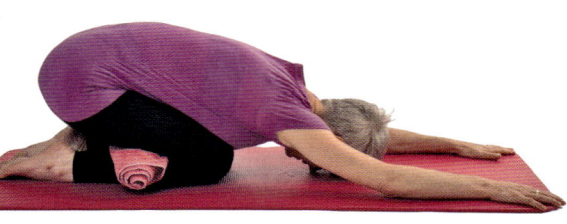

- 무릎이 결리는 경우에도 발뒤꿈치에 앉기가 불편할 수 있다. 무릎을 완만하게 꿇고 앉아 긴장을 완화할 수 있도록 수건을 돌돌 말아 뒷무릎에 끼워 넣는다.

- 완벽한 자세로 시작하기 어려울 경우 무릎을 약간 벌려 자세를 취한다. 단, 양쪽 발끝은 서로 맞닿은 상태로 유지한다. 무릎을 약간 벌려 주면 다리 사이로 더 낮게 자세를 잡을 수 있어 몸을 내려놓을 수 있고 내전근adductors(넓적다리 안쪽 근육)도 함께 스트레칭해 줄 수 있다.

요령 및 주의 사항: 무릎이나 허리가 심하게 뻣뻣할 경우 동작을 수행할 때 각별히 더 조심하거나 78쪽의 변형 동작을 살펴보고 적용하기 바란다. 또 무릎에 심각한 문제가 있는 경우 이 동작을 생략하는 대신 옆으로 누워 몸을 웅크린 자세를 취하도록 한다.

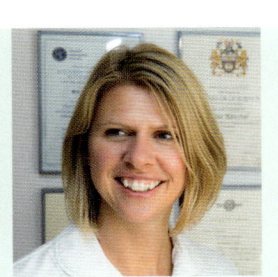

전문가가 들려주는 조언

접골사 제인 카우샬

'우리 모두 나이가 들면서 운동의 여러 장점을 깨닫게 된다. 우리는 심장과 폐가 제대로 기능하도록 관리하고 불필요한 체중 증가를 피해야 한다는 사실은 잘 알고 있지만 근력, 균형감, 유연성도 그에 못지않게 중요하다는 사실은 자주 잊는다. 산책하기나 수영하기 모두 여러 모로 훌륭한 활동이니 계속 더 열심히 해 주기를 바란다. 그러나 그러한 활동들이 근력, 균형감, 유연성을 높이는 데에는 그렇게 큰 도움이 되지 않는다. 그렇기 때문에 필라테스가 필요하다. 근육과 골격의 건강을 전체적으로 관리하고 싶다면 여러분이 좋아하는 다른 신체 활동과 규칙적인 필라테스 운동을 병행하는 것이 가장 좋은 방법이다.'

코브라 스트레칭 COBRA STRETCH

운동 효과

요가의 영향을 받아 고안된 코브라 스트레칭은 가슴, 복근, 고관절을 스트레칭해 주고 펴 주기 위한 스트레칭 동작이다. 필라테스 수업에서 운동을 하는 동안 우리는 보통 복근을 열심히 활성화한다. 따라서 복근도 스트레칭을 해 줘야 하지만 복근은 우리가 스트레칭을 생각할 때 쉽게 떠올리는 신체 부위가 아니다. 코브라 스트레칭은 척추를 강화하고 동원하는 데에도 도움이 된다. 이 스트레칭 동작을 취하면 등 아랫부분이 아닌 등 윗부분과 중간 부분에 느낌이 올 것이다. 등 아랫부분에서도 자극이 느껴진다면 그 부위를 꾹 누르는 게 아니라 길게 늘여 준다고 상상하면서 낮게 유지하도록 한다.

운동법

- 엎드려 눕는다.
- 팔을 양옆으로 뻗고 팔꿈치를 어깨 높이에 맞춰 구부린다.
- 손바닥은 바닥을 향하게 한다.

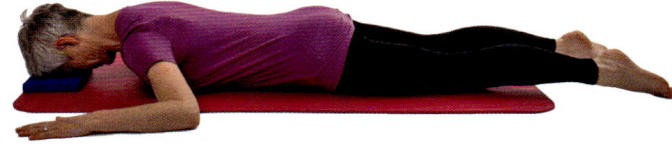

- 복근/골반저근을 수축해 활성화한다.
- 숨을 들이쉬며 동작을 준비한다.
- 숨을 내쉬며 가슴을 바닥에서 천천히 들어 올리고 팔꿈치를 펼치면서 체중을 양손에 실어 준다.
- 가능하다면 골반까지 쭉 들어 올리고 목과 척추는 길게 늘여 유지하고 시선은 전방에 고정한다.
- 자세를 그대로 유지하며 숨을 들이쉰다.
- 숨을 내쉬며 다시 가슴을 바닥으로 천천히 내린다.

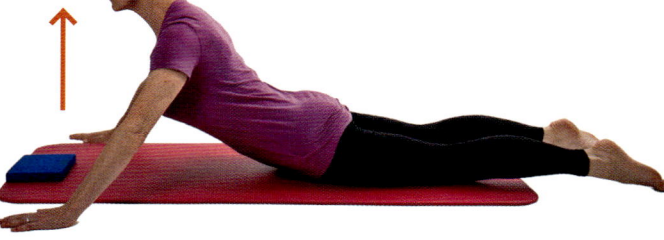

요령 및 주의 사항:
- 복근을 계속 활성화하고 고관절 부위는 계속 바닥에 붙여 준다.
- 어깨에 힘을 빼고 목을 길게 늘여 정렬을 유지한다.
- 움직임이 자연스럽게 이어지도록 호흡에 집중한다.

- 이 스트레칭 동작이 수월하게 느껴진다면 가슴을 가장 높이 들어 올린 최고점에서 더 오래 머무르며 6회 반복한다.

등이 부담을 느낀다면 다음과 같이 동작을 시도해 보자.
- 본 동작이 등에 너무 큰 부담이 된다면 팔꿈치를 펼치지 말고 구부린다.

전신 스트레칭 FULL BODY STRETCH

마지막으로 전신을 길게 늘이는 이 전신 스트레칭은 필라테스 동작 말미에 주로 취하는 스트레칭 동작이다. 등을 대고 누워 척추를 길게 늘이는 것 외에 다른 설명이 필요 없는 동작이다. 손가락 끝에서부터 발가락 끝까지 몸을 시원하게 쭉 펴 주는 그 시원한 느낌을 만끽하자!

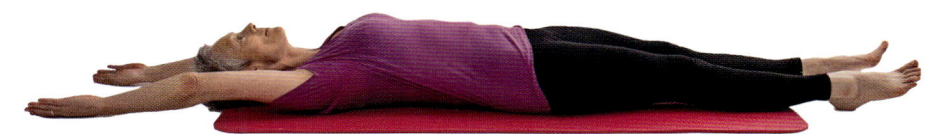

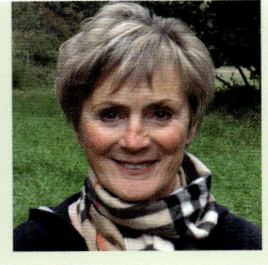

사례 연구

사라 데리아츠
나이: 65   직업: 부동산중개법인 이사   필라테스 운동 경력: 3년
가장 좋아하는 동작: 등 스트레칭 동작들

'저는 일주일에 두 번 골프를 칩니다. 필라테스 운동을 시작한 이후로 상체의 회전 능력과 균형 감각이 좋아졌습니다. 필라테스에서 사용하는 일부 스트레칭 동작이 골프 게임 전에 준비 운동을 하는 데 큰 도움이 됩니다. 이제 똑바로 앉고 서야 한다는 점을 더 잘 이해하게 됐으며 코어 근육을 활성화하는 것에 대해서도 자주 생각해요. 강도 높은 유산소 운동 없이 전신 운동을 할 수 있는 운동법을 찾는 사람들에게 필라테스를 추천하고 싶어요. 피트니스 센터에서 웨이트 트레이닝, 트레드밀 걷기, 운동용 자전거 타기 등을 하고 난 뒤에 수행하는 필라테스는 몸을 상쾌하게 진정시켜 줄뿐 아니라 훨씬 더 효과적으로 체력을 강화하고 몸을 스트레칭하고 작은 몸짓 하나하나에 집중할 수 있게 해 줍니다. 또 신체를 건강하게 유지하는 것에 대한 사회적 자극과 도전 역시 즐기게 됐습니다. 필라테스 운동을 꾸준히 해나간다면 저도 성공적으로 나이 들어 갈 수 있으리라는 자신감이 생겼습니다.'

주요 매트 필라테스 동작

각자 기량에 맞게 동작의 난이도를 선택하면 된다. 어디서부터 시작해야 할지 잘 모르겠다면 12장의 추천 프로그램 목록을 참조하도록 한다. 난이도별 프로그램 목록을 쭉 훑어보면서 각자 자신에게 가장 잘 맞는 프로그램을 선택해 익힐 수 있도록 충분한 시간을 갖도록 하자.

스위밍 SWIMMING

운동 효과

스위밍 동작은 팔다리를 움직이는 동시에 상체와 척추의 안정성을 높일 수 있도록 해 준다. 일상생활에서 활동을 제대로 해나가려면 상체와 척추의 안정성을 유지할 필요가 있다. 여러분이 여기저기 돌아다니거나 걷거나 스포츠 활동을 할 때 신체 코어 근육이 계속해서 골반을 안정시킬 수 있어야 한다. 이 스위밍 동작은 코어 근육이 조화롭게 작용하며 바르고 안정된 자세를 든든하게 받쳐 줄 수 있도록 훈련시킨다. 또 이 동작은 다른 여러 필라테스 동작들과 마찬가지로 오래 앉아 있으면 경직되기 쉬운 등과 팔다리 근육, 특히 고관절 굴근(걷거나 뛰거나 언덕을 오를 때 고관절을 구부려 주는 근육), 햄스트링(넓적다리 뒤쪽 근육)을 길게 늘여 경직된 근육을 풀어 준다. 초급 동작으로 시작해 수행하는 데 별 어려움이 없다면 중급 동작과 고급 동작을 차례대로 수행해 나가도록 하자.

요령 및 주의 사항: 어떤 동작을 실시하든 간에 롤 다운(44~53쪽)을 포함한 준비 운동을 먼저 실시하는 것이 중요하다.

초급

운동법

- 양손을 포개어 이마를 받치고 엎드려 눕는다.

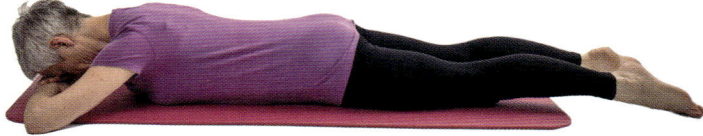

- 복근을 바닥에서 들어 올린다는 느낌으로 복근/골반저근을 수축해 활성화한다.
- 코로 숨을 들이쉬며 동작을 준비한다.
- 입으로 숨을 내쉬며 한쪽 다리를 바닥에서 살짝 들어 올린다. 발끝을 쭉 편 상태에서 들어 올린 다리를 길게 늘인다.

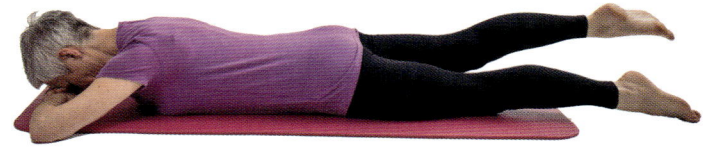

- 숨을 들이쉬며 길게 늘인 자세를 그대로 유지한다.
- 숨을 내쉬며 다리를 다시 바닥에 내린다.
- 양쪽 다리 모두 4회 반복한다.
- 고양이 스트레칭(77쪽)을 실시하고 이어서 아기 자세(78쪽)를 취한다.

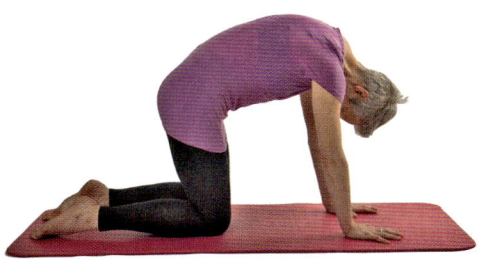 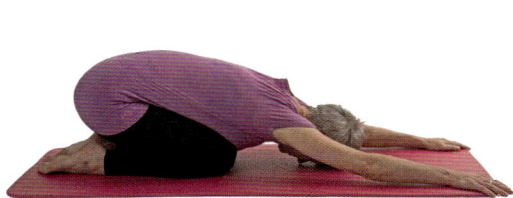

중급

- 엎드려 눕는다. 블록이나 작은 쿠션으로 이마를 받쳐주고 수영장에 막 뛰어들려고 할 때의 모습처럼 양팔을 앞으로 길게 뻗어준다.

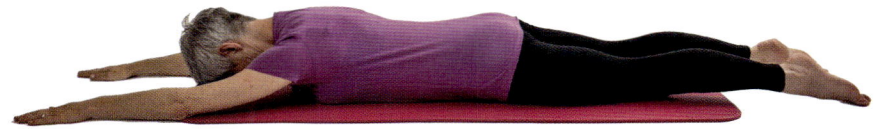

- 복근을 바닥에서 들어 올린다는 느낌으로 복근/골반저근을 수축해 활성화하고 그 상태를 그대로 유지한다.
- 숨을 들이쉬며 동작을 준비한다.
- 숨을 내쉬며 오른쪽 팔과 왼쪽 다리를 들어 올려 바닥과 평행이 되도록 유지한 채 손가락에서부터 발끝까지 길게 늘인다.
- 머리를 살짝 들어 올리고 목과 척추의 정렬을 유지한다.

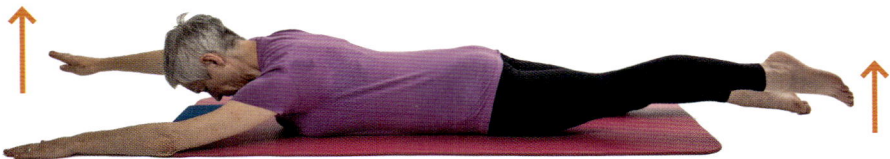

- 숨을 들이쉬며 자세를 그대로 유지한다.
- 팔다리, 머리, 목을 다시 바닥으로 내리며 숨을 내쉰다.
- 방향을 바꿔 왼쪽 팔과 오른쪽 다리로 같은 동작을 반복한다. 각 방향으로 3회씩 총 6회 반복한다.

- 고양이 스트레칭(77쪽)을 실시하고 이어서 아기 자세(78쪽)를 취한다.

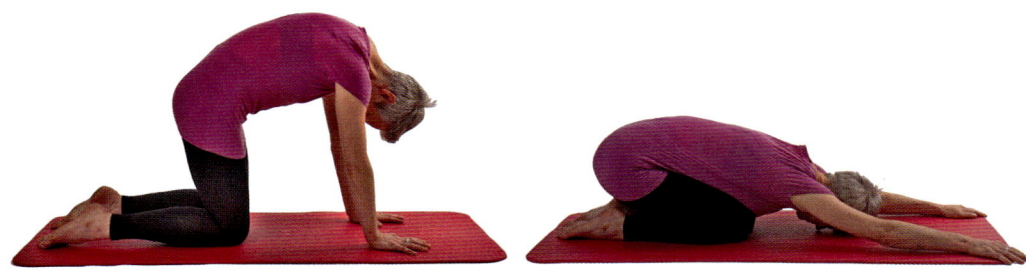

스위밍 자세에서 등 신전하기 SWIMMING INTO BACK EXTENSION
고급

이 동작을 수행하기에 앞서 롤 다운(51쪽) 동작을 먼저 실시해 척추를 반드시 풀어 주도록 한다.

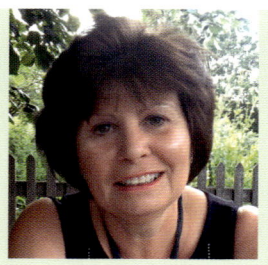

사례 연구

조안나 팅커
나이: 57   필라테스 운동 경력: 10년
가장 좋아하는 동작: 허리 통증을 아주 효과적으로 진정시켜 주는 고양이 스트레칭(77쪽)

'저는 허리 통증이 아주 심해 코어 근육과 골반저근을 강화할 목적으로 필라테스를 시작했습니다. 척추관절과 고관절에 경미한 관절염이 생기기도 했지만 필라테스를 시작한 이후로 자세가 개선되고 허리가 튼튼해져 이제 허리 통증이 훨씬 덜합니다. 몸이 더 유연해지고 관절 통증도 완화돼 소염제를 찾는 횟수도 줄었습니다. 통증이 심할 경우 호흡법을 사용합니다. 호흡은 스트레스를 해소하는 데에도 도움이 돼요!'

운동법

- 엎드려 눕는다. 블록이나 작은 쿠션으로 이마를 받쳐주고 수영장에 막 뛰어들려고 할 때의 모습처럼 양팔을 머리 위로 길게 뻗어준다.

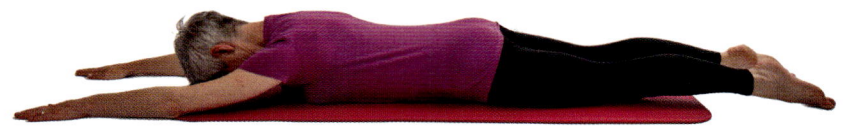

- 복근을 바닥에서 들어 올린다는 느낌으로 복근/골반저근을 수축해 활성화하고 그 상태를 그대로 유지한다.
- 숨을 들이쉬며 동작을 준비한다.
- 숨을 내쉬며 양쪽 팔다리를 들어 올려 바닥과 평행이 되도록 유지한 채 길게 늘인다.
- 머리를 들어 올리고 목과 척추의 정렬을 유지한다.
- 불편하지 않다면 5초 정도 자세를 그대로 유지한다. 자세를 유지하는 동안 자연스럽게 호흡한다.
- 다시 숨을 들이마셔 흉곽을 채운다.

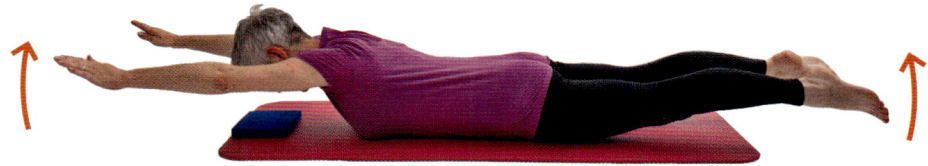

- 팔다리를 모두 바닥에 내리면서 숨을 내쉰다.
- 총 4회 반복한 뒤 고양이 스트레칭(77쪽)과 아기 자세(78쪽)를 차례대로 실시한다.

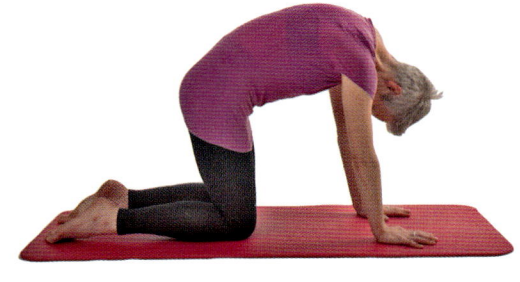

> **요령 및 주의 사항:**
> - 복근을 바닥 반대 방향으로 계속 당겨 줘 활성화를 유지한다.
> - 등을 과하게/과도하게 신장시키지 않도록 한다. 요추에 어떤 압박도 느껴지지 않아야 한다.
> - 집중하면서 호흡과 정렬을 유지하는 데 중점을 둔다.

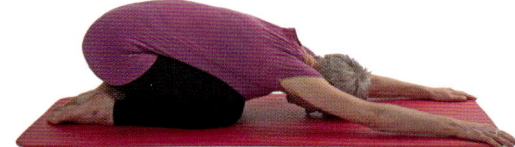

스완 다이브 SWAN DIVE

운동 효과

스완 다이브 동작은 등 윗부분/아랫부분과 복근을 강화해 준다. 둥글고 앞으로 굽은 어깨는 나이가 들며 더 심해질 수 있고 특히 몸이 피곤하고 지칠 때 어깨 부위의 가동성이 제한되기 시작할 수 있다. 구부정하게 걷는 자세는 실제 나이보다 더 나이 들어 보이게 만들뿐 아니라 호흡까지 방해할 수 있으므로 반드시 교정하도록 해야 한다. 스완 다이브 동작은 나이가 들어도 바르고 당당한 자세를 유지할 수 있도록 가슴 부위를 활짝 펴 주고 등 윗부분(흉추 참조, 30쪽)을 강화해 줄 것이다. 이 동작의 적합성에 대한 확신이 서지 않을 경우 76쪽의 기초 동작 모음에 속해 있는 초보자를 위한 스완 다이브 동작부터 먼저 시작하고 그 동작에 익숙해지면 바닥에서 두 팔을 들어 올리는 이 심화 동작을 시도하기 바란다. 일단 자신감이 생기면 동작의 반복 횟수 역시 더 늘려 갈 수 있을 것이다.

모든 단계

운동법

- 엎드려 눕는다.
- 목과 척추의 정렬을 유지하기 위해 블록이나 작은 쿠션으로 이마를 받쳐 준다.
- 팔꿈치와 어깨가 수평이 되도록 양팔을 구부려 바닥에 붙인다.
- 발끝을 안쪽으로 살짝 돌린 상태에서 다리를 골반 너비로 벌려 놓는다.

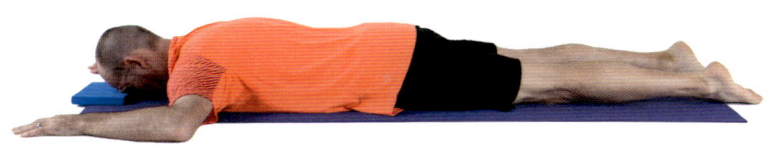

- 골반/골반저근을 수축해 활성화한다.
- 숨을 들이마셔 흉곽을 채우며 동작을 준비한다.
- 숨을 내쉬며 머리, 가슴, 양팔을 부드럽게 들어 올리고 팔꿈치를 바닥에서 뗀다.
- 자세를 그대로 유지한 상태에서 숨을 들이쉰다.

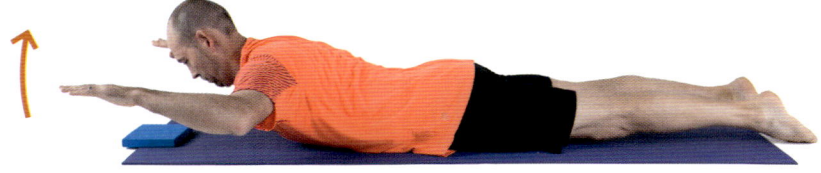

- 몸을 바닥으로 천천히 내리면서 숨을 내쉰다.
- 총 6회 반복한다.

동작이 너무 어렵다면 다음과 같이 다시 시도해 보자.
- 기초 동작 모음으로 돌아가 팔뚝을 사용한 스완 다이브(76쪽)부터 시작하자.

난이도를 더 높이고 싶다면 다음과 같이 시도해 보자.
- 반복 횟수를 늘리거나 몸을 들어 올린 자세를 더 오랫동안 유지한다.
- 스완 다이브 동작에 뒤이어 고양이 스트레칭(77쪽)을 실시해 척추를 다시 반대 방향으로 길게 늘여 준다.

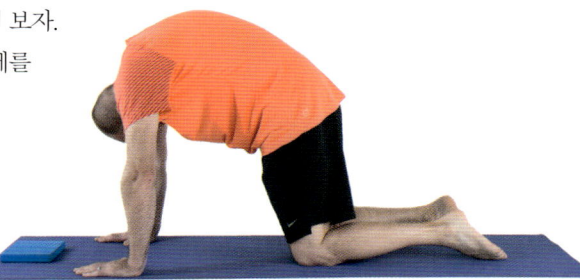

요령 및 주의 사항:

- 머리를 들어 올릴 때 목을 계속 길게 펴 주고 목과 척추의 정렬을 유지한다.
- 딱딱 끊어지듯 움직이지 말고 물 흐르듯 자연스럽게 움직이도록 노력한다.
- 다리와 둔근이 동작을 수행하는 데 도움이 될 것이다. 다리와 둔근에 힘을 빼고 각 부위에 자연스럽게 체중이 실리도록 최선을 다한다. 이러한 요령을 익히려면 연습이 필요하니 인내심을 갖자!
- 동작을 수행하는 동안 배를 바닥에서 끌어 올려 복근을 활성화하면서 호흡에 집중하고 중심을 잃지 않도록 한다.
- 만약 근육 경련이 일어난다면(일부 사람은 양발이 안쪽으로 향해 있거나 발을 쭉 편 자세를 취할 때 근육 경련이 일어나기도 한다) 발가락을 아래로 구부려 주면 좀 나아질 것이다

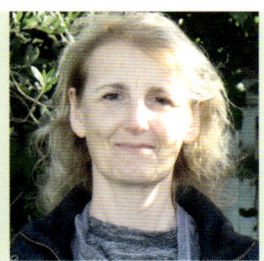

사례 연구

딘 애쉬맨
나이: 50   직업: 요리사
가장 좋아하는 동작: 등 건강에 도움이 되는 스완 다이브
필라테스 운동 경력: 3년

'만성적인 허리 통증 때문에 필라테스를 처음 시작했고 현재는 신체적으로 더 많은 활동이 가능하며 진통제도 더 이상 복용하지 않습니다. 제 주위에 국민보건서비스NHS 산하 병원에서 진료를 받기 위해 몇 달씩 기다리며 진통제를 혼합해 복용하고 있는 만성 요통 환자들이 여럿 있습니다. 필라테스는 수술이나 약물 치료를 필요로 하지 않아요. 필라테스를 알기 전에는 허리가 자주 아팠지만 이제 필라테스 덕분에 통증이 싹 사라졌습니다. 신체 코어 강화와 규칙적인 운동이 바로 확실한 치료법입니다.'

레그 풀/플랭크 LEG PULL/PLANK

운동 효과

레그 풀/플랭크(다리 당기기/플랭크) 동작은 코어 근육 전체와 팔을 강화하는 동시에 골반과 어깨를 안정시키는 것으로 잘 알려진 플랭크 동작이다. 이 동작은 고관절과 종아리 근육의 앞쪽을 스트레칭해 주기도 한다. 레그 풀/플랭크 동작들은 그 효과가 매우 뛰어나 여러분의 전반적인 체력과 안정성을 두루 향상시켜 줄 것이다. 사이드 플랭크(117쪽)와 리버스 레그 풀/플랭크(155쪽)가 이 레그 풀/플랭크 동작에 속한다.

요령 및 주의 사항: 손목이 약하다거나 어깨에 부상을 입었다거나 최근 유방 수술을 받았다거나 또는 복근이 그다지 튼튼하지 않다면 무릎을 바닥에 대고 동작을 취하는 초급 동작을 계속 수행하도록 한다. 만약 무릎도 약간 불편하다면 압박을 줄여 줄 쿠션으로 양쪽 무릎을 받쳐 준다. 팔꿈치가 불편할 경우에도 같은 방법으로 조치를 취하도록 한다.

초급

운동법

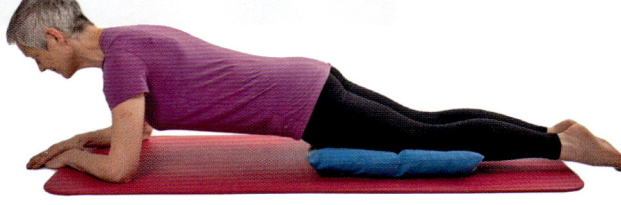

- 엎드려 누워 팔꿈치를 어깨와 일직선이 되도록 바닥에 붙인 채 팔뚝 위로 상체를 일으켜 세운다.

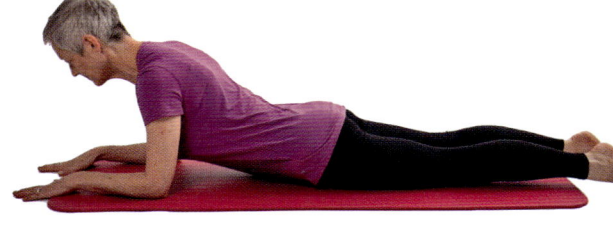

- 복근/골반저근을 수축해 활성화한다.
- 숨을 들이쉬며 동작을 준비한다.
- 복근이 수축하는 것을 느끼고 골반을 살짝 들어 무릎 쪽으로 밀며 숨을 내쉰다.

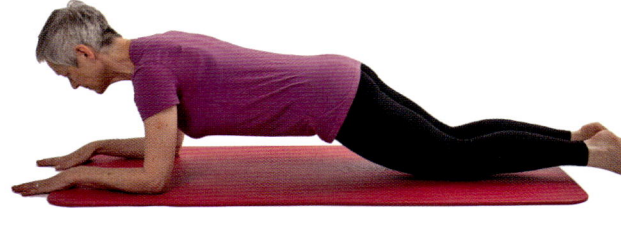

- 코로 숨을 들이마셔서 흉곽을 채우고 입으로 숨을 내쉰다. 집중력을 높이기 위해 계속해서 측면 흉식 호흡법(39쪽)을 사용하고 자세를 그대로 유지한다.
- 목과 척추의 정렬을 유지하고 복근/골반저근을 계속 수축해 활성화하도록 한다.

- 등이 긴장하기 시작할 경우 동작을 멈추고 몸을 바닥으로 내려 1~2초간 쉬었다가 다시 시도한다. 등이 아니라 복근이 제대로 작용하고 있음을 느낄 수 있어야 한다.
- 처음 시작할 때는 10초 동안 자세를 유지했다가 점점 힘이 붙으면 시간을 늘려 나간다. 자신감이 붙으면 30초를 목표로 잡고 시도해 보자!
- 동작을 마치면 발뒤꿈치 위에 앉아 아기 자세를 취한다.

중급

운동법

- 엎드려 누워 팔꿈치를 어깨와 일직선이 되도록 바닥에 붙인 채 팔뚝 위로 상체를 일으켜 세운다.

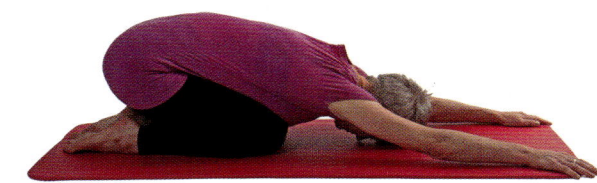

- 복근/골반저근을 수축해 활성화한다.
- 숨을 들이쉬며 동작을 준비한다.
- 숨을 내쉬며 몸이 일직선이 되도록 들어 올려 앞꿈치로 받쳐 준다.

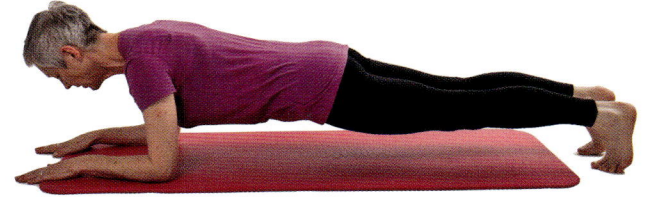

- 자세를 그대로 안정시키며 호흡에 집중한다. 코로 숨을 들이마셔 흉곽을 채운 뒤 입으로 숨을 내쉬는 호흡법으로 총 4회 반복한다.
- 다리는 쭉 뻗고 발은 바닥에 붙인 상태를 유지한다.
- 동작을 수행하는 내내 목과 척추의 정렬을 유지하고 머리를 아래로 떨어뜨리거나 뒤로 젖히지 않도록 주의한다.

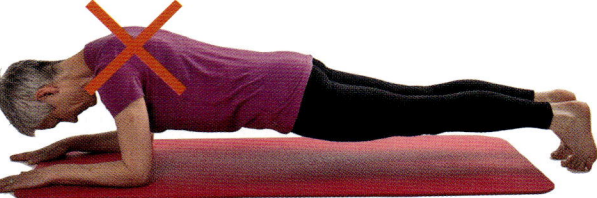

요령 및 주의 사항:

- 이 중급 레그 풀/플랭크 동작을 할 때에는 머리부터 발끝까지 일직선이 돼야 한다.
- 몸을 일직선으로 만들어 척추 중립 자세를 유지한다.
- 등이 축 처지거나 엉덩이가 올라가지 않도록 한다. '플랭크' 동작이니 여러분의 몸을 말 그대로 '널빤지plank'라고 생각하자!
- 동작을 수행하는 동안 복근을 계속 활성화한다.
- 집중력을 높이기 위해 호흡에 집중한다.

고급

초급과 중급 동작에 자신이 있는 경우에만 이 고급 동작을 시도하기 바란다.

운동법

- 이 고급 레그 풀/플랭크 동작은 손과 무릎을 바닥에 대고 시작한다.
- 양손과 양팔이 어깨와 일직선이 되도록 한다.
- 목과 척추의 정렬을 유지한다.
- 한쪽 다리를 몸 뒤쪽으로 미끄러뜨려 앞꿈치로 받쳐 준다.

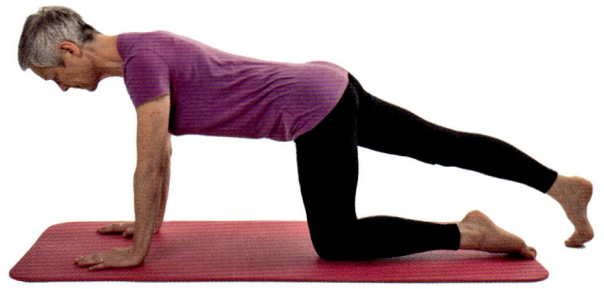

- 레그 풀/플랭크 자세가 되도록 다른 쪽 다리도 몸 뒤쪽으로 미끄러뜨려 앞꿈치로 받쳐 준다.

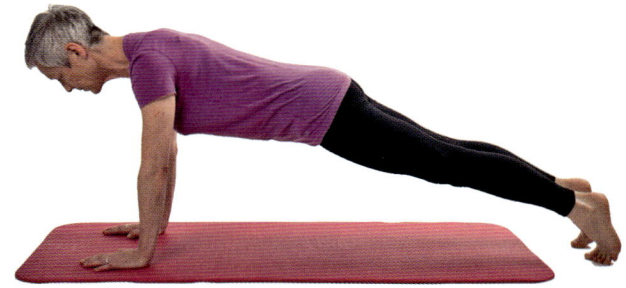

- 복근/골반저근을 수축해 활성화한다.
- 숨을 들이쉬며 동작을 준비한다.
- 숨을 내쉬며 한쪽 다리를 바닥에서 들어 올리는 동시에 다른 쪽 발뒤꿈치를 바닥 쪽으로 밀어붙인다.

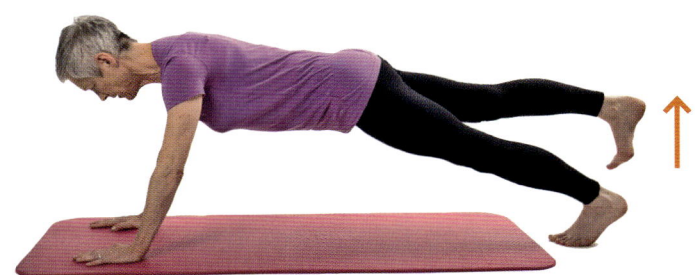

- 숨을 들이쉬며 자세를 그대로 유지한다.
- 숨을 내쉬며 다리를 내려 다시 시작 자세를 취한다.
- 다른 쪽 다리도 같은 순서로 동작을 반복한다.
- 다리를 번갈아 가며 6회 반복한다.
- 동작을 모두 마친 뒤 아기 자세를 취한다.

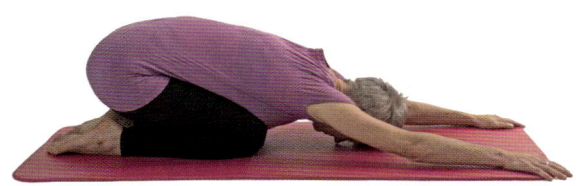

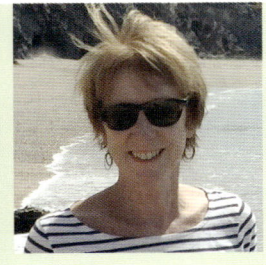

사례 연구

사라 힐

나이: 63   필라테스 운동 경력: 15년   가장 좋아하는 동작: 플랭크(89쪽)

'런던 마라톤 준비의 일환으로 필라테스를 시작했습니다. 이제 저는 테니스를 치고 스키를 타기에 더 적합한 튼튼한 체력과 균형 감각을 갖추게 됐어요. 등쪽에 문제가 생기곤 했지만 규칙적으로 필라테스 운동을 한 이후로는 아무 문제가 없었습니다. 자세가 좋아졌을 뿐 아니라 신체적으로 더 강해졌으며 물건을 나르거나 계단을 오르는 일에도 더 큰 자신감이 생겼습니다. 예전에는 몸이 약하다고 느꼈지만 이제 모두 옛이야기가 돼 버렸어요!'

슈퍼맨 SUPERMAN

운동 효과

슈퍼맨 동작은 팔다리를 움직이는 동안 안정된 몸통을 유지하도록 훈련시킨다. 이러한 운동 효과는 일상생활에서나 운동을 할 때 우리가 특히 바라는 점이다. 슈퍼맨 동작은 조정력을 향상시키고 척추를 지탱하는 척추 신근(척추기립근)을 강화하고 신전시킨다. 또 신체 코어와 어깨 근육의 안정성을 길러주는 동시에 걷는 자세를 개선해 준다.

> **요령 및 주의 사항:** 바닥에 무릎을 꿇기가 불편하거나 무릎에 문제가 있는 경우 무릎에 수건 또는 쿠션을 덧대거나 슈퍼맨 동작 대신 스위밍 동작(82쪽)을 실시하도록 한다. 손목의 경우도 마찬가지다. 손목에 부담이 된다면 손목을 보호해 줄 만한 것을 손바닥 아래에 덧대 주거나 스위밍 동작으로 대체하도록 한다. 또 최근에 유방 수술을 받았다면 의료 전문가에게 조언을 구하도록 한다.

초급

운동법

- 몸을 엎드려 팔다리로 짚고 있는 상태에서 무릎은 골반 아래쪽에 두고 양손은 어깨 아래쪽에 둬 각각 일직선이 되도록 한다.
- 바닥에 시선을 고정한 채 목과 척추의 정렬을 유지한다.

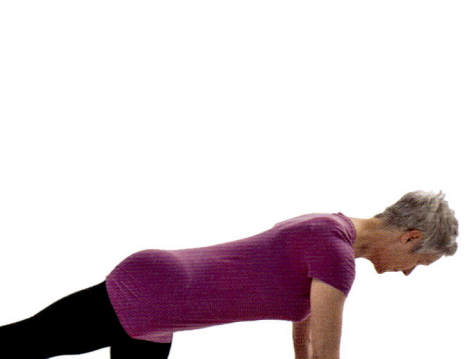

- 복근/골반저근을 수축해 활성화한다.
- 숨을 들이쉬며 동작을 준비한다.
- 입으로 숨을 내쉬며 한쪽 다리를 몸 뒤쪽 바닥으로 천천히 미끄러뜨리며 발끝을 펴 준다.
- 자세를 그대로 유지하며 숨을 들이쉰다.
- 다리를 다시 원위치로 끌어당기며 숨을 내쉰다.
- 다른 쪽 다리로 같은 동작을 실시하고 총 8회 반복해 동작을 완성한다.

중급

운동법

- 몸을 엎드려 팔다리로 짚고 있는 상태에서 무릎은 골반 아래쪽에 두고 양손은 어깨 아래쪽에 둬 각각 일직선이 되도록 한다.
- 바닥에 시선을 고정한 채 목과 척추의 정렬을 유지한다.

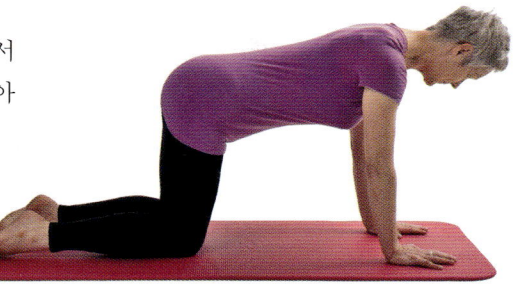

- 복근/골반저근을 수축해 활성화한다.
- 숨을 들이쉬며 동작을 준비한다.
- 입으로 숨을 내쉬며 한쪽 다리를 몸 뒤쪽 바닥으로 천천히 미끄러뜨리며 발끝을 펴 준다.
- 자세를 그대로 유지하며 숨을 들이쉰다.

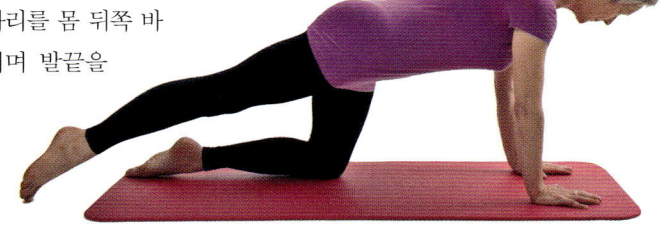

- 숨을 내쉬며 다리를 엉덩이 높이까지 들어 올린다.
- 다시 숨을 들이쉬고 골반의 안정성을 유심히 살피면서 자세를 그대로 유지한다

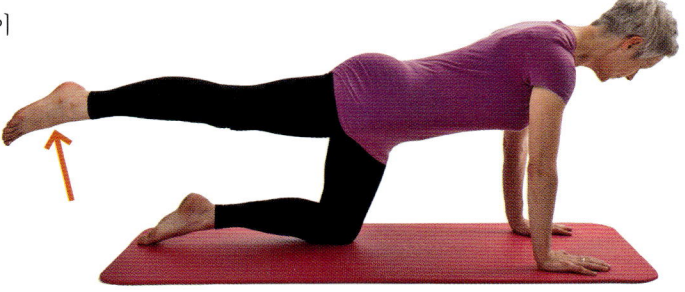

- 숨을 내쉬며 다리를 바닥에 내린다. 다리를 쭉 편 상태로 미끄러뜨리듯 원위치로 내리도록 한다.
- 다른 쪽 다리로 같은 동작을 실시하고 총 8회 반복해 동작을 완성한다.

고급

운동법

- 초급이나 중급 동작과 마찬가지로 몸을 엎드려 팔다리로 짚고 있는 상태에서 무릎은 골반 아래쪽에 두고 양손은 어깨 아래쪽에 둬 각각 일직선이 되도록 자세를 잡고 시작한다.
- 바닥에 시선을 고정한 채 목과 척추의 정렬을 유지한다.

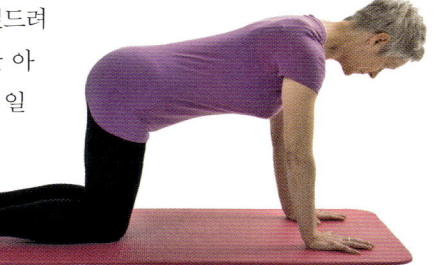

- 복근/골반저근을 수축해 활성화한다.
- 숨을 들이쉬며 동작을 준비한다.
- 입으로 숨을 내쉬며 한쪽 다리를 몸 뒤쪽 바닥으로 천천히 미끄러뜨리며 발끝을 펴 주는 동시에 반대쪽 팔을 앞으로 쭉 뻗기 시작한다.

- 다리를 뒤쪽으로 완전히 뻗은 다음 그 다리를 엉덩이 높이까지 들어 올리며 팔도 귀 높이까지 들어 올려 길게 뻗어 준다.

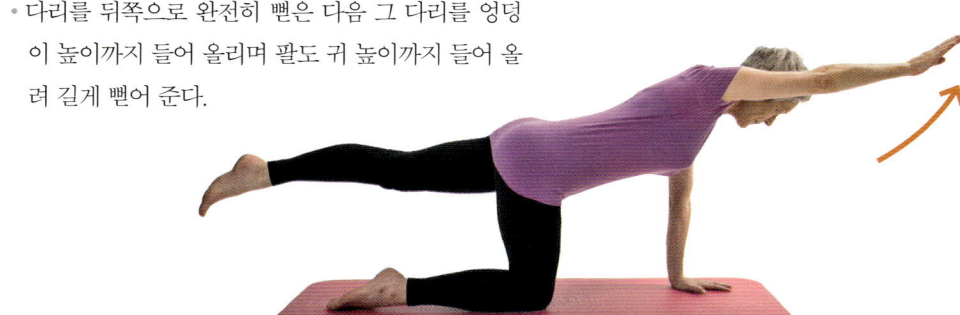

- 균형을 잡고 자세를 그대로 유지한다.
- 숨을 들이마셔서 흉곽을 채운다.
- 팔과 다리를 바닥으로 동시에 조절해 내리면서 숨을 내쉰다. 다리를 미끄러뜨리며 다른 쪽 무릎 옆에 다시 내려놓는다.
- 다른 쪽 다리로 같은 동작을 반복한다.
- 다리를 번갈아 가며 5회씩 총 10회 반복한다.

- 동작을 완성한 뒤 아기 자세(78쪽)를 취해 몸의 긴장을 풀어 준다. 아기 자세를 취하는 동안 두 팔을 앞으로 쭉 뻗어 주고 손목이 약간 뻣뻣한 느낌이 들 경우 손목을 회전한다.

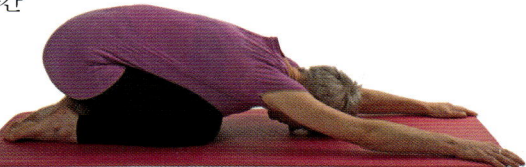

- 아기 자세를 약 20초간 그대로 유지한다. 그러고 나서 어깨의 긴장을 풀어 주기 위해 두 팔로 둥글게 원을 그리듯 옆으로 내려 준다.

요령 및 주의 사항:
- 특히 중급과 고급 동작에서 한쪽 다리를 엉덩이 높이로 들어 올릴 때 한쪽 골반이 아래로 처지거나 바깥쪽으로 이동하지는 않는지 유심히 살핀다.
- 몸통을 최대한 안정적으로 유지하는 것을 목표로 한다. 샴페인 잔이 빽빽하게 놓인 쟁반을 등 위에 올려놓은 채 균형을 잡고 있다고 상상한다.
- 동작이 자연스럽게 이어지도록 하고 호흡에 집중하며 마음의 중심을 잃지 않도록 한다.

사례 연구

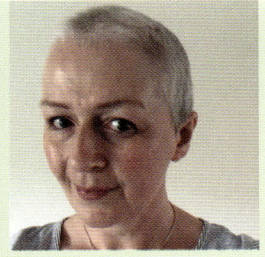

피오나 오도노반
나이: 49 직업: 바텐더 필라테스 운동 경력: 2년
가장 좋아하는 동작: 롤 다운(51쪽), 균형 운동, 팔 굽혀 펴기(104쪽)

'저는 달리기를 하면서 부상을 입는 일이 잦았습니다. 영원히 뛰고 싶어 필라테스를 시작했죠. 역기를 들어 올리거나 줌바 댄스를 춘다고 해서 균형 감각이 향상되지는 않아요. 여러분이 서 있거나 누워 있을 때 균형 연습을 해야만 균형 감각을 기를 수 있습니다. 필라테스를 시작한 이후로 무릎, 고관절, 발목, 장경 인대의 통증이 사라졌어요. 골반저근도 아주 튼튼해져 그 차이를 확인했을 뿐만 아니라 나이가 들면서 골반저근이 우리에게 얼마나 중요한지도 깨닫게 됐습니다. 젊을 때는 많은 것을 할 수 있지만 점점 나이가 들면서 상황이 변한다는 사실을 우리는 잘 인식하지 못합니다. 노화로 인한 변화는 빠르게 회복할 수 있지만 노력을 게을리 하면 금방 또 변하고 맙니다. 필라테스 수업이 끝나고 나면 기분 전환이 돼 더 가볍고 행복한 기분으로 스튜디오를 나옵니다. 필라테스 수업에서는 가장 빠르고 강한 사람이 될 필요가 없어요. 스트레스가 해소된 상태에서 필라테스 스튜디오를 나설 수 있습니다.'

삼두근을 들어 올려 날쌔게 움직이기 DART WITH TRICEP LIFT

운동 효과

이 동작은 주로 등을 강화하고 동원하는 데 효과가 있고 중급과 고급 동작에는 팔과 어깨 운동 일부가 추가돼 있다. 또 이 동작은 척추를 길게 늘여 줘 더 바른 자세로 걷고 설 수 있도록 도와준다. 여러분이 빨리 걷거나 노르딕 워킹(양손으로 스틱을 사용하며 걷는 운동법_옮긴이) 스틱을 사용하는 사람이라면 삼두근(팔 뒤쪽 근육)과 어깨를 단련하도록 하자. 여러분이 앞으로 잘 나아가게 해주는 동시에 팔이 피로해지는 것을 막아 줄 것이다.

초급

운동법

- 엎드려 누워 블록이나 쿠션으로 이마를 받쳐 준다. 팔을 옆으로 내려놓고 손바닥을 위로 향하게 한다.
- 양쪽 엄지발가락을 맞붙인 상태에서 다리 힘을 빼주기 위해 발뒤꿈치를 자연스럽게 벌려 놓는다.

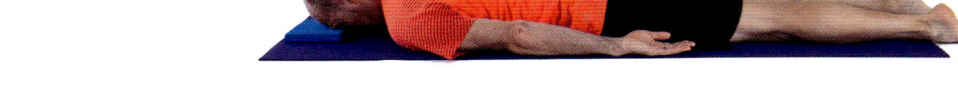

- 복근/골반저근을 수축해 활성화한다.
- 숨을 들이쉬며 동작을 준비한다.
- 숨을 내쉬면서 머리, 가슴, 양팔을 바닥에서 들어 올린다.

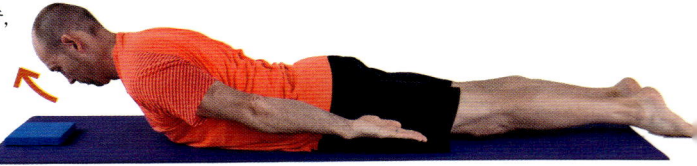

- 숨을 들이쉬며 자세를 그대로 유지한다.
- 숨을 내쉬며 몸을 다시 바닥으로 천천히 내린다.
- 6회 반복한다.

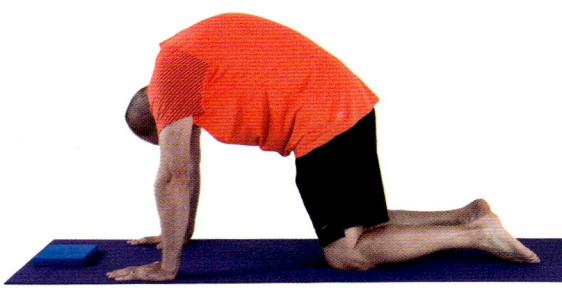

요령 및 주의 사항:
- 몸과 척추의 정렬을 유지한다. 머리를 뒤로 젖히기 말고 아래를 바라본다.
- 목을 길게 늘여 주는 것을 잊지 않도록 한다. 가끔 깜박할 수 있다!
- 어깨가 긴장하지 않도록 주의하고 동작을 수행하는 내내 복근을 활성화하도록 한다.
- 동작이 자연스럽게 이어지도록 호흡에 집중한다.

- 이어서 고양이 스트레칭(77쪽)을 실시해 척추를 다시 반대 방향으로 길게 늘여 준다.

중급

운동법

- 복근/골반저근을 수축해 활성화한다.
- 숨을 들이쉬며 동작을 준비한다.
- 숨을 내쉬면서 머리, 가슴, 양팔을 바닥에서 들어 올린다.

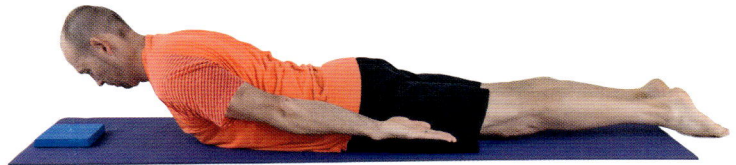

- 짧은 호흡을 이용해 팔을 어깨에서 위로 튕기듯 10회 밀어 올린다.

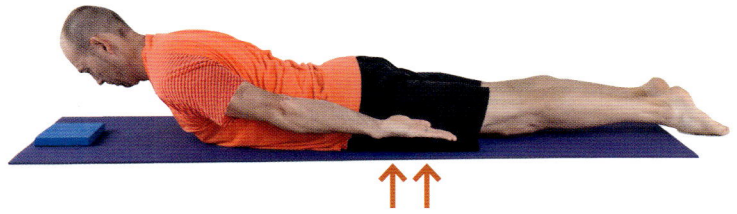

- 10회를 완성하고 나서 자세를 그대로 유지한다.

- 다시 숨을 들이마셔 흉곽을 채운다.
- 가슴과 팔을 바닥으로 내리면서 입으로 숨을 내쉰다.
- 총 8회 반복한다.
- 이어서 고양이 스트레칭을 실시해 척추를 다시 반대 방향으로 길게 늘여 준다.

고급

- 동작 반복 횟수를 늘린다.
- 손잡이 아령을 사용하자. 단, 손잡이 아령을 사용할 경우 목을 길게 유지하고 다리에 긴장을 풀어 줘야 한다. 손잡이 아령이 몸의 정렬을 흐트러뜨리지 않도록 주의한다.

회전하는 고양이 ROTATIONAL CAT

운동 효과

회전하는 고양이 동작은 여러분의 코어 근육을 강화하고 균형 감각을 자극할 것이다. 또 이 동작은 척추를 회전시켜 등 전체의 유연성을 길러 주고 가슴 근육을 활짝 펴 늘여 준다. 나이가 들면서 흉추(30쪽)가 뻣뻣해지고 심하게 휘어질 수 있지만 이 동작을 꾸준히 수행하면 척추 만곡을 막는 데 도움이 될 바른 자세를 갖도록 해 줄 것이다. 회전하는 고양이는 오래 걷거나 많은 활동을 한 날에 수행하기 아주 좋은 동작이며 특히 요통에 시달리고 있다면 골프나 테니스 수업 등을 마친 뒤 이 동작을 수행하면 몸의 균형을 잡아 주는 역할을 할 것이다. 여러분이 하루 종일 책상 앞에 구부정하게 앉아 있는 사람이라면 이 동작의 회전 운동이 오랫동안 잘못된 자세를 유지하면서 생긴 몸의 긴장을 풀어 준다는 사실을 몸소 알게 될 것이다.

> **요령 및 주의 사항:** 바닥에 무릎을 꿇는 자세가 불편하다면 수건을 말아서 양쪽 무릎 밑에 각각 끼워 넣어 편안하게 해 준다. 손목이나 팔꿈치에 문제가 있다면 이 동작을 생략하거나 손/손목을 부드럽게 받쳐 줄 패드를 밑에 깔아 준다. 등 쪽에 심각한 문제가 있다면 동작을 수행하기에 앞서 회전 운동을 해도 괜찮을지 의사에게 반드시 문의하기 바란다.

초급/중급

운동법

- 몸을 엎드려 손과 무릎으로 짚고 있는 상태에서 동작을 시작한다.
- 무릎은 골반 아래쪽에 두고 양손은 어깨 아래쪽에 둬 각각 일직선이 되도록 한다.
- 머리와 척추의 정렬을 유지한다.

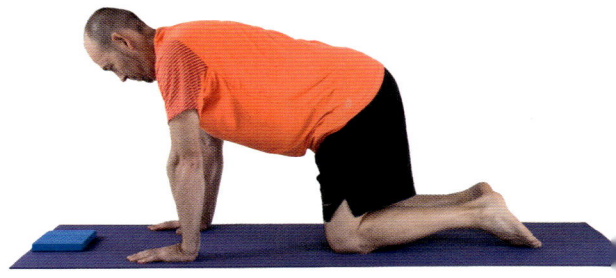

- 복근/골반저근을 수축해 활성화한다.
- 숨을 들이쉬며 동작을 준비한다.
- 숨을 내쉬며 오른쪽 팔을 바닥에서 들어 올려 왼쪽 팔과 왼쪽 다리 사이에 집어넣어 내민다.

- 왼쪽 팔꿈치를 구부린다.

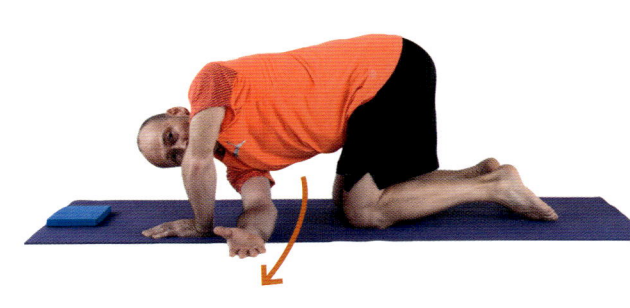

매트 필라테스 운동

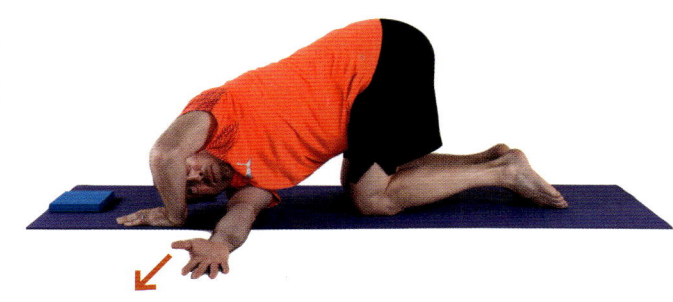

- 머리를 밑으로 내리고 오른쪽 어깨를 편안한 범위 내에서 최대한 회전하며 매트에 갖다 댄다.

- 숨을 들이쉬며 어깨 회전 스트레칭 자세를 그대로 유지한다.
- 숨을 내쉬며 오른쪽 손을 공중으로 들어 올리면서 어깨를 반대 방향으로 회전한다. 머리와 목도 어깨가 회전하는 방향을 함께 따라가도록 한다.

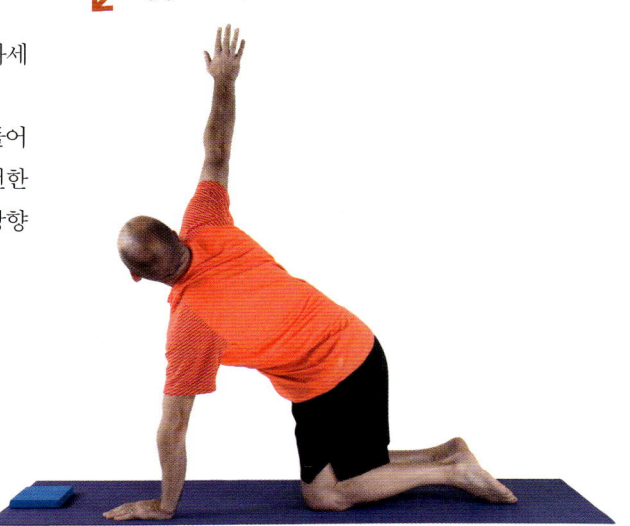

- 숨을 내쉬며 어깨를 공중으로 회전한 자세를 그대로 유지한다.
- 다시 매트 쪽으로 어깨를 회전하면서 숨을 내쉰다.
- 위아래로 번갈아 가며 동작이 이어지도록 어깨를 계속해서 회전한다.

- 6회 반복하고 나서 왼쪽 팔로 바꿔 주기 전에 손목을 풀어 주기 위한 동작으로 아기 자세(78쪽)를 취한다.

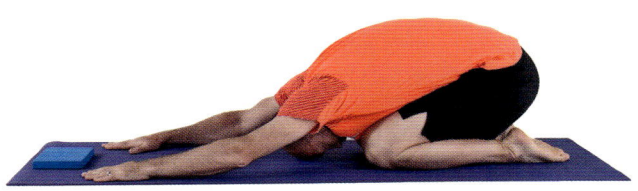

동작의 난이도를 높이고 싶다면?
- 반복 횟수를 늘린다.

요령 및 주의 사항:
- 어깨를 억지로 회전하지 않도록 한다. 특히 몸이 너무 뻣뻣하다거나 등 쪽에 문제가 있다면 편안하게 회전할 수 있는 범위 내에서만 동작을 수행하도록 한다.
- 척추를 지탱하기 위해 복근을 계속 활성화한다.
- 동작이 자연스럽게 이어지도록 하고 호흡에 집중한다. 호흡을 멈추지 않도록 주의한다.

싱글 레그 킥 SINGLE LEG KICK

운동 효과

싱글 레그 킥(한쪽 다리 차기)은 대퇴 사두근(넓적다리 앞쪽 근육)과 고관절 굴근을 스트레칭 해 주기 좋은 동작이다. 여러분이 걷거나 달릴 때 고관절 굴근이 열심히 움직여 다리를 반복적으로 올려 준다. 그 결과 고관절 굴근이 수축하고 반복할 때마다 그 길이가 짧아진다. 고관절 굴근이 경직되면 골반이 앞으로 기울어지 시작해 요통을 일으킬 수 있다. 싱글 레그 킥은 둔근(엉덩이 근육), 햄스트링(넓적다리 뒤쪽 근육), 위팔(어깨에서 팔꿈치까지의 부분), 등 부위도 강화해 준다. 달리기를 하거나 빨리 걷기를 하는 사람이라면 누구나 둔근에 문제가 생기기 쉽다. 둔근이 제대로 작동하지 않거나 약하기 때문에 문제가 생기고 그 결과 5장에서 설명한 대로 요추나 골반이 불안정해지는 경우가 많다.

초급

요령 및 주의 사항: 무릎에 문제가 있다면 이 동작의 운동법 설명 말미에 실려 있는 변형 동작을 참조하기 바란다.

운동법
- 엎드려 눕는다.
- 팔꿈치를 어깨 바로 아래에 놓고 팔뚝으로 몸을 받쳐 시작 자세를 취한다.
- 양손은 주먹을 쥔다.

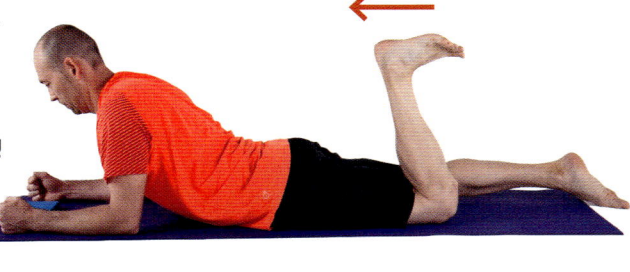

- 복근/골반저근을 수축해 활성화한다.
- 숨을 들이마시며 흉곽을 채운다.
- 숨을 내쉬며 한쪽 발뒤꿈치를 엉덩이 쪽으로 눌러주듯이 2회 차 준다.

- 숨을 다시 들이쉬며 바닥을 따라 다리를 길게 뻗어 늘이며 신전시킨다.
- 숨을 내쉬며 다른 쪽 발뒤꿈치를 엉덩이 쪽으로 눌러주듯이 2회 차고, 숨을 들이쉬며 바닥을 따라 다리를 길게 신전시키는 동작을 반복한다.

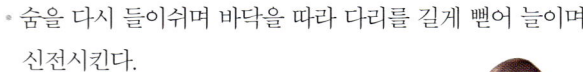

매트 필라테스 운동 101

- 동작을 수행하는 별 데 문제가 없다면 발을 번갈아 가면서 8회 반복하고 뒤이어 고양이 자세(77쪽)를 취한다.

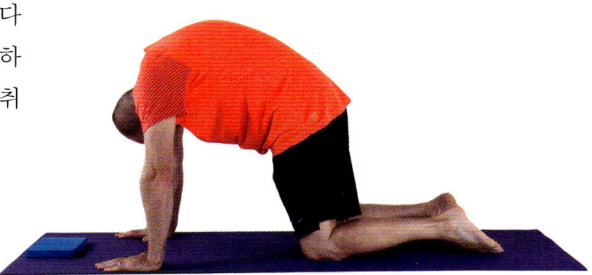

요령 및 주의 사항:
- 동작을 수행하는 동안 복근이 계속 활성화돼 있는지 확인한다.
- 등이 아치형으로 구부러지지는 않는지 유심히 살피고 몸 전체의 정렬을 확인한다.
- 동작이 더 자연스럽게 이어지도록 호흡에 집중한다.

무릎에 문제가 있다면 아래의 변형 동작을 시도해 보자.
- 발을 차올리는 대신 동작을 부드럽게 완화해 편안한 범위 내에서 다리를 움직인다. 반동을 주지 않도록 주의한다. 아니면 이 동작은 아예 생략하도록 하자.

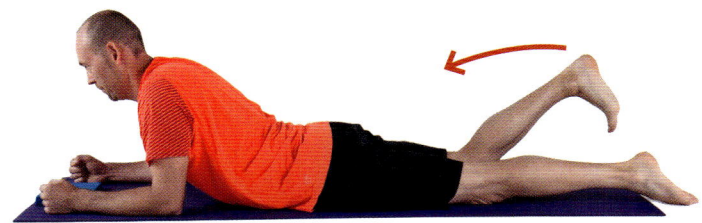

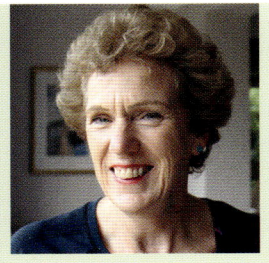

사례 연구

질리 윌리엄스
나이: 65 직업: 그래픽 디자이너 필라테스 운동 경력: 10년
가장 좋아하는 동작: 롤 다운(51쪽)

'호기심에 필라테스를 시작했습니다. 테니스를 칠 때 호흡이나 균형감이 더 좋아졌음을 실감합니다. 스트레칭을 통해 몸이 더 유연해졌을 뿐 아니라 자신감을 가지고 무거운 역기를 들 수 있게 됐어요. 이제 등을 받쳐 줘야 할 때에는 복근을 사용합니다. 걸어 다닐 때 바닥을 내려다보는 대신 앞을 바라보고 몸을 최대한 쭉 펴고 똑바로 서서 걷습니다. 몸을 구부리거나 물건을 들어 올릴 때 너무 급하게 움직이지 않도록 주의하고 내 몸이 무엇을 할 수 있는지 더 잘 이해하고 알게 됐습니다. 예전보다 몸을 더 유연하게 스트레칭하고 구부릴 수 있게 됐어요.'

더블 레그 킥 DOUBLE LEG KICK

운동 효과

더블 레그 킥(양쪽 다리 차기)은 싱글 레그 킥(100쪽) 동작의 연장 선상에 있는 동작이므로 이 동작을 수행하기에 앞서 싱글 레그 킥 동작을 편안하게 수행할 수 있는지 확인하도록 한다. 더블 레그 킥 은 싱글 레그 킥과 같은 효과를 내지만 난이도가 더 높은 동작이라 할 수 있다. 이 동작은 넓적다리 앞쪽을 스트레칭 해 주고 가슴을 활짝 펴 주는 동시에 둔근(엉덩이 근육), 고관절 굴근, 등 근육을 강 화해 준다. 또 더블 레그 킥은 안정성을 요구하는 동작으로 조정력 도 높여 준다. 나이가 들어서도 원하는 활동들을 계속해 나가려면 안정성과 조정력 모두 잘 유지할 수 있도록 노력해야 한다!

> 준비 운동은 하셨나요? 가 벼운 준비 운동이 필요하다 면 7장으로 다시 돌아가자.

요령 및 주의 사항: 무릎에 문제가 있다면 이 동작의 운 동법 설명 말미에 실려 있는 변형 동작을 참조해 동작을 조정하도록 하자.

중급

운동법

- 엎드려 눕는다.
- 머리를 한쪽으로 돌린다.
- 양손을 등 아랫부분에 올려 포개어 잡고 그 자리에 고정시킨다.
- 양쪽 팔꿈치는 몸통 옆 바닥에 내려놓는다.
- 길게 신전시킨 양쪽 다리를 함 께 모으고 발끝을 펴 준다.

- 복근/골반저근을 수축해 활성화한다.
- 숨을 들이마시며 흉곽을 채운다.
- 양쪽 무릎을 구부리며 숨을 내쉬고 발뒤꿈치를 엉덩이 쪽 으로 눌러주듯이 3회 차 준다.

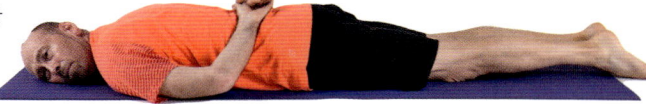

- 양쪽 다리를 매트를 따라 길게 늘이면서 숨을 들이쉰다.
- 숨을 내쉬며 양손은 등에 그대로 고정한 채 양팔을 바닥과 평행 하도록 올리고 가슴을 바닥에 서 들어 올린다. 그와 동시에 양쪽 다리도 함께 들어 올

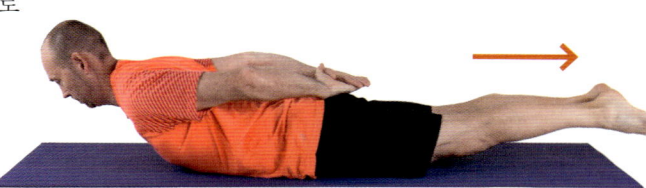

리면서 발끝 방향으로 길게 늘여 준다.

- 숨을 들이쉬며 양쪽 다리와 몸통을 바닥에 내려놓고 머리는 처음과 다른 방향으로 돌려놓는다.
- 숨을 내쉬며 몸의 긴장을 풀어 준다.
- 총 6회 반복한 뒤 고양이 자세(77쪽)를 취한다.

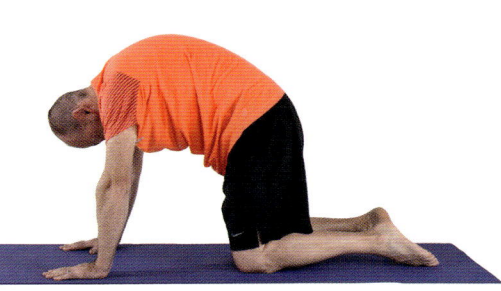

요령 및 주의 사항:
- 처음에는 자연스럽게 호흡하면서 동작을 좀 더 빠르게 수행하는 게 더 쉬울 수도 있다.
- 양쪽 다리를 모아 길게 늘인 상태를 유지한다.
- 발뒤꿈치를 뒤로 차올릴 때 골반을 매트에 딱 붙여 고정시킨다.

무릎에 문제가 있거나 어깨가 뻐근하다면 다음과 같이 시도해 보자.
- 무릎과 어깨를 움직이기 편안한 범위 내에서 동작을 천천히 수행한다.
- 싱글 레그 킥(100쪽) 동작을 대신 수행한다.

- 어깨가 뻐근할 경우 두 팔을 몸통 옆에 내려놓고 다리 동작만 수행한다.

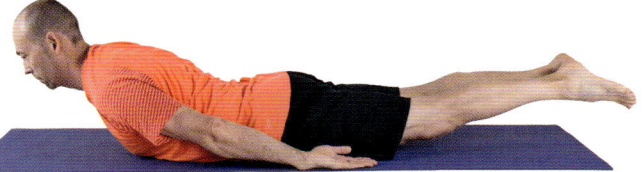

고급

- 반복 횟수를 늘린다.
- 포개어 잡은 양손을 등 아랫부분으로 더 내린 채 몸통을 더 높이 들어 올린다.
- 등 아랫부분을 압박하지 말고 가슴을 활짝 펴 준다.

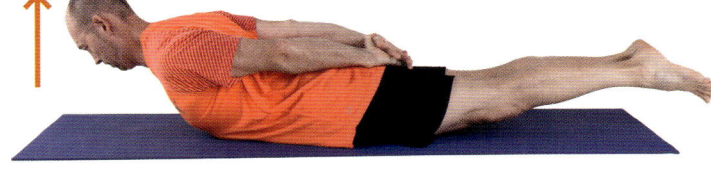

스탠딩 팔 굽혀 펴기 PUSH-UP FROM STANDING

운동 효과

스탠딩 팔 굽혀 펴기(몸통 감아 내려 팔 굽혀 펴기)는 꽤 어려운 동작으로 초급 단계에 있는 사람이 하기에는 적합하지 않다. 그러나 팔 근육(특히 위팔 뒤쪽에 있는 삼두근)과 흉근(가슴 근육)을 단련시켜 주는 데 아주 탁월한 동작이다. 또 어깨를 안정시키고 코어를 강화하며 척추의 가동성을 높일 수 있도록 도와준다. 체력과 균형감도 길러 준다. 이 동작을 꾸준히 하면 여러분의 자세가 더 좋아질 것이다. 이 동작은 햄스트링과 대퇴 사두근도 길게 늘여 준다.

중급

운동법

- 똑바로 서서 척추를 길게 늘인다.
- 복근/골반저근을 수축해 활성화한다.
- 숨을 들이쉬며 동작을 준비한다.
- 숨을 내쉬며 다리를 곧게 펴고(이 자세가 편안한 경우에 한한다) 양손이 바닥에 닿거나 거의 닿을 때까지 몸통을 매트 쪽으로 구부린다(롤 다운 참조, 51쪽). 양손이 바닥 가까이 닿지 않아도 괜찮다. 할 수 있는 만큼만 몸을 구부리도록 한다.

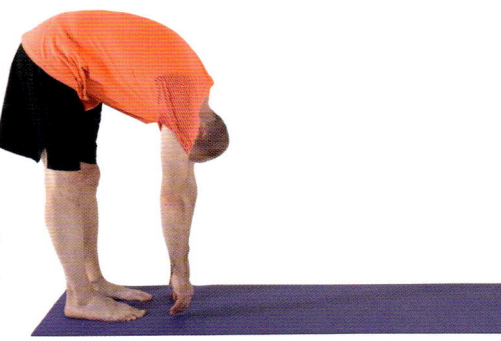

- 숨을 들이쉰다.
- 숨을 내쉬며 양손으로 바닥을 디디며 앞으로 나아간다. 필요하다면 무릎을 굽히도록 한다. 발뒤꿈치를 바닥에 붙이고 다리는 곧게 편 상태를 유지한다.

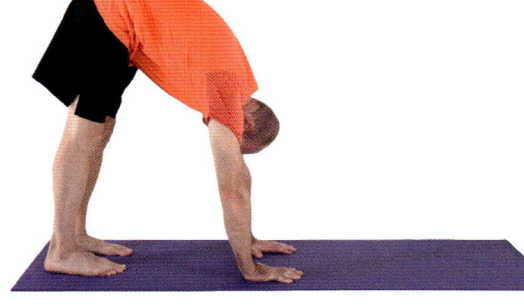

- 자연스럽게 호흡하면서 레그 풀/플랭크(88쪽) 자세를 취하고 양손은 어깨 아래에 나란히 둔다.

매트 필라테스 운동　　105

- 바닥에 무릎을 대고 구부린다.
- 양쪽 발목을 꼰 상태에서 발뒤꿈치를 엉덩이 뒤쪽으로 들어 올린다.

- 팔꿈치를 굽히며 숨을 들이쉬고 몸통을 매트 쪽으로 내린다. 엉덩이를 내리며 등을 아치형으로 구부리지 말고 몸 전체가 하나가 돼 다 같이 움직이도록 한다.

- 팔 굽혀 펴기를 하면서 숨을 내쉰다.

- 팔 굽혀 펴기를 총 3회 반복한다.
- 숨을 들이쉬며 엉덩이를 천장 쪽으로 들어 올린다.
- 숨을 내쉬며 양손으로 바닥을 디디며 다시 발쪽으로 옮겨간다.
- 숨을 들이쉬며 자세를 그대로 유지한다.
- 숨을 내쉬며 몸통을 다시 천천히 일으켜 세운다. 몸통을 일으켜 세울 때 복근이 수축한 상태인지 확인한다.
- 전체 동작을 3회 반복한다.

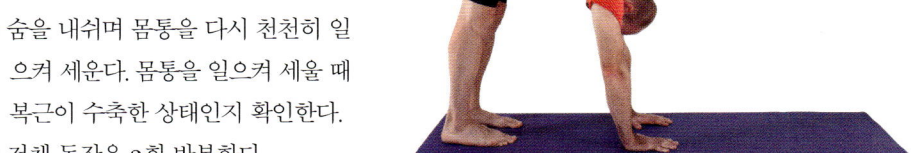

너무 어렵다면 다음과 같이 시도해 보자.
- 팔 굽혀 펴기를 할 때 양손을 어깨 너비보다 약간 더 벌려 실시한다.

- 체력을 충분히 기르기 전까지는 팔 굽혀 펴기를 가볍게 실시한다. 몸통을 바닥 쪽으로 약간만 내려 실시하도록 하자.

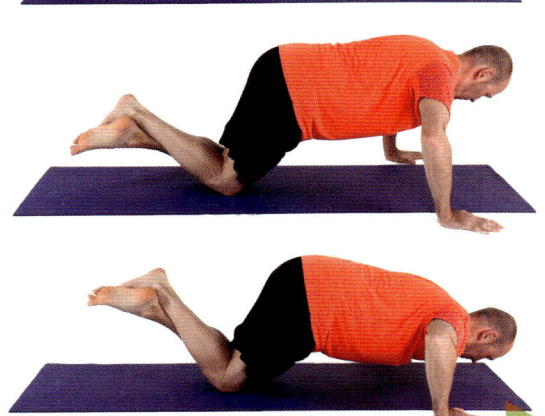

고급

요령 및 주의 사항: 체력을 충분히 길러 중급 동작을 수월하게 수행할 수 있는 경우에만 이 고급 동작을 시도하기 바란다. 이 고급 동작은 삼두근을 더 강하게 단련시킨다.

운동법

- 똑바로 서서 척추를 길게 늘이고 척추 중립 자세를 취한다.
- 복근/골반저근을 수축해 활성화한다.
- 숨을 들이쉬며 동작을 준비한다.
- 숨을 내쉬며 다리를 곧게 펴고 양손이 바닥에 닿거나 거의 닿을 때까지 몸통을 매트 쪽으로 구부린다. 햄스트링 근육이 뻣뻣할 경우 몸이 바닥 쪽에 더 가까워지도록 무릎을 구부려 무게를 양손에 실어 줄 수 있도록 한다.

- 숨을 들이쉰다.
- 숨을 내쉬며 양손으로 바닥을 디디며 앞으로 나아간다. 발뒤꿈치를 바닥에 붙이거나 바닥과 최대한 가깝게 두고 다리는 곧게 편 상태를 유지한다.

- 자연스럽게 호흡하면서 레그 풀/플랭크(88쪽) 자세를 취하고 양손은 어깨 아래에 나란히 둔다.

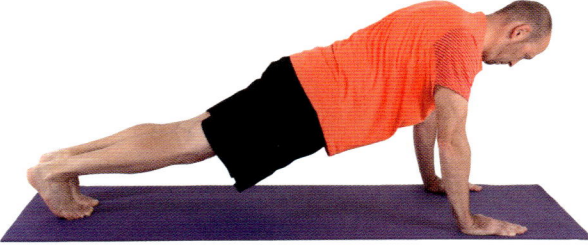

- 숨을 들이쉬면서 팔꿈치를 굽혀 갈비뼈 곁에 가까이 둔 채 몸을 바닥 쪽으로 천천히 내린다.

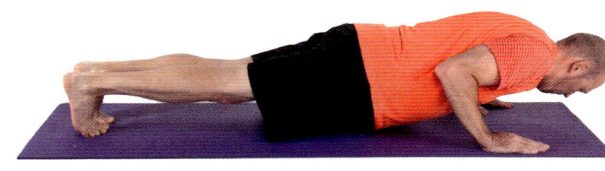

- 숨을 내쉬며 팔꿈치를 다시 펴 올려 플랭크 자세를 취한다.

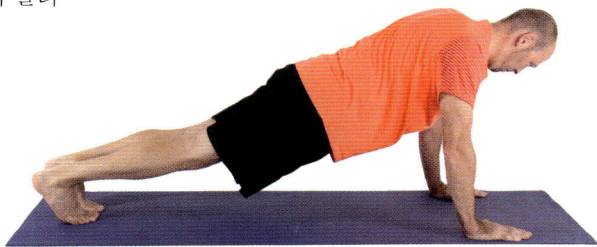

- 팔 굽혀 펴기를 총 3회 반복한다.
- 숨을 들이쉬며 엉덩이를 천장 쪽으로 들어 올린다.
- 숨을 내쉬며 양손으로 바닥을 디디며 다시 발쪽으로 옮겨간다.
- 숨을 들이쉬며 자세를 그대로 유지한다.

- 숨을 내쉬며 몸통을 다시 천천히 일으켜 세운다. 몸통을 일으켜 세울 때 복근이 수축한 상태인지 확인한다.

- 6회 반복하고 팔 굽혀 펴기는 1회당 3회 실시한다.

- 동작을 수행하는 내내 복근을 수축해 활성화한 상태로 유지한다.
- 호흡에 집중하고 동작을 천천히 조절해 가며 수행한다.
- 동작을 수행하는 내내 척추 중립 상태를 유지한다.

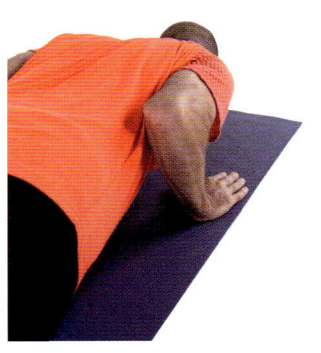

요령 및 주의 사항:
- 양손을 앞으로 옮기고 싶어도 참고 어깨 아래에 나란히 둔 상태를 유지한다.
- 몸을 바닥에 내릴 때 팔꿈치가 갈비뼈를 스치도록 한다.

동작이 너무 어렵다면 다음과 같이 시도해 보자.
- 스탠딩 팔 굽혀 펴기(중급, 104쪽) 동작을 수행한다.
- 반복 횟수를 줄인다.
- 체력이 충분히 단련되기 전까지는 팔 굽혀 펴기를 실시할 때 몸통을 약간만 내려 가볍게 실시하도록 한다.

고양이 스트레칭에서 엎드린 개 자세로 바꾸기

운동 효과
이 동작은 일상적인 활동 후에나 운동 중에 햄스트링, 종아리, 아킬레스건을 길게 늘여 주기 좋은 동작이다. 이 동작은 요가와 필라테스의 훌륭한 조합을 바탕으로 상체와 척추를 강화하고 조정력을 발달시킨다.

모든 단계

운동법
- 중립 자세로 몸을 엎드린 채 팔다리로 짚고 있는 상태에서 시작한다.
- 팔은 어깨 아래에 나란히 두고 무릎은 골반 아래에 나란히 둔다.

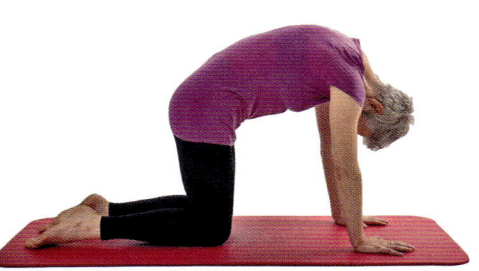

- 복근/골반저근을 수축해 활성화한다.
- 숨을 들이쉬며 동작을 준비한다.
- 척추를 길에 늘이며 숨을 내쉬고 고양이 스트레칭(77쪽) 자세를 취해 몸을 동그랗게 구부린다.

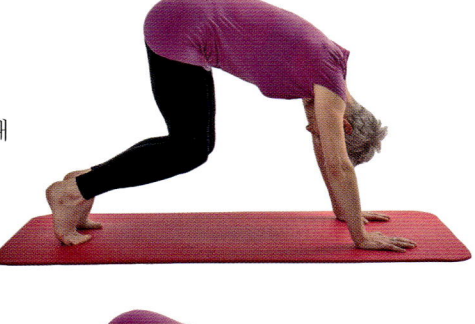

- 발가락을 바닥에 대고 구부린 채 머리를 아래로 떨어뜨리고 무릎을 들어 올린다.
- 꼬리뼈가 천장을 향하도록 척추를 공중으로 들어 올리며 숨을 들이쉰다.

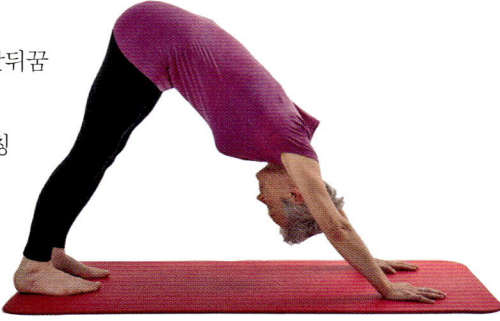

- 종아리 근육을 길게 늘이며 숨을 내쉬고 발뒤꿈치를 바닥으로 부드럽게 내린다.
- 숨을 들이쉬며 종아리를 계속해서 스트레칭해 준다.

- 숨을 내쉬며 앞꿈치로 바닥을 디뎌 발을 세우고 머리를 아래로 떨어뜨린 채 팔을 곧게 편다.
- 숨을 들이쉬며 자세를 그대로 유지한다.

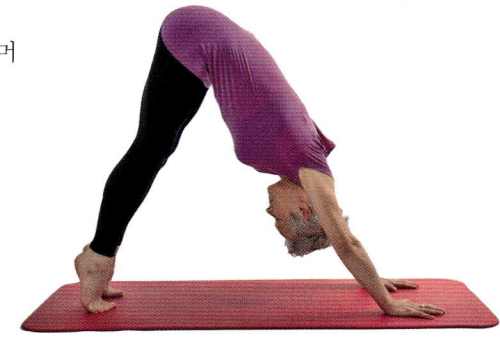

- 발뒤꿈치를 다시 바닥으로 내리며 숨을 내쉰다.
- 숨을 들이쉬며 스트레칭 자세를 그대로 유지한다.

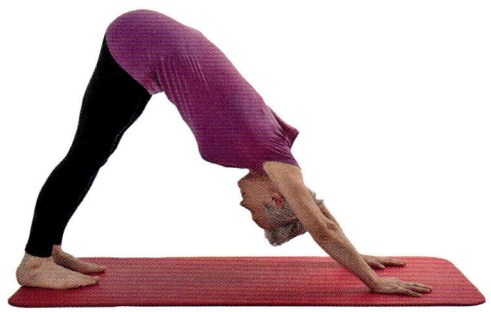

- 숨을 내쉬고 모든 발동작을 총 4회 반복한다.
- 무릎을 꿇고 바닥에 손을 쭉 뻗어 아기 자세(78쪽)를 취한다.

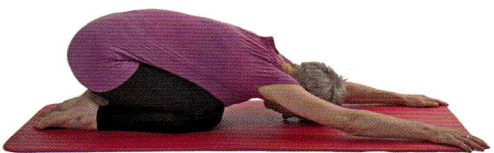

요령 및 주의 사항:
- 체중이 팔과 발 사이에 고르게 분산되도록 한다.
- 어깨가 긴장하지 않도록 주의한다.
- 위에서 제시한 호흡 순서가 너무 빠르다고 생각되면 각자 상황에 맞춰 조절한다.

동작이 너무 어렵다면 다음과 같이 시도해 보자.
- 다리 스트레칭이 다리에 큰 부담이 될 경우 무릎을 구부린다. 다리를 곧게 편 상태에서 척추를 완전히 늘여 주기가 어렵다면 무릎을 살짝 구부리고 꼬리뼈를 더 높이 들어 올린다. 등 윗부분이 둥글게 굽지 않도록 주의하고 'V'자를 뒤집어 놓은 모양으로 자세를 잡는다.

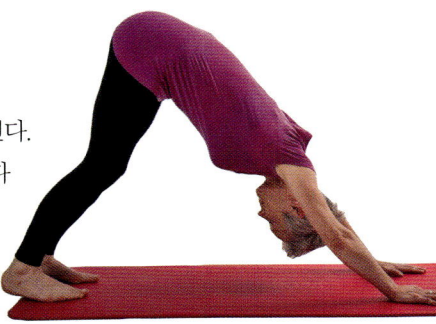

사이드 시리즈 SIDE SERIES

아래에 소개할 동작들은 옆으로 누워 수행하기 때문에 사이드 시리즈라 부른다. 동작을 수행할 때 양옆으로 번갈아 누워 가며 수행해야 한다. 같은 동작을 취해도 한쪽이 다른 한쪽과 느낌이 얼마나 다른지 알게 되면 놀랄 것이다. 그 차이가 우리의 자세 불균형을 그대로 나타내 준다. 골반이 바닥이나 매트에 맞닿아 옆으로 누운 자세가 불편하다면 작은 수건을 불편한 부위 아래에 깔아 주도록 한다.

사이드 킥 Side Kicks

운동 효과

아래의 모든 사이드 킥(옆으로 누워 차기) 동작은 코어 근육, 특히 사근(허리 근육)과 골반 부위 근육을 강화하는 데 효과가 있다. 사근이 강할수록 골반과 고관절에 문제가 생길 가능성이 낮아진다. 특히 여러분이 주로 앉아서 생활할 경우 사근을 강화하면 근력이 약해져 발생할 수 있는 문제를 줄일 수 있다. 또 누워 차기 동작들이 대퇴 근막 장근 tensor fasciae latae(TFL)과 장경 인대 iliotibial band(ITB)를 강화하고 늘여 준다는 사실을 알게 될 것이다. 대퇴 근막 장근은 장경 인대 위 고관절 옆쪽에 붙어 있고 장경 인대는 넓적다리 바깥쪽에서 무릎까지 쭉 이어져 있는 인대이다. 장경 인대는 무릎을 안정화하는 데 도움이 되고 고관절을 늘리고 벌리고 (다리를 옆으로 벌려 준다) 회전시키는 역할을 한다. 따라서 여러분이 달리기를 하고 장거리를 걷는 사람이라면 장경 인대에 문제가 없도록 관리하고 유지해야 한다!

사이드 킥 1 SIDE KICK 1

초급/중급

운동법

- 옆으로 눕는다.
- 머리 바로 밑에 있는 팔을 위로 쭉 뻗는다.
- 위쪽 팔로 몸의 균형을 잡아 주고 블록이나 작은 쿠션으로 머리를 받쳐 줘 목과 척추의 정렬을 유지한다.

- 발이 있는 쪽을 힐긋 내려다보며 골반, 무릎, 발목이 서로 잘 포개져 정렬을 이루고 있는지 확인한다.
- 다른 한 손은 몸을 지지해 주기 위해 몸통 앞쪽 바닥에 둔다.
- 복근/골반저근을 수축해 활성화한다.

- 숨을 들이쉬며 동작을 준비한다.
- 숨을 내쉬며 양쪽 다리를 바닥에서 들어 올려 곧게 펴 준다. 너무 높이 올리지 말고 골반 높이 보다 높지 않도록 조금만 들어 올린다.

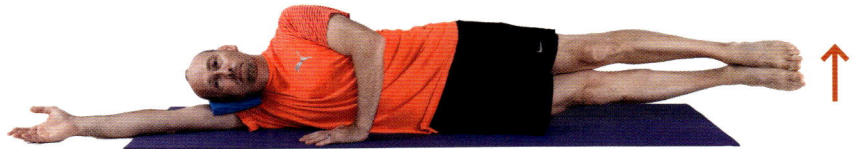

- 숨을 들이쉬며 자세를 그대로 유지한다.
- 숨을 내쉬며 다리를 천천히 조절해 가며 바닥으로 내린다.
- 전체 동작을 10회 반복한다.
- 몸을 뒤집어 다리의 위아래 위치를 바꿔 같은 동작을 실시한다.

고급

- 양쪽 다리에 발목 모래주머니를 달고 동작을 수행한다. 단, 다리를 계속 길게 뻗어 주고 동작을 수행하는 도중에도 정렬을 유지하도록 한다.
- 동작에 익숙해지면 반복 횟수를 늘린다.

요령 및 주의 사항:
- 바닥에 붙여 몸을 지탱하고 있는 손에 힘을 줘 누르지 않도록 주의한다. 수면 위에서 옆으로 누워 있는 상태라고 상상한다. 팔과 어깨에 힘을 뺀 상태를 유지한다.
- 동작이 딱딱 끊어지지 않고 자연스럽게 이어지도록 호흡에 집중한다.

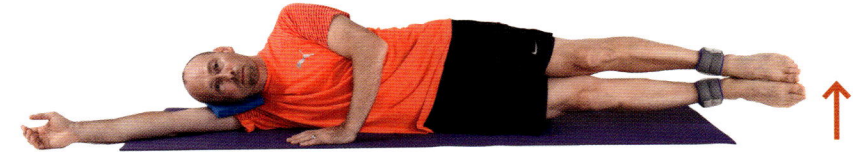

사례 연구

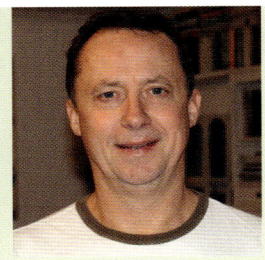

필 파스크

나이: 51   직업: 회사 상무이사   필라테스 운동 경력: 3년
가장 좋아하는 동작: 롤 다운(51쪽)

'저는 몸을 유연한 상태로 가능한 한 오랫동안 유지하고 싶어 필라테스를 시작했습니다. 업무상 운전을 많이 해야 하지만 필라테스를 시작하고 오랫동안 앉아 있는 생활에 적절히 대응할 수 있게 됐습니다. 확실히 더 건강하게 앉아 있는 기분이 들고 자세도 더 좋아졌어요. 또 업무 중 하나가 화물차에 무거운 물건을 싣고 내리는 일이지만 등이 아프거나 다른 부위에 통증을 느낀 적도 없습니다. 필라테스 운동을 하면서 제가 무언가를 들어 올릴 때 코어 근육을 수축해 활성화하는 방법을 배우고 익혔기 때문이라는 생각이 듭니다. 나이가 들면서 제 몸을 돌보며 몸을 유연하고 건강하게 유지하는 것이 얼마나 중요한지 제대로 이해하게 됐습니다. 필라테스는 우리 몸을 관리하는 데 확실히 도움이 됩니다.'

사이드 킥 2 + 넓적다리 안쪽
SIDE KICK 2 + INNER THIGH

이 동작의 운동 효과는 110쪽에서 확인하기 바란다.

> 준비 운동은 하셨나요? 가벼운 준비 운동이 필요하다면 7장으로 다시 돌아가자.

초급/중급

운동법

- 옆으로 눕는다.
- 머리 바로 밑에 아래 쪽 팔을 뻗어 내려놓고 팔을 길게 늘인다. 팔 상부와 머리 사이의 틈을 메워 균형을 맞추기 위해 블록이나 작은 쿠션으로 머리를 받쳐 준다.

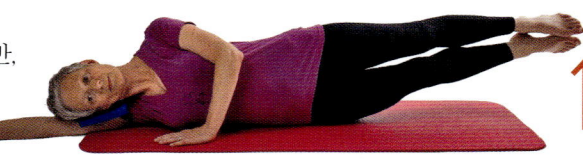

- 발이 있는 쪽을 힐긋 내려다보며 골반, 무릎, 발목이 서로 잘 포개져 정렬을 이루고 있는지 확인한다.
- 다른 한 손은 몸을 지지해 주기 위해 몸통 앞쪽 바닥에 둔다.
- 복근/골반저근을 수축해 활성화한다.
- 숨을 들이쉬며 동작을 준비한다.
- 숨을 내쉬며 양쪽 다리를 바닥에서 들어 올려 곧게 펴 준다.

- 숨을 들이쉬며 자세를 그대로 유지한다.
- 숨을 내쉬며 위쪽 다리를 더 높이 들어 올린다.

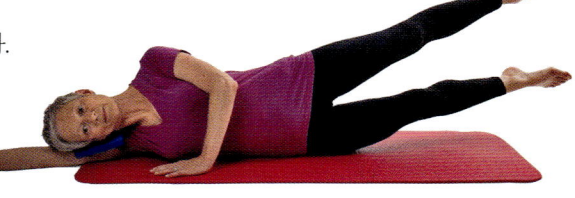

- 숨을 들이쉬며 자세를 그대로 유지한다.
- 숨을 내쉬며 위쪽 다리를 다시 아래쪽 다리 위에 내려놓는다.

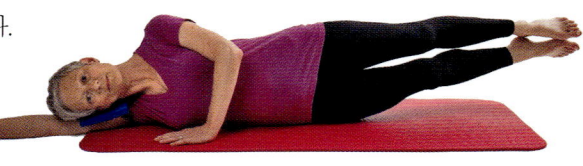

- 양쪽 다리를 바닥으로 내린다.
- 동작을 10회 반복하고 몸을 뒤집어 다리의 위아래 위치를 바꿔 동작을 수행하기 전에 아래의 넓적다리 안쪽 동작을 먼저 수행하도록 하자.

넓적다리 안쪽 INNER THIGH

- 복근/골반저근을 수축해 활성화한다.
- 몸을 지탱해 줄 손을 몸통의 앞쪽 바닥에 두고 팔에 긴장을 푼다.
- 숨을 들이쉬며 동작을 준비한다.
- 숨을 내쉬며 양쪽 다리를 바닥에서 들어 올려 곧게 펴 준다.
- 발가락을 펴 준다.

- 숨을 들이쉬며 자세를 그대로 유지한다.
- 숨을 내쉬며 위쪽 다리를 살짝 더 높이 들어 올린다.

- 숨을 들이쉬며 자세를 그대로 유지한다.
- 숨을 내쉬며 아래쪽 다리를 들어 올려 위쪽 다리에 붙여 준다.

- 자연스럽게 호흡하면서 아래쪽 다리를 올렸다 내리는 동작을 10회 반복한다.

너무 어렵다면 다음과 같이 시도해 보자.
- 위 동작을 수행할 준비가 될 때까지 기초 동작 모음의 옆으로 누워 싱글 레그 킥(75쪽) 동작을 수행한다.

고급
- 동작 반복 횟수를 늘린다.
- 발목 모래주머니를 양쪽 발목에 착용하거나 넓적다리 안쪽을 작동시키는 아래쪽 발목에만 착용하고 동작을 수행한다.
- 몸을 지탱해 주던 손을 넓적다리 윗부분에 올려놓고 균형을 잡기 더 어려운 자세로 동작을 수행해 보자.

요령 및 주의 사항:
- 호흡법이 어렵다면 일단 복근 수축과 균형 잡기에 집중하는 것으로 시작한다. 동작의 리듬에 맞춰 호흡할 수 있을 때까지 자연스럽게 호흡한다.
- 몸을 지탱하고 있는 손에 힘을 줘 누르지 않도록 주의한다. 몸에 긴장을 풀고 힘을 뺀 상태를 유지한다.
- 어깨의 움직임을 유심히 살핀다. 어깨를 안정적으로 유지한다. 어깨가 귀 주위로 올라가지 않도록 한다.

사이드 킥 3에서 토피도로 바꾸기 SIDE KICK 3 INTO TORPEDO

운동 효과

사이드 시리즈 동작의 도입 부분에서 설명한 운동 효과(110쪽)와 같다. 그러나 토피도 동작으로 팔을 신전시켜 몸통의 안정화를 더 향상시킬 수 있다. 처음 동작을 시도할 때 몸통이 약간 불안정하게 흔들린다면 인내심을 갖고 이 동작을 연습하기 바란다. 점차 안정될 것이다.

중급

운동법

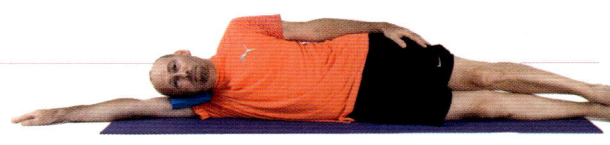

- 옆으로 눕는다.
- 머리 바로 밑에 아래쪽 팔을 뻗어 내려놓고 팔을 길게 늘인다. 팔 상부와 머리 사이의 틈을 메워 균형을 맞추기 위해 블록이나 작은 쿠션으로 머리를 받쳐 준다.
- 발이 있는 쪽을 힐긋 내려다보며 골반, 무릎, 발목이 서로 잘 포개져 정렬을 이루고 있는지 확인한다.
- 복근/골반저근을 수축해 활성화한다.
- 다른 한쪽 손은 넓적다리 위쪽에 얹어 놓고 다리를 따라 길게 늘여준다.

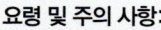

- 숨을 들이쉬며 동작을 준비한다.
- 양쪽 다리를 동시에 들어 올리며 숨을 내쉬고 위쪽 팔은 머리 위로 신전시키며 토피도 자세를 취한다.
- 발가락을 쭉 펴 준다.
- 숨을 들이쉬며 자세를 그대로 유지한다.
- 다리와 팔을 원위치로 되돌려 놓으며 숨을 내쉰다.
- 각 방향으로 10회 반복하거나 원하는 만큼 반복한다.

요령 및 주의 사항:
- 중심을 제대로 잡고 복근을 활성화한 상태에서 팔다리를 길게 뻗어 늘이는 데 집중한다.
- 동작이 자연스럽게 이어지도록 호흡에 집중해 몸의 움직임이 딱딱 끊어지지 않도록 한다.
- 팔을 신전시킨 상태에서 균형을 잡기가 어려울 수 있다. 연습을 계속해 균형 감각이 향상되면 점점 쉬워질 것이다.

고급

- 팔을 머리 위로 신전시킬 때 작은 손잡이 아령을 쥐고 신전시킨다. 그리고/또는 양쪽 다리에 발목 모래주머니를 착용한다. 단, 도구를 사용할 때에도 몸통의 정렬과 안정화를 유지해 가며 동작을 잘 수행할 수 있는지 확인하도록 한다.

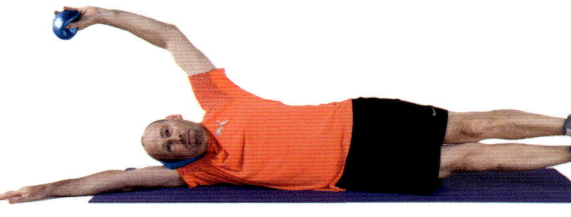

사이드 킥 4 + 앞뒤로 움직이기 SIDE KICK 4 + FORWARD AND BACK

운동 효과

이 동작은 사이드 킥 동작을 처음 설명하면서 열거한 운동 효과와 더불어 코어, 고관절 굴근, 발목을 강화해 줄 뿐만 아니라 햄스트링을 효과적으로 스트레칭 해 주는 데에도 효과가 있다. 또 장경 인대와 외전근(넓적다리 바깥쪽 근육)을 강화하고 길게 늘여 준다. 장경 인대는 걷거나 뛰는 동안 다리를 안정시키는 데 도움을 주고 고관절을 옆으로 움직이면서 무릎을 신전시킬 수 있도록 도와주기 때문에 우리 몸에서 매우 중요한 힘줄이다.

중급/고급

운동법
- 옆으로 눕는다.
- 머리 바로 밑에 아래쪽 팔을 뻗어 내려놓고 팔을 길게 늘인다. 팔 상부와 머리 사이의 틈을 메워 균형을 맞추기 위해 블록이나 작은 쿠션으로 머리를 받쳐 준다.
- 몸을 지탱해 줄 손을 몸통의 앞쪽 바닥에 두고 팔에 긴장을 푼다.

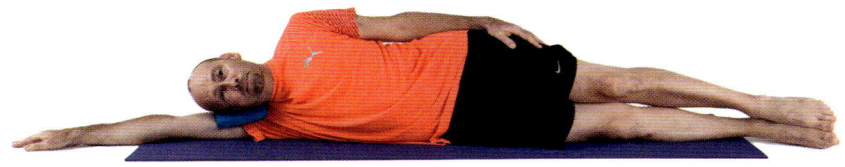

- 복근/골반저근을 수축해 활성화한다.
- 숨을 들이쉬며 동작을 준비하고 위쪽 다리를 들어 올려 골반과 수평이 되도록 한다.
- 위쪽 발끝이 정면을 향하도록 발을 꺾어 준다.

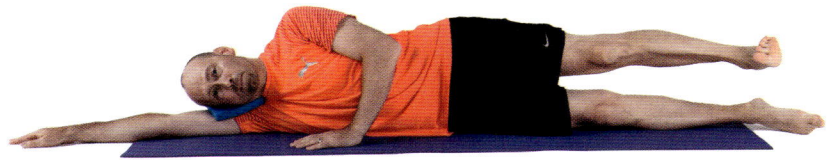

- 숨을 내쉬며 골반이 틀어지지 않도록 주의하며 발을 가능한 한 멀리 앞으로 내민다.
- 척추의 안정화를 유지하면서 다리를 2회 튕기듯 차 준다.

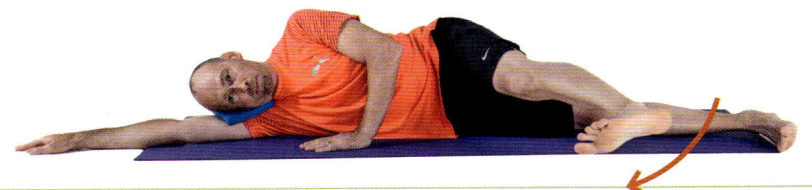

- 숨을 들이쉬며 다리를 고관절의 위치보다 살짝 더 뒤로 밀어 주고 발끝을 편다. 다리를 곧게 편 상태로 유지하고 무릎이 구부러지지 않도록 주의한다.
- 동작을 수월하게 수행할 수 있는 경우 10회 반복하고 난 뒤 다리를 바꿔 주기 위해 몸을 뒤집어 준다. 동작이 어렵다면 반복 횟수를 줄여 시작하고 그 횟수를 10회까지 서서히 늘려갈 수 있다는 점을 명심하자.

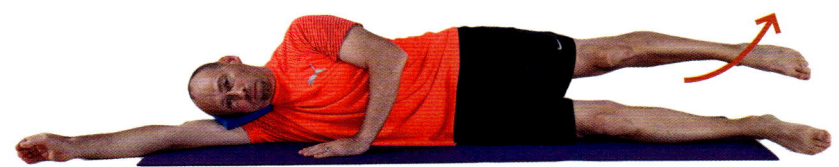

요령 및 주의 사항:

- 다리를 앞뒤로 내밀 때 다리를 따라 움직이려는 고관절과 골반을 움직이지 않도록 한다. 고관절과 골반을 안정적으로 유지하기가 어려울 수 있으니 동작을 천천히 수행하고 동작이 자연스럽게 이어지도록 그에 맞는 호흡법을 사용한다.
- 동작을 수행하는 내내 복근을 수축해 활성화한다.
- 양쪽 어깨와 몸을 지탱하고 있는 팔과 손이 긴장하고 있지는 않은지 확인한다. 긴장을 풀고 힘을 뺀 상태로 유지하자.

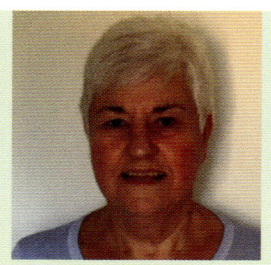

사례 연구

앤 던

나이: 69   직업: 전직 식품기술/섬유산업 교사   필라테스 운동 경력: 6년
가장 좋아하는 동작: 클램(119쪽) 동작과 사이드 킥 동작(110쪽)

'저는 양쪽 무릎 관절과 한쪽 고관절을 교체하는 수술을 받았습니다. 오른쪽 고관절 교체로 왼쪽 다리가 오른쪽 다리보다 3cm 더 짧아지는 바람에 굽이 더 높은 왼쪽 신발을 신어야 했어요. 따라서 걸을 때 균형을 제대로 잡기가 어렵기는 하지만 필라테스의 균형 운동이 균형 감각을 기르는 데 큰 도움이 됐습니다. 고관절 치환 수술을 받아 넓적다리 근육을 강화해야 했고 그 부위를 강화하는 데에는 다리 운동만한 게 없습니다. 또 필라테스는 제가 올바른 자세를 더 잘 이해하고 의식하도록 해 줬습니다. 필라테스 동작들이 몸의 가동성, 특히 목의 가동성을 높여 줘 이제 운전 중에도 어깨너머로 주위를 살필 수 있게 됐습니다. 필라테스에는 확실히 기분을 좋게 해 주는 무언가가 있고 그 안에는 사회적 접촉도 포함됩니다. 고관절이나 무릎 수술을 받은 모든 사람에게 관절에 부담을 주지 않고 관절 주변 근육을 강화해 주는 필라테스 운동을 추천하고 싶습니다. 실제로 필라테스 수업에서 수행하는 동작들은 물리 치료사가 제게 추천해 준 동작들과 상당 부분 일치합니다.'

사이드 벤드 SIDE BEND

운동 효과
사이드 플랭크라고도 알려진 사이드 벤드(옆으로 누워 구부리기)는 코어 안정성을 필요로 하는 동작으로 꾸준히 연습하면 나이가 들면서 부족해지기 쉬운 근력과 체력을 기를 수 있다. 앞서 소개한 사이드 킥 동작들과 마찬가지로 사이드 벤드 동작을 수행하면 사근(허리 근육)이 활발하게 작동해 사근을 강화할 수 있어 걷거나 달릴 때 불필요하게 발목이 접질리는 상황도 막을 수 있다. 사이드 벤드 동작은 어깨와 몸을 지탱하는 팔을 단련시키고 고관절의 가동성도 높여 준다.

초급

운동법
- 오른쪽 엉덩이를 바닥에 대고 앉아 팔꿈치에 몸을 기댄다.

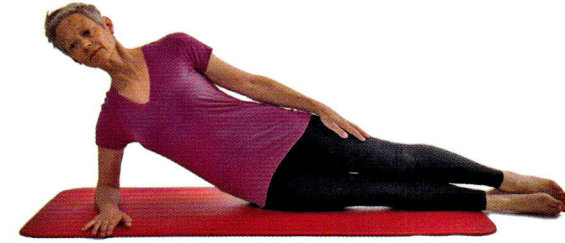

- 양쪽 무릎을 몸통 쪽으로 구부리고 발뒤꿈치를 몸통에 맞춰 일직선이 되도록 놓는다.
- 왼쪽 발을 오른쪽 발 앞에 둔다.
- 동작을 수행하는 내내 양쪽 무릎을 몸통 쪽으로 구부려 놓는다.
- 왼쪽 손을 들어 다리 상부에 올려놓고 팔에 힘을 뺀 상태로 유지한다.

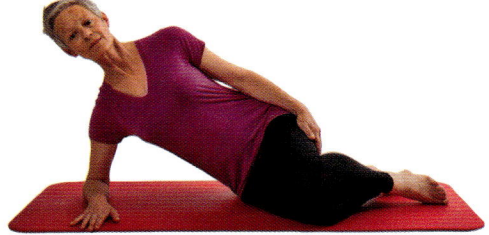

- 복근/골반저근을 수축해 활성화한다.
- 숨을 들이쉬며 동작을 준비한다.
- 무릎을 구부린 상태에서 골반을 바닥에서 들어 올리며 숨을 내쉰다.
- 숨을 들이쉬며 자세를 그대로 유지한다.

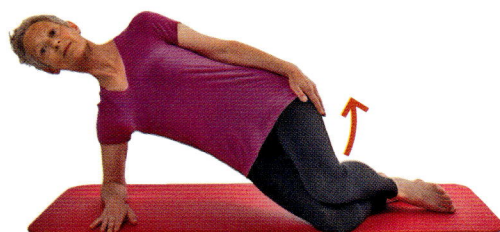

- 숨을 내쉬며 골반을 다시 바닥으로 내린다.
- 팔 동작을 실시하기에 앞서 먼저 골반을 들어 올리고 내리는 동작을 4회 반복한다.
- 이제 골반을 들어 올리면서 위쪽 팔을 머리 위로 쭉 뻗어 올려 준다.

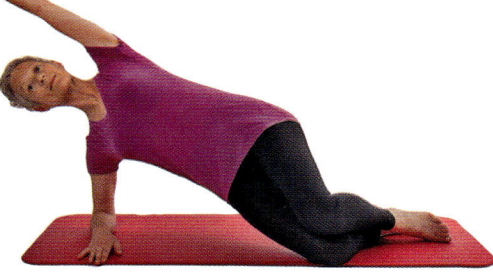

- 자세를 그대로 유지한 채 숨을 들이쉰다.
- 골반과 팔을 원위치로 돌리면서 숨을 내쉰다.
- 4회 반복한다.
- 시작 자세의 방향을 바꿔 주고 같은 동작을 반복한다.

중급/고급

운동법

- 오른쪽 엉덩이를 바닥에 대고 앉아 오른쪽 팔/손에 몸을 기댄다.
- 어깨 너비보다 약간 더 넓게 손을 뻗어 손바닥을 바닥에 붙인다.
- 양쪽 무릎을 몸통 쪽으로 구부리고 발뒤꿈치를 몸통에 맞춰 일직선이 되도록 놓는다.
- 왼쪽 발을 오른쪽 발 앞에 둔다.

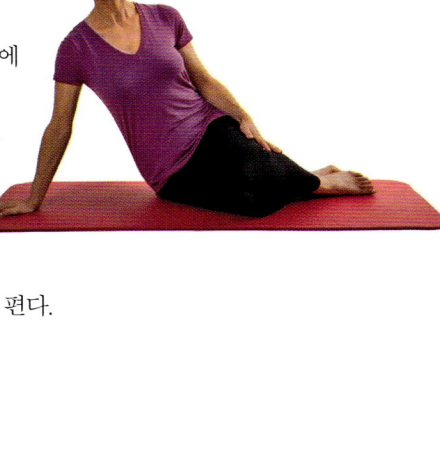

- 왼쪽 팔을 왼쪽 넓적다리 위에 얹어 놓고 손바닥을 쭉 편다.
- 복근/골반저근을 수축해 활성화한다.
- 가슴을 활짝 펴고 척추를 길게 늘인다.
- 숨을 들이쉬며 동작을 준비한다.
- 숨을 내쉬고 골반을 들어 올려 다리를 바깥쪽으로 곧게 뻗는다. 그리고 위쪽 팔을 머리 위로 뻗어 사이드 벤드 자세를 취한다.

- 균형을 잡아 자세를 유지하며 다시 숨을 들이쉰다.
- 숨을 내쉬며 골반과 팔을 천천히 바닥으로 내리고 양쪽 무릎을 구부려 원위치로 돌아온다.
- 각 방향으로 4회 반복한다.

요령 및 주의 사항:

- 골반이 밑으로 늘어지거나 빠지지 않도록 주의한다. 골반을 들어 올린 상태에서 안정되게 유지하고 정면을 향하도록 한다.
- 동작을 수행하는 내내 복근을 수축해 활성화한다.
- 동작을 수행하면서 호흡을 하고 팔다리를 곧게 펴는 데 집중한다.

클램 CLAM

운동 효과

이 클램(조개) 동작은 (측면 힙 오프너 Lateral Hip Opener 라고도 한다) 모두가 수행해야 하는 필수 동작이다. 이 동작은 중둔근을 목표로 한다. 중둔근은 엉덩이의 중간층을 이루는 근육으로 골반과 무릎의 안정성을 유지하는 역할을 한다. 만약 중둔근이 뻣뻣해지고 짧아지면 골반이 불안정해져 요통을 일으키거나 무릎과 고관절에 문제가 생길 수 있다. 클램 동작은 고관절 회전 운동을 통해 장경 인대와 대퇴 근막 장근(장경 인대와 대퇴 근막 장근에 대한 더 자세한 내용은 110쪽을 참조한다)을 길게 늘여 주는 데에도 아주 탁월한 동작이다. 또 이 동작은 좌골 신경통과 햄스트링 부상에도 도움이 된다.

초급

운동법

- 옆으로 눕는다.
- 머리 바로 밑에 아래쪽 팔을 뻗어 내려놓고 팔을 길게 늘인다. 팔 상부와 머리 사이의 틈을 메워 균형을 맞추기 위해 블록이나 작은 쿠션으로 머리를 받쳐 준다.
- 양쪽 무릎을 구부리고 발뒤꿈치를 엉덩이와 일직선이 되도록 놓는다.
- 복근/골반저근을 수축해 활성화한다.
- 자연스럽게 호흡한다.
- 발은 바닥에 그대로 붙여 둔 채 위쪽 무릎을 살짝 들어 올린다.
- 무릎을 원위치로 내려 원위치로 돌아온다.
- 16회 반복한 뒤 몸을 뒤집어 다른 쪽 다리로 같은 동작을 반복한다.

고급

- 발뒤꿈치를 엉덩이 선에 맞춰 일직선이 되도록 유지한 상태에서 양발을 바닥에서 들어 올린다.
- 양발을 바닥에서 들어 올린 상태에서 골반을 안정되게 유지하며 무릎 벌리기 동작을 반복한다. 골반이 벽에 기대어 있으며 넓적다리뼈를 자물쇠의 열쇠처럼 돌린다고 상상한다. 중둔근을 활성화하기 위해 넓적다리뼈를 조금만 움직이면 된다.
- 10회 반복한다. 10회째 반복 동작에서 무릎을 벌린 상태에서 무릎을 위쪽으로 10회 부드럽게 팅겨 준다.
- 몸을 뒤집어 다른 쪽 다리로 같은 동작을 반복한다.

요령 및 주의 사항:
- 동작을 수행하는 내내 양발을 모아 붙여 주고 몸통을 안정되게 유지한다.
- 골반이 뒤로 회전하거나 움직인다고 느낀다면 무릎을 너무 많이 벌리고 있기 때문일 가능성이 크다. 무릎을 조금만 벌려 골반이 똑바로 유지되도록 한다.

넓적다리 바깥쪽과 넓적다리 안쪽 들어 올리기 OUTER INNER THIGHLIFTS

넓적다리 바깥쪽 들어 올리기 OUTER THIGH LIFT (외전근 ABDUCTOR MUSCLES)

운동 효과

넓적다리 바깥쪽 들어 올리기는 고전적인 필라테스 동작은 아니지만 이 책에 함께 소개할 만한 가치가 있는 동작이다. 이 동작은 넓적다리 바깥쪽, 장경 인대(110쪽 참조), 둔근을 강화할 뿐 아니라 걸음걸이와 자세도 바로잡아 준다. 사두근은 넓적다리 앞쪽에 있는 근육으로 무릎뼈를 안정되게 유지하는 역할을 한다. 이 동작은 옆으로 누워 실시하는 다른 모든 동작들과 마찬가지로 균형감을 필요로 하고 코어 근육을 강화해 준다.

초급/중급

운동법

- 옆으로 눕는다.
- 머리 바로 밑에 아래쪽 팔을 뻗어 내려놓고 팔을 길게 늘인다. 팔 상부와 머리 사이의 틈을 메워 균형을 맞추기 위해 블록이나 작은 쿠션으로 머리를 받쳐 준다.
- 다른 한 손은 몸을 지지해 주기 위해 몸통 앞쪽 바닥에 둔다.
- 척추 중립 자세인지 확인하고 몸이 일직선으로 놓여 골반, 무릎, 발목이 잘 포개져 있는지 확인한다.
- 아래쪽 다리를 몸 앞으로 구부린다.
- 발을 회전시켜 발가락이 정면을 향하도록 하면서 위쪽 다리를 길게 쭉 뻗는다.

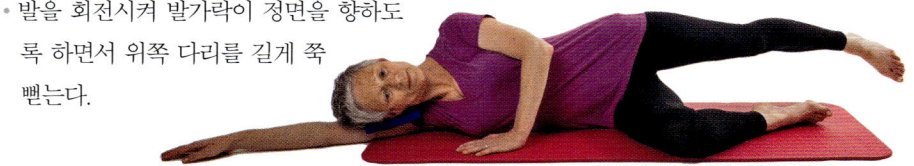

- 복근/골반저근을 수축해 활성화한다.
- 숨을 들이마셔 흉곽을 채운다.
- 숨을 내쉬며 위쪽 다리를 곧게 편 상태에서 들어 올린다.

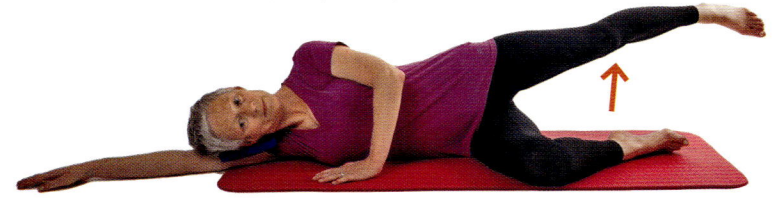

- 다리를 모두 들어 올린 상태에서 숨을 들이쉬고 난 뒤 다시 다리를 내리며 숨을 내쉰다.

- 동작을 총 16회 반복하거나 연습 초기에는 동작 반복 횟수를 줄여 시작하고 동작이 익숙해지면 반복 횟수를 점차 늘리도록 한다. 이 동작에 이어서 넓적다리 안쪽 들어 올리기(113쪽)를 수행한다.

요령 및 주의 사항:
- 골반이 안정돼 있는지 확인한다. 골반이 흔들리지 않도록 주의한다. 골반이 흔들릴 경우 다리를 너무 높이 들어 올리지 않도록 한다.
- 양쪽 어깨와 몸을 지탱하는 팔에 긴장을 풀고 상체에 힘이 들어가지 않도록 주의한다.
- 동작이 자연스럽게 이어져 딱딱 끊어지지 않도록 호흡에 집중한다.
- 동작을 수행하는 내내 복근을 수축해 활성화한다.

고급
- 동작의 반복 횟수를 늘린다.
- 몸을 지탱해 주던 팔을 위쪽 다리에 올려놓고 넓적다리를 들어 올리면서 길게 쭉 늘인다. 균형감이 필요한 동작이다.
- 몸의 정렬을 제대로 유지할 수 있는 경우에 한해 발목 모래주머니를 사용한다.

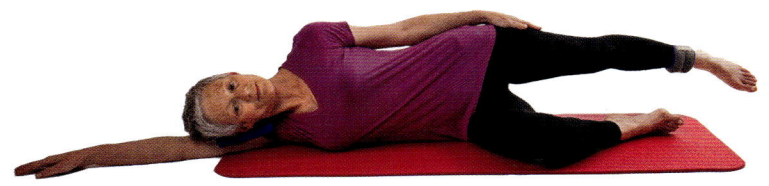

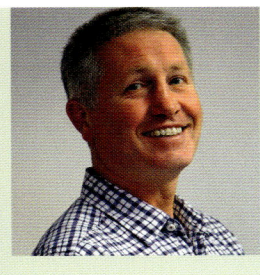

사례 연구

가레스 존스
나이: 53 직업: 관리자 필라테스 운동 경력: 1년
가장 좋아하는 동작: 일주일에 3~4번씩 수행하는 회전하는 고양이(98쪽)

'항상 스트레칭과 요가를 해왔지만 필라테스를 하면서 정신이 더 맑아지고 자신감과 행복감도 더 충만해졌습니다. 현재 걷고 뛰고 자전거를 타고 있으며 등 아랫부분과 가슴 부위 근육이 더 튼튼해졌어요. 필라테스가 자세를 교정하고 유연성을 높이고 전반적인 신체 단련을 하기에 아주 훌륭한 운동법이라고 생각합니다.'

넓적다리 안쪽 들어 올리기 INNER THIGH LIFT (내전근 ADDUCTOR MUSCLES)

운동 효과

넓적다리 안쪽 들어 올리기는 넓적다리 바깥쪽 들어 올리기(120쪽)와 함께 수행하는 동작으로 두 동작을 함께 연습하는 것이 중요하다. 이 동작의 운동 효과는 넓적다리 안쪽 들어 올리기 동작의 운동 효과와 기본적으로 같지만 내전근(넓적다리 안쪽 근육)을 강화하고 골반의 안정성을 높이는 데도 효과가 있다.

> 준비 운동은 하셨나요? 가벼운 준비 운동이 필요하다면 7장으로 다시 돌아가자.

초급/중급

운동법
- 옆으로 눕는다.
- 머리 바로 밑에 아래쪽 팔을 뻗어 내려놓고 팔을 길게 늘인다. 팔 상부와 머리 사이의 틈을 메워 균형을 맞추기 위해 블록이나 작은 쿠션으로 머리를 받쳐 준다.
- 다른 한 손은 몸을 지탱해 주기 위해 몸통 앞쪽 바닥에 둔다.
- 척추 중립 자세인지 확인하고 몸이 일직선으로 놓여 골반, 무릎, 발목이 잘 포개져 있는지 확인한다.
- 위쪽 다리를 구부려 몸 앞쪽 바닥에 갖다 붙인다.
- 아래쪽 다리를 길게 쭉 뻗고 발가락을 쭉 편다.

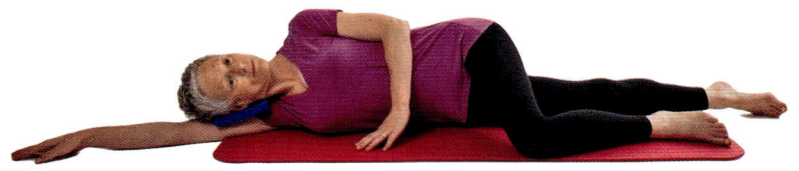

- 복근/골반저근을 수축해 활성화한다.
- 숨을 들이쉬며 동작을 준비한다.
- 숨을 내쉬고 발가락을 쭉 편 상태에서 아래쪽 다리를 길게 쭉 늘이며 들어 올린다.

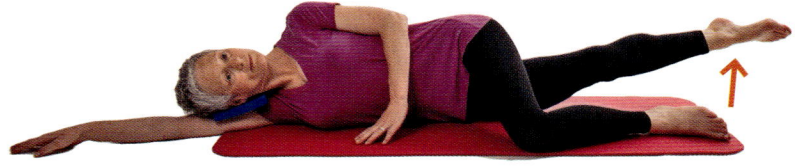

- 숨을 들이쉬고 다리를 내려 바닥 위에 머물도록 한다. 다리 근육의 힘을 유지해 다리에 힘이 빠지지 않도록 한다.

매트 필라테스 운동 ■ 123

- 숨을 내쉬며 다시 다리를 들어 올린다.
- 동작을 총 16회 반복하거나 연습 초기에는 동작 반복 횟수를 줄여 시작하고 동작이 익숙해짐에 따라 반복 횟수 점점 늘리도록 한다. 몸을 반대로 눕혀 넓적다리 안쪽 들어 올리기 동작과 넓적다리 바깥쪽 들어 올리기(120쪽) 동작을 모두 수행한다.
- 양쪽 어깨와 몸을 지탱하는 팔에 긴장을 풀고 상체에 힘이 들어가지 않도록 주의한다.
- 동작을 수행하는 내내 복근을 수축해 활성화한다.

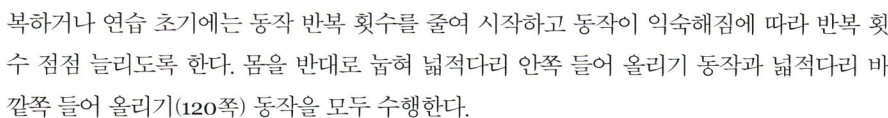

고급

- 동작의 반복 횟수를 늘린다.
- 몸의 정렬을 제대로 유지할 수 있는 경우에 한해 발목 모래주머니를 사용한다.

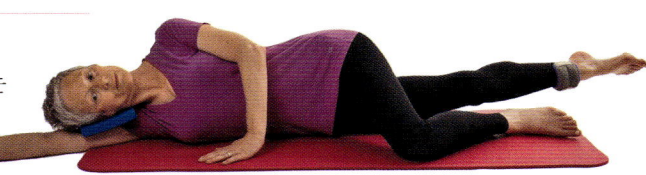

요령 및 주의 사항:
- 골반을 안정적으로 유지한다. 위쪽 다리가 바닥으로 쏠려 골반이 앞쪽으로 돌아가 있다면 쿠션으로 앞쪽 무릎을 받쳐 들어 올려 준다.

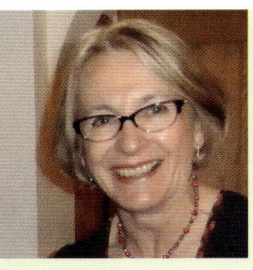

사례 연구

캐롤 레코드
나이: 62　직업: 의사　필라테스 운동 경력: 3년
가장 좋아하는 동작: 롤 다운(51쪽)

'저는 코어 안정성, 자세, 균형감을 향상시키기 위해 필라테스를 시작했습니다. 필라테스를 시작하고 나서 등이 더 유연해졌고 천장관절(골반 뒤쪽에 있는 관절)의 통증도 완화됐습니다. 필라테스는 하루를 시작하기에 아주 좋은 운동법입니다. 필라테스 운동으로 하루를 시작하면 더욱 활기찬 기분이 들고 이제 나이가 들어서도 등 쪽에 별 문제가 생기지 않으리라는 확신이 더 커졌습니다.'

가슴 벌리기 CHEST OPENER

운동 효과
이 동작은 스트레칭을 목적으로 수행하거나 필라테스 수업 중에 활용할 수 있다. 이 동작은 가슴을 활짝 벌려 주고 어깨가 앞으로 굽었을 때 뻣뻣해질 수 있는 흉근을 스트레칭 해 준다. 가슴이 활짝 열려 있으면 폐가 효율적으로 기능할 수 있다. 가슴 벌리기 동작의 회전 운동을 하면서 흉추(30쪽)의 가동성을 높이고 등 근육을 강화할 수 있을 것이다. 게다가 이 동작은 어깨와 목을 이상적으로 늘여 줘 숨어 있을지 모를 긴장이나 통증을 없애 주며 자세도 개선해 준다

모든 단계

운동법
- 옆으로 누워 무릎을 구부리고 발뒤꿈치를 엉덩이와 일렬이 되도록 놓는다.
- 블록이나 작은 쿠션으로 머리를 받쳐 준다.
- 아래쪽 팔을 가슴 앞쪽 바닥을 따라 길게 뻗고 손바닥은 위로 향하게 한다.
- 위쪽 팔을 아래쪽 팔위에 포개어 놓고 양손바닥을 붙여 놓는다.

- 복근/골반저근을 수축해 활성화한다.
- 숨을 들이쉬며 동작을 준비한다.
- 숨을 내쉬며 위쪽 팔을 천장을 향해 들어 올린다. 팔의 움직임을 주시하면서 척추를 회전하기 시작한다.

- 가슴을 활짝 펴고 팔 자체를 움직이기 보다는 가슴뼈에서 움직이기 시작해 흉곽이 편안하게 돌아가는 범위 내에서 팔을 최대한 멀리 움직이도록 한다. 머리, 목, 척추가 팔과 함께 움직이도록 한다.

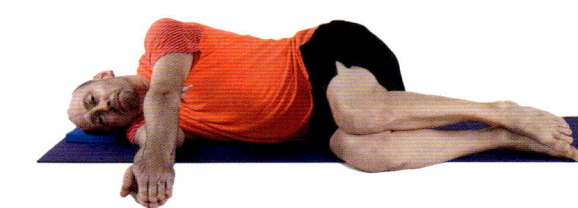

- 가슴을 활짝 펴고 회전한 상태를 유지하며 숨을 들이쉰다.
- 숨을 내쉬며 천천히 원위치로 돌아온다.
- 동작을 6회 반복하고 난 다음 반대 방향으로 누워 같은 동작을 수행한다.

요령 및 주의 사항:
- 엉덩이 양쪽이 서로 잘 포개진 상태를 유지하고 골반이 척추를 따라 회전하지 않도록 주의한다. 골반이 제 자리에 그대로 머물도록 한다.
- 척추가 고르게 회전하도록 하고 코가 가슴뼈와 연결돼 있다고 상상한다. 어깨뼈는 흉곽과 부드럽게 정렬된 상태를 유지한다. 어깨뼈가 꽉 끼는 느낌이 든다면 팔을 너무 멀리 뻗어 그럴 수 있다.

동작이 너무 어렵다면 다음과 같이 시도해 보자.
- 회전 동작이 너무 어렵고 가슴 근육이 너무 뻣뻣하다면 뒤로 회전하는 대신 팔을 위로 들어 올려 가슴과 일렬이 되도록 동작을 취한다. 척추를 움직이는 연습을 꾸준히 하면 척추를 점점 더 쉽게 회전하는 여러분 자신을 발견하게 될 것이다.

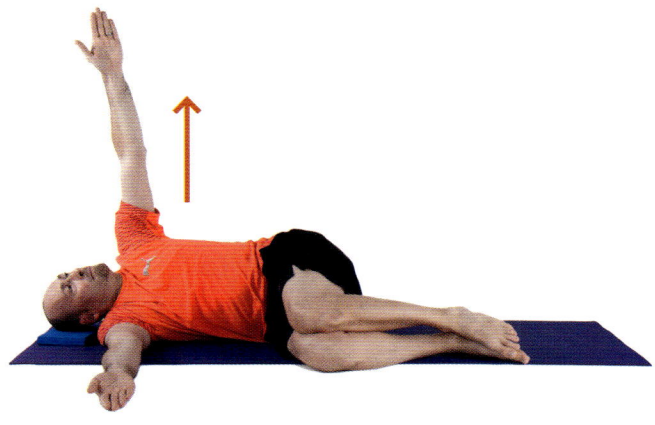

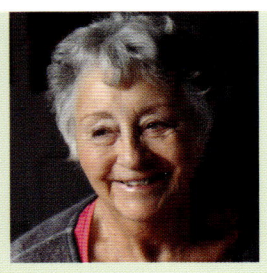

사례 연구

패트리샤 우드하우스
나이: 81 필라테스 운동 경력: 1년
가장 좋아하는 동작: 균형 운동이라면 무엇이든 좋아요.

'무릎 치료를 받고 나서 물리 치료사가 제게 필라테스를 추천했고 필라테스를 시작한 이후로 무릎이 확실히 더 튼튼해졌습니다. 현재 체력이 점점 더 좋아지고 있으며 균형을 잡는 법과 잘 걷는 법을 배우고 있습니다.'

프런트 시리즈 FRONT SERIES

프런트(바로 누운 자세로 수행하는 동작) 시리즈의 일부 동작의 경우 목을 앞으로 구부려야 하므로 주의하도록 한다. 목을 앞으로 구부리는 동작이 금지된 질환(이를테면 골다공증이나 골감소증)을 앓고 있다면 먼저 의료 전문가에게 관련 동작의 적합성을 문의하기 바란다.

싱글 니 폴드 SINGLE KNEE FOLD

운동 효과

싱글 니 폴드(한쪽 무릎 접기) 동작은 골반과 몸통의 안정성을 유지하기 위한 아주 기본적인 방법을 익힐 수 있도록 준다. 또 이 동작은 고관절 가동성을 높이고 등 아랫부분을 강화하는 데에도 도움이 된다. 간단한 운동처럼 보일지 모르지만 여러분이 실제로 하고 있을지 모를 활동들과 쉽게 연결 지을 수 있는 동작이다. 예를 들어, 여러분이 걷고 있을 때에는 이 동작을 수행하듯 양쪽 다리를 번갈아 가며 들어 올리고 있는 것이다. 이 동작은 다리를 움직이는 동안 상체를 안정되게 유지하는 데 그 목적이 있다. 누구든 걸을 때 상체가 안정적으로 유지되길 바란다. 이 동작을 수행하는 동안 골반이 어떻게 움직이는지, 위로 올라가거나 자세가 바뀌지는 않는지 유심히 살펴보기 바란다. 동작을 수행하면서 복근을 계속 수축해 활성화하면 확실히 느낌이 다르다는 것을 알 수 있을 것이다.

모든 단계

운동법

- 무릎을 구부린 채 등을 대고 눕는다. 양발은 골반 너비로 벌려 바닥에 붙인다.
- 목과 척추가 정렬을 유지하도록 블록이나 작은 쿠션으로 머리를 받쳐 준다.
- 팔을 옆으로 내려놓고 힘을 뺀 상태로 둔다.
- 척추 중립 자세를 취하고 있는지 확인한다. 골반 경사 운동을 몇 차례 실시해 자세를 바르게 잡고 긴장을 푼다.

- 복근/골반저근을 수축해 활성화한다.
- 숨을 들이마셔 흉곽을 채운다.
- 한쪽 다리를 들어 올려 테이블 탑 자세를 취하며 입으로 숨을 내쉰다. 무릎은 엉덩이 위쪽에 자리하도록 하고 정강이는 천장과 평행하도록 한다.
- 원한다면 발가락을 쭉 펴 준다.

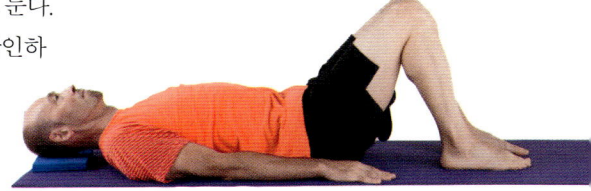

매트 필라테스 운동 127

- 숨을 들이쉬며 다리를 90도 각도로 유지하고 엉덩이부터 움직이기 시작해 발을 천천히 부드럽게 바닥으로 내린다.

- 숨을 내쉬며 다리를 다시 들어 올려 테이블 탑 자세를 취한다.
- 양쪽 다리 모두 총 4회 동작을 반복한다.

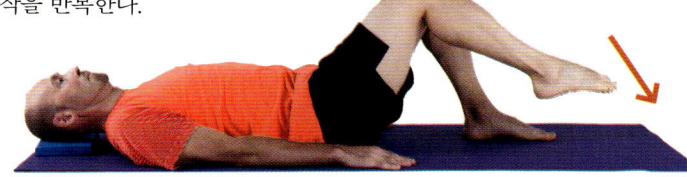

요령 및 주의 사항:
- 골반에 주의를 기울인다. 다리를 바닥에 내릴 때 골반이 움직이지는 않는지 등이 아치형으로 구부러지지는 않는지 확인한다.
- 계속해서 복근을 수축해 활성화하고 그 외에 다른 신체 부위는 힘을 뺀 편안한 상태로 유지한다. 어깨는 등 위에 부드럽게 자리하도록 하고 가슴은 활짝 편 상태를 유지한다.
- 동작이 자연스럽게 이어지도록 호흡에 집중한다.

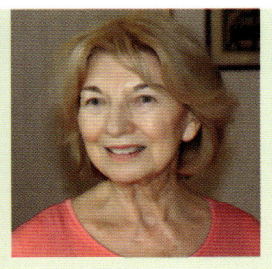

사례 연구

자넷 카
나이: 74 직업: 고객 서비스 담당자 필라테스 운동 경력: 15년
가장 좋아하는 동작: 똑바로 누워 수행하는 다리 운동 동작들

'필라테스가 무엇보다 균형감을 높이는 데 도움이 됐고 이제 걸음걸이에도 자신감이 넘칩니다. 게다가 신체 코어가 아주 튼튼해져 오랫동안 저를 괴롭혀 온 좌골 신경통도 싹 사라졌습니다. 스트레칭의 중요성을 제대로 이해하자 똑바로 서는 데에도 도움이 됐습니다. 이제 키가 158cm예요! 필라테스 수업을 마치고 나면 더욱 힘이 솟고 활기찬 기분이 듭니다.'

더블 니 폴드 DOUBLE KNEE FOLD

더블 니 폴드(양쪽 무릎 접기)는 싱글 니 폴드(126쪽)의 연장선상에 있는 동작이다. 이 동작을 하기 전에 먼저 싱글 니 폴드 동작을 시도해 보고 그 동작을 아무 문제없이 잘 수행할 수 있는지 확인하도록 한다.

> 준비 운동은 하셨나요? 가벼운 준비 운동이 필요하다면 7장으로 다시 돌아가자.

중급/고급

운동법

- 등을 대고 눕는다.
- 목과 척추가 정렬을 유지하도록 블록이나 작은 쿠션으로 머리를 받쳐 준다.
- 팔을 옆으로 내려놓고 힘을 뺀 상태로 둔다.
- 양쪽 무릎을 구부린다.
- 양발을 골반 너비로 벌려 바닥에 붙인다.
- 골반 경사를 몇 차례 가볍게 실시해 척추 중립 자세를 취한다.
- 복근/골반저근을 수축해 활성화한다.
- 숨을 들이마시며 흉곽을 채우며 동작을 준비한다.
- 숨을 내쉬며 한쪽 다리를 들어 올려 테이블 탑 자세를 취한다.

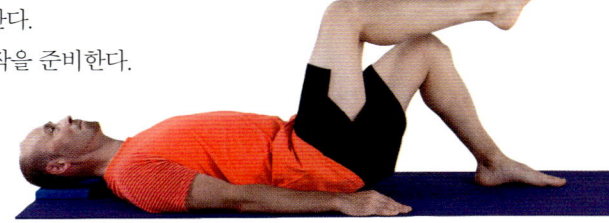

- 숨을 들이쉰 뒤 숨을 멈춘다.
- 숨을 내쉬며 다른 한쪽 다리도 들어 올려 테이블 탑 자세를 취한다.

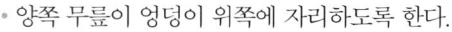

- 양쪽 무릎이 엉덩이 위쪽에 자리하도록 한다.
- 불편하지 않다면 발가락을 쭉 펴 준다.
- 숨을 들이쉬며 동작을 준비한다.
- 숨을 내쉬며 한쪽 다리를 90도 각도로 유지한 채 바닥으로 내린다.

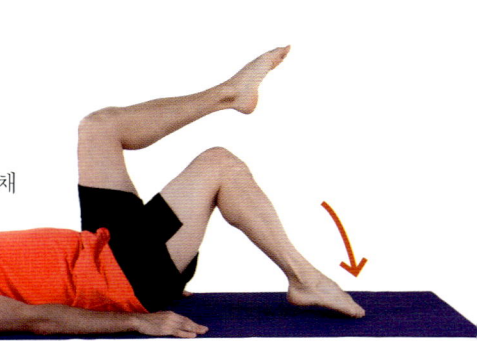

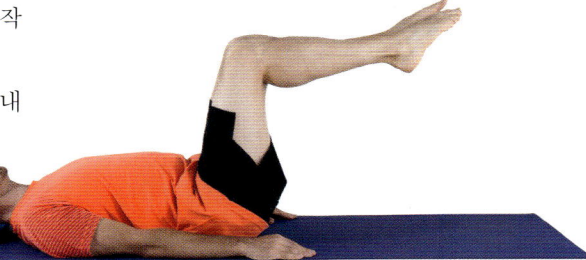

- 숨을 들이쉬며 다시 다리를 들어 올려 시작 자세인 테이블 탑 자세를 취한다.
- 숨을 내쉬며 다른 한쪽 다리도 바닥으로 내린다.

- 숨을 들이쉬며 다시 다리를 들어 올려 시작 자세인 테이블 탑 자세를 취한다.
- 계속 다리를 번갈아 가며 동작을 실시해 총 6회 반복한다.
- 동작을 모두 마친 뒤에는 등이 아치형으로 구부러지지 않도록 주의하며 다리를 한쪽씩 매트 위로 내리도록 한다.

요령 및 주의 사항:
- 동작을 수행하면서 복근이 불룩 솟아 나오고 등이 아치형을 구부러지지 않는지 확인한다. 동작을 수행하는 내내 복근을 수축한다.
- 발가락을 바닥에 갖다 대려고 무릎을 구부리고 있지는 않은지 확인한다. 다리를 아래로 내릴 때 무릎이 아닌 고관절에서부터 움직이도록 해야 한다.
- 발을 내릴 때 등이 아치형으로 구부러진다면 너무 낮은 위치까지 내리지 말고 근육이 더 튼튼해지기 전까지는 중간쯤에서 멈추도록 한다.

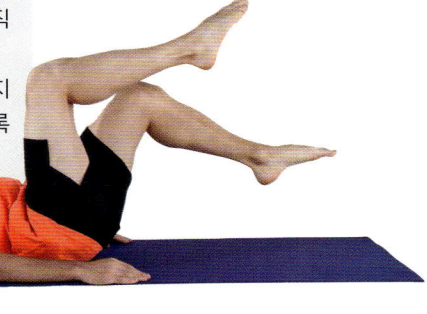

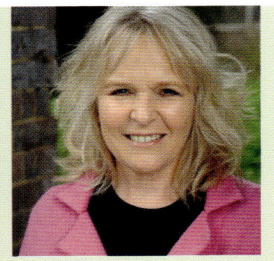

사례 연구

발레리 도른바흐
나이: 65 직업: 배우 필라테스 운동 경력: 10년
가장 좋아하는 동작: 사이드 킥(110쪽)과 숄더 브릿지(146쪽)

'달리기를 하는 제게 필라테스 수업이 마사지보다 더 큰 도움이 됩니다! 이제 더 많이 걸을 수 있을 뿐 아니라 개와 공놀이를 하면서 공을 주울 때에도 몸을 쉽게 구부릴 수 있게 됐습니다. 몸이 훨씬 더 유연해졌고 장경 인대에 문제가 생겼을 때에도 필라테스가 많은 도움이 됐습니다. 필라테스는 우리가 건강을 유지할 수 있도록 해 주고 에너지를 재충전할 수 있게 해 줍니다. 필라테스 운동으로 체력을 기르고 다질 수 있게 됐죠. 이제 더 똑바로 서서 걸어 다니고 자세가 구부러지면 바로 알아차려 그 즉시 자세를 바로잡습니다. 달리기 자세를 바로잡는 데에도 필라테스가 큰 도움이 됐습니다.'

팔과 어깨 운동 시리즈 ARMS AND SHOULDERS SERIES

어깨 안정성 SHOULDER STABILITY 운동

운동 효과

간단하고 편안하게 수행할 수 있는 이 동작은 어깨가 중립 자세를 취할 수 있도록 훈련시켜 줘 여러분이 걸어 다닐 때 어깨가 긴장해 귀 쪽으로 올라가지 않도록 해 준다. 또 승모근(등 윗부분)을 스트레칭하고 어깨뼈를 동원해줌으로써 일상적인 활동을 할 때 어깨가 더 자유롭게 움직일 수 있도록 도와줄 것이다. 가벼운 손잡이 아령을 사용해 동작을 수행하면(고급 동작 참조) 팔도 함께 강화할 수 있다. 상체는 하체보다 더 약해지기 쉽고 나이가 들면서 그 불균형이 더 심해진다. 따라서 계속 우리가 원하는 활동에 참여하고 쇼핑백을 가볍게 들고 다니고 손주들을 편안하게 안아 올리려면 상체 근육을 꾸준히 사용하는 것이 중요하다.

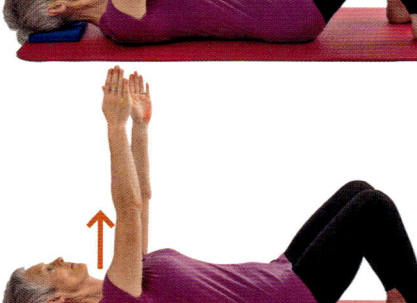

모든 단계

운동법

- 등을 대고 눕는다.
- 무릎을 구부리고 양발은 골반 너비로 벌려 바닥에 붙인다.
- 척추 중립 자세를 취한다.
- 자연스럽게 호흡한다.
- 양팔을 가슴 위쪽으로 쭉 뻗어 올리고 손바닥을 서로 마주보게 한다.
- 팔을 완전히 쭉 뻗은 상태를 유지하다가 어깨를 부드럽게 으쓱하며 다시 바닥에 내려놓는다.
- 동작을 천천히 수행해 총 10회 반복한다.
- 다시 시작 자세로 돌아와 팔과 어깨 동작(131쪽)을 수행할 준비를 한다.

요령 및 주의 사항:

- 다른 신체 부위의 움직임을 잘 살핀다. 팔과 어깨를 들어 올릴 때 몸통이 따라 올라가지 않고 안정적으로 제자리에 머물도록 한다.
- 어깨를 내릴 때 바닥에 부딪치지 않도록 주의한다. 동작이 부드럽게 이어지도록 차분하게 수행한다.
- 목과 머리를 안정적으로 유지한다.

고급

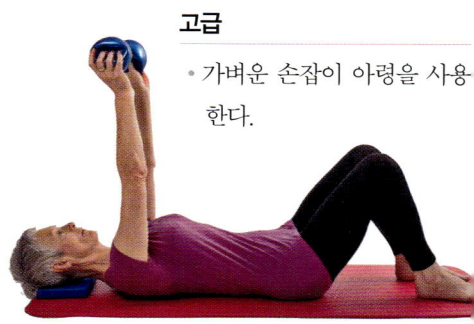

- 가벼운 손잡이 아령을 사용한다.

팔과 어깨 ARMS AND SHOULDERS 운동

운동법

- 등을 대고 눕는다.
- 무릎을 구부리고 양발은 골반 너비로 벌려 바닥에 붙인다.
- 척추 중립 자세를 취한다.
- 양팔을 가슴 위쪽으로 쭉 뻗어 올리고 손바닥을 서로 마주보게 한다.

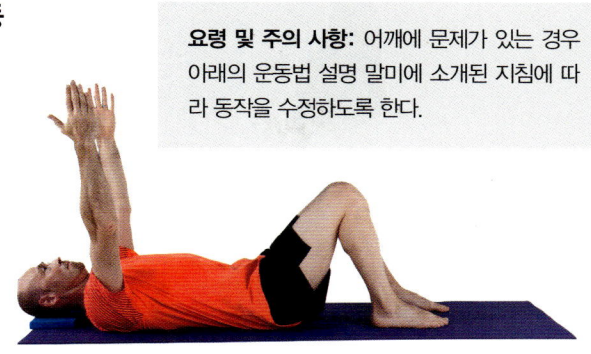

요령 및 주의 사항: 어깨에 문제가 있는 경우 아래의 운동법 설명 말미에 소개된 지침에 따라 동작을 수정하도록 한다.

- 복근/골반저근을 수축해 활성화한다.
- 숨을 들이쉬며 동작을 준비한다.
- 숨을 내쉬며 한쪽 팔을 머리 뒤쪽으로 귀와 수평이 되도록(그 이상으로 젖히지 않도록 한다) 길게 뻗는 동시에 다른 한쪽 팔은 몸통 옆에 내려놓는다.
- 숨을 들이쉬고 자세를 그대로 유지한다.
- 숨을 내쉬며 동작을 부드럽게 수행해 양팔의 위치를 바꿔준다.

- 동작을 총 10회 반복한다.
- 시작 자세로 돌아와 팔, 어깨, 척추 가동성 동작(132쪽)을 준비한다.

어깨에 문제가 있다면 다음과 같이 시도해 보자.
- 팔을 귀와 수평이 되도록 들어 올릴 때 불편하거나 통증이 느껴진다면 편안한 범위 내에서 팔을 약간만 젖혀 올리도록 한다. 몸에 주의를 기울이고 억지로 동작을 수행하지 않도록 주의한다.

고급

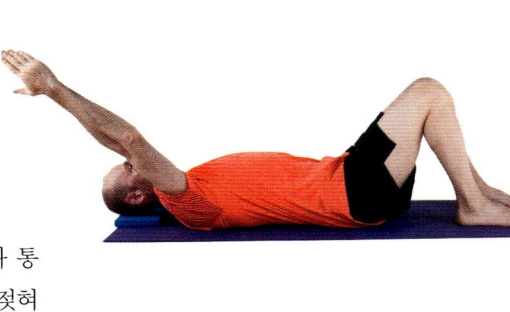

- 가벼운 손잡이 아령을 사용한다.

요령 및 주의 사항:

- 몸통이 제자리에 안정적으로 머물도록 하고 척추 중립 상태를 유지한다. 팔을 들어 올릴 때 등이 아치형으로 구부러지지 않도록 주의한다.
- 동작을 수행하는 중에 삼두근(팔 뒤쪽 근육)을 길게 늘여 팔을 곧게 펴도록 노력한다. 단, 팔꿈치는 약간 완만하게 유지한다.
- 팔을 머리 위로 뻗어 올릴 때 팔이 머리에 바짝 붙지 않도록 한다. 어깨와 귀 사이에 간격을 둔다. 신체 정렬을 이루고 있는지 확인한다.

팔, 어깨, 척추 가동성 ARMS, SHOULDERS AND SPINAL MOBILITY 운동

운동법

- 등을 대고 눕는다
- 무릎을 구부리고 양발은 골반 너비로 벌려 바닥에 붙인다.
- 척추 중립 자세를 취한다.
- 양팔을 가슴 위쪽으로 쭉 뻗어 올리고 손바닥을 서로 마주보게 한다.

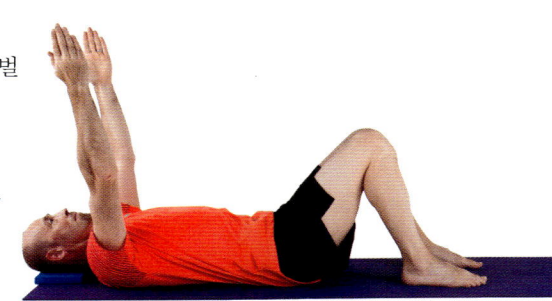

- 복근/골반저근을 수축해 활성화한다.
- 숨을 들이쉬며 동작을 준비한다.
- 숨을 내쉬며 귀 선을 넘어서지 않는 범위 내에서 양팔을 머리 뒤쪽으로 들어 올린다.

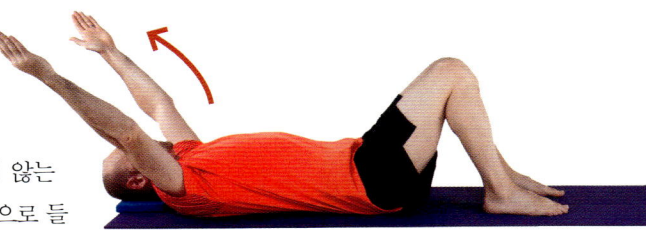

- 숨을 들이쉬며 팔 스트레칭 자세를 그대로 유지하고 몸통을 척추 중립 상태로 유지한다.
- 숨을 내쉬며 양팔을 가슴 위쪽에 옮겨 온 뒤 몸통 옆에 내려놓는다.
- 10회 반복한다.
- 양팔을 다시 가슴 위로 쭉 펴 올려 암 서클(134쪽) 동작을 준비한다.

요령 및 주의 사항:

- 척추가 구부러지지 않는지 유심히 살핀다. 양팔을 뒤로 젖혀 올릴 때 등이 아치형으로 구부러지려 할 것이다. 맨 아래쪽 갈비뼈를 바지 속에 집어넣는다고 상상하며 척추 중립을 유지한다.
- 계속해서 복근을 수축하고 척추를 안정시킨다.
- 등이 구부러지기 시작하고 갈비뼈가 솟아오를 경우 양팔을 너무 뒤로 뻗지 않도록 한다.

사례 연구

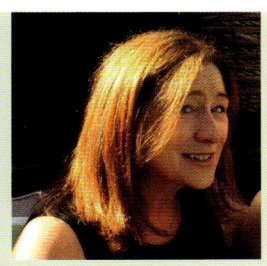

사라 매킨타이어
나이: 53 직업: 사업 개발 담당자 필라테스 운동 경력: 2년
가장 좋아하는 동작: 아령을 사용해 수행하는 팔 동작

'저는 건강을 전체적으로 관리할 목적으로 필라테스를 시작했습니다. 필라테스에 대해 들어본 적이 있기는 했지만 정확히 어떤 운동인지는 잘 알지 못했습니다. 무료 체험 수업을 통해 필라테스를 처음 접해 봤고 아주 마음에 들었어요. 저는 취미 활동으로 조정을 하고 있고 조정은 아주 튼튼한 신체 코어를 필요로 하는 운동입니다. 조정과 필라테스의 조합은 그야말로 금상첨화입니다. 어떤 때는 어깨가 아주 딱딱하게 굳어 아예 움직이지 않았고 스테로이드 주사를 맞고 나서야 다시 움직일 수 있었죠. 하지만 필라테스를 시작한 이후로는 더 이상 어깨 치료를 받을 필요가 없었습니다. 이제 자세를 더 열심히 확인하고 몸을 똑바로 세워야 한다는 점을 늘 염두에 두고 있습니다. 또 몸이 아프다거나 경직되는 일 없이 몸이 확실히 더 유연해졌습니다. 필라테스는 어떤 연령층에서든 할 수 있고 또 누구에게나 도움이 될 수 있는 운동이라고 생각합니다.'

고급

- 신체 정렬에 각별한 주의를 기울이며 가벼운 손잡이 아령을 사용한다. 손잡이 아령을 사용할 경우 팔의 무게가 무거워진 만큼 등이 아치형으로 더 구부러지기 쉬워지므로 척추 중립을 유지해 등을 바닥에 안정적으로 내려놓고 복근을 계속 수축해 활성화한다.

암 서클 ARM CIRCLE

운동 효과

암 서클(팔로 원 그리기) 동작은 어깨의 가동성과 안정성을 두루 높인다. 이 동작은 양팔을 움직일 때 따라 움직이지 않을 안정된 몸통을 필요로 한다. 따라서 암 서클은 팔다리를 움직이는 동안 몸통이 안정적으로 유지될 수 있도록 훈련시키기에 아주 좋은 동작이다. 누구나 걷고 뛸 때 몸통이 안정되기를 바랄 것이다. 목이나 어깨 주변의 긴장된 근육도 풀어 줄 것이다. 이 동작을 꾸준히 연습하고 골프나 테니스를 칠 경우 어깨가 더 유연하게 움직여 팔 스윙 동작도 훨씬 좋아질 것이다.

요령 및 주의 사항:
어깨에 문제가 있다면 회전 동작을 할 때 원을 작게 그리거나 동작을 아예 생략한다.

운동법

- 등을 대고 누워 척추 중립 자세를 취한다.
- 양쪽 무릎을 구부리고 양발을 골반 너비로 벌려 바닥에 붙인다.
- 자연스럽게 호흡한다.
- 양팔을 가슴 위쪽으로 쭉 뻗어 올리고 손바닥을 서로 마주보게 한다.

- 복근/골반저근을 수축해 활성화한다.
- 어깨에 별 문제가 없다면 어깨에서 부터 양팔을 돌려 손끝으로 천장에 원을 그린다.

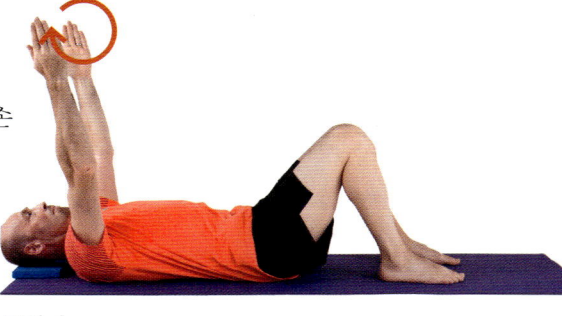

- 한 방향으로 몇 차례 돌리고 난 뒤 다른 방향으로 돌린다.
- 중앙으로 돌아와 회전을 멈춘다.
- 숨을 들이마셔 흉곽을 채운다.
- 원을 더 크게 그리기 시작하면서 입으로 숨을 내쉰다.
- 움직이는 범위를 확장해 나가면서 계속 측면 흉식 호흡법을

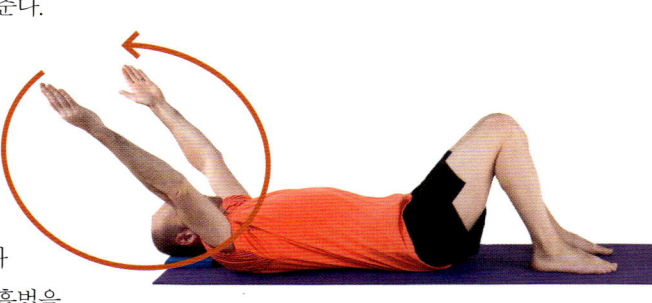

사용한다. 머리 뒤로 양팔을 젖혀 몸 쪽으로 완전한 원을 그리고 나서 가슴 위쪽으로 되돌아온다.

- 숨을 쉴 때마다 완전한 원을 그린다.
- 어깨에 문제가 없다면 원 그리기를 5회 반복하고 난 뒤에 방향을 바꿔 동작을 수행한다.

고급

- 가벼운 손잡이 아령을 사용한다. 척추 중립 상태를 유지해 아령의 무게가 자세나 신체 정렬을 흐트러뜨리지 않도록 주의한다.
- 원을 그리는 횟수와 범위를 늘린다. 단, 양팔을 귀 선보다 더 뒤로 젖히지 않도록 한다.

요령 및 주의 사항:
- 복근을 계속 수축해 활성화하고 척추를 안정적으로 유지한다.
- 등이 구부러지기 시작하고 갈비뼈가 솟아오를 경우 회전 범위를 작게 유지한다.
- 신체의 다른 부위는 편안한 상태로 두고 신체 중심을 잘 잡아준다.

사례 연구

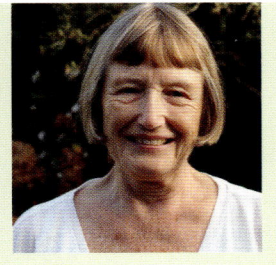

힐러리 벤틀리
나이: 66 필라테스 운동 경력: 3년
가장 좋아하는 동작: 등 가동성을 높이기 위한 숄더 브릿지(146쪽) 동작과 팔을 강화하기 위해 아령을 사용해 수행하는 팔 동작

'몸을 유연하게 유지하고 골반저근을 강화하기 위해 필라테스를 시작했습니다. 저는 걷기 운동을 하고 자전거를 탑니다. 필라테스 운동은 제게 더 많은 활력을 불어넣어 줍니다. 1년 전 부러진 어깨를 다시 튼튼하게 회복하는 데에도 큰 도움이 됐습니다. 또 필라테스는 등 가동성을 유지하는 데 도움을 주고 자세를 더 잘 이해할 수 있게 해 줘 몸을 길게 늘여 똑바로 설 수 있도록 해 줍니다. 필라테스를 하면서 확실히 활력이 넘치고 마음이 진정되는 효과가 있는 듯합니다. 필라테스 덕분에 몸 전체를 제대로 이해하게 됐고 일상생활에 큰 도움이 되고 있습니다.'

데드 버그 DEAD BUG

운동 효과

데드 버그(죽은 벌레)는 편안하면서도 동적인 동작으로 거의 모든 근육을 길게 늘여 주고 몸통의 안정성을 더 잘 이해할 수 있도록 해 준다. 이 동작은 팔다리를 움직이는 동안 몸의 안정성을 높일 수 있게 해 줘 모든 신체 활동에 긍정적인 영향을 줄 것이다. 15쪽에서 언급한 나무 몸통을 다시 떠올려 보자. 팔다리가 이리저리 흔들리는 나뭇가지라고 한다면 몸통이나 마찬가지인 나무 몸통과 뿌리를 안정적으로 유지하는 것이 무엇보다 중요하다. 이 동작은 등, 팔, 다리 근육 역시 강화해 준다. 또 가벼운 손잡이 아령이나 발목 모래주머니를 사용해 동작의 난이도를 높여 동작을 수행할 수도 있다.

> 준비 운동은 하셨나요? 가벼운 준비 운동이 필요하다면 7장으로 다시 돌아가자.

모든 단계

운동법

- 등을 대고 눕는다.
- 양팔을 몸통 옆에 내려놓는다.
- 무릎을 구부리고 양발을 골반 너비로 벌려 바닥에 붙인다.
- 척추 중립 자세를 취한다.
- 복근/골반저근을 수축해 활성화한다.
- 오른쪽 다리를 들어 올려 테이블 탑 자세를 취한다.
- 왼쪽 팔을 가슴 위쪽으로 들어 올리고 손바닥은 안쪽으로 향하도록 한다.

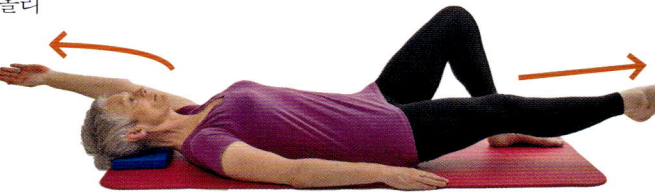

- 숨을 들이쉬며 동작을 준비한다.
- 숨을 내쉬고 왼쪽 팔을 머리 뒤로 쭉 뻗는 동시에 오른쪽 다리를 앞으로 쭉 늘이며 발가락을 펴 준다.

- 귀 선에 딱 맞춰 팔을 뒤로 젖힌다. 그 이상으로 젖히지 않도록 주의한다.
- 다리는 바닥 위로 최대한 낮게 내린다. 등이 아치형으로 구부러질 경우 다리를 살짝 더 높이 들어 올린다.

- 숨을 들이쉬며 몸을 양쪽으로 길게 늘인 자세를 그대로 유지한다.
- 숨을 내쉬며 팔과 다리를 시작 자세로 천천히 되돌린다.
- 총 8회 동작을 반복한 뒤 팔과 다리를 바꿔 같은 동작을 반복한다.

고급

- 데드 버그 동작은 가벼운 손잡이 아령을 사용해 수행할 수 있다. 단, 아령을 쥐고 팔을 뒤로 들어 젖힐 때 안정적으로 수행할 수 있어야 한다.
- 다리도 마찬가지다. 처음에는 손잡이 아령만 사용할 것을 권장하지만 다리/발목 모래주머니를 사용해도 된다. 발목 모래주머니를 착용하면 등이 아치형으로 구부러질 가능성이 더 높아지므로 골반을 안정시키고 척추를 중립으로 유지하는 데 더 집중하도록 한다.
- 반복 횟수를 늘린다.

요령 및 주의 사항:
- 팔을 머리 위로 뻗어 올릴 때 팔이 머리에 바짝 붙지 않도록 귀와 팔 사이에 간격을 둔다.
- 팔을 길게 늘일 때 삼두근(팔 뒤쪽 근육)을 길게 늘이도록 한다. 단, 팔꿈치는 약간 완만하게 유지한다.
- 동작이 자연스럽게 이어지도록 호흡에 집중한다.
- 척추 중립 상태를 유지한다. 팔과 다리를 움직일 때 신체 정렬이 흐트러지지 않는지 잘 확인한다.

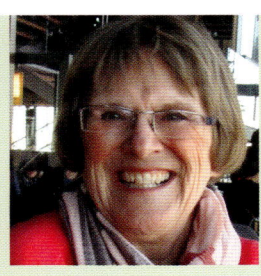

사례 연구

캐롤라인 오코너
나이: 70   필라테스 운동 경력: 5년
가장 좋아하는 동작: 하나를 꼭 집어 말하기 어렵지만, 데드 버그 동작과 필라테스의 사회적 측면이 마음에 들어요!

'필라테스가 제 테니스 실력을 늘리는 데 도움이 됐다고 확신합니다. 몸이 더 강해진 기분이 들고 체력 역시 예전보다 더 좋아졌습니다. 요통에 시달리곤 했지만 이제 허리가 더 튼튼해져 요즘에는 통증도 거의 느껴지지 않습니다. 똑바로 서고 바른 자세를 유지하는 것이 건강에 얼마나 중요한지도 훨씬 더 잘 이해하게 됐어요.

필라테스를 하러 가는 길이 정말 즐겁습니다. 필라테스 수업에서 특정 동작과 움직임에 집중하는 그 시간이 좋고 신체적으로나 정신적으로 많은 도움이 됩니다. 친구나 가족, 특히 근육통을 앓거나 몸을 움직이는 데 문제가 있는 사람들에게 필라테스를 추천하고 있습니다.'

헌드레드 THE HUNDRED (준비 동작)

운동 효과

헌드레드(숫자 100을 의미한다 — 옮긴이) 동작은 고전 필라테스 동작으로 혈액 순환을 촉진하고 안쪽에 자리한 복부 근육과 등 아랫부분을 강화해 준다. 또 이 동작은 다리와 엉덩이 근육을 자극하는 동시에 골반과 어깨의 안정성을 높여 준다. 헌드레드라는 동작의 명칭은 팔을 100회 가볍게 위아래로 움직이는 것과 관련해 붙여진 이름이다. 헌드레드는 코어 강화 훈련이 필요한 우리 모두가 꼭 수행해야 할 필수 동작이다. 복근이 약하면 등을 제대로 지탱해 줄 수 없다. 헌드레드 동작으로 복근 강화 운동을 시작하면 효과가 아주 좋을 것이다. 또 헌드레드는 호흡 운동을 하기에도 아주 알맞은 동작이다.

본 동작을 수행하기 전에 준비 동작으로 먼저 연습해 보는 것이 좋다. 헌드레드 동작은 운동 강도가 높고 어려울 수 있으므로 준비 동작을 거쳐 신체 정렬을 바로잡아 주는 것이 중요하다. 조셉 필라테스는 이를 '웜업 동작'이라고 말했다. 호흡을 하며 팔을 위아래로 빠르게 움직이면 확실히 혈액 순환이 촉진된다. 이 웜업 동작은 고전 필라테스의 준비 동작으로 몸을 따뜻하게 데워 주는 역할을 했다.

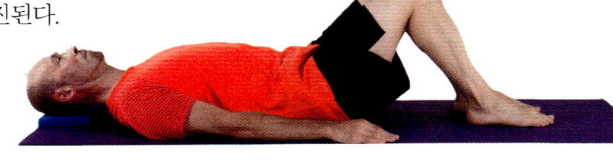

모든 단계

운동법

1부

- 등을 대고 누워 무릎을 구부리고 양 발을 골반 너비로 벌려 바닥에 붙인다.
- 골반 경사를 몇 차례 실시해 척추 중립 자세를 취한다.
- 복근/골반저근을 수축해 활성화한다.

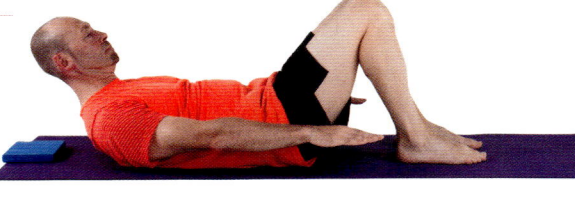

- 숨을 들이마셔 흉곽을 채우고 동작을 준비한다.
- 머리를 들어 올리며 숨을 내쉰다. 목을 구부려 길게 늘이고 넓적다리에 시선을 고정시킨다.
- 양팔을 바닥에서 약간 들어 올려 어깨 높이에 맞추고 손바닥은 아래를 향하도록 한다.

- 숨을 들이쉬며 자세를 그대로 유지한다.
- 숨을 내쉬며 머리, 목 팔을 부드럽게 바닥에 내려놓는다.

- 동작을 몇 차례 반복한 뒤 1부 동작이 어렵지 않고 목이 불편하지 않다면 2부 동작으로 넘어가도록 한다.

1부 동작이 너무 어렵다면 다음과 같이 시도해 보자.
- 목을 구부리기(머리를 들어 올려 넓적다리 쪽을 바라보기 — 이 동작에 대한 주의 사항은 140쪽을 참조한다)가 불편하다면 기초 동작 모음으로 돌아가 손으로 머리를 받쳐 주며 수행하는 넥 컬업(70쪽) 동작을 연습한다.

중급/고급

목이 긴장하지 않고 목을 구부리는 데 문제가 없으며 복근이 제대로 작동한다면 2부 동작을 수행해도 좋다. 어떤 형태로든 목에 문제가 있다면 2부 동작은 생략하도록 한다.
- 등을 대고 누워 무릎을 구부리고 양발을 골반 너비로 벌려 바닥에 붙인다.
- 골반 경사를 몇 차례 실시해 척추 중립 자세를 취한다.
- 복근/골반저근을 수축해 활성화 한다.
- 숨을 들이쉬며 동작을 준비한다.
- 머리를 들어 올리며 숨을 내쉰다. 목을 구부려 길게 늘이고 넓적다리에 시선을 고정시킨다.
- 양팔을 바닥에서 약간 들어 올려 어깨 높이에 맞추고 손바닥은 아래를 향하도록 한다.

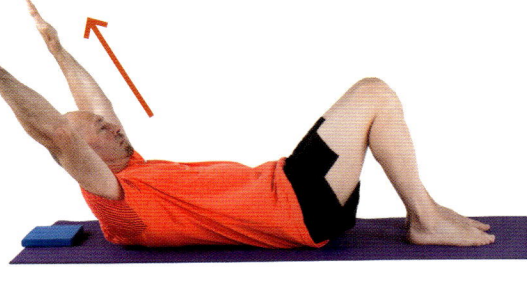

- 숨을 내쉬며 머리와 목을 그 자리에 그대로 유지한 채 양팔을 뒤쪽으로 들어 올려(팔이 귀 선보다 더 뒤로 젖혀지지 않도록 한다) 길게 쭉 뻗는다.
- 숨을 들이쉬며 자세를 그대로 유지한다. 천장을 올려다보지 말고 넓적다리 쪽을 바라본다.
- 숨을 내쉬며 팔을 골반 쪽으로 미끄러지듯 움직여 내리고 머리, 목, 팔

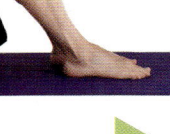

요령 및 주의 사항:

- 목이 많이 긴장해 뻣뻣함이 느껴질 경우 팔을 너무 뒤로 젖히지 않도록 한다. 양팔을 가슴 바로 위쪽에 두거나 매트 위에 내려놓고 1부 동작을 수행하도록 한다.
- 숨을 들이쉬고 몸을 움직이기 전에 복근을 수축해 활성화하면 동작을 수행하는 데 도움이 될 것이다.
- 동작을 수행하면서 넓적다리 쪽을 바라볼 때 턱 아래에 사과나 테니스공을 끼워 넣고 턱으로 빠지지 않도록 잡고 있다는 상상을 한다.

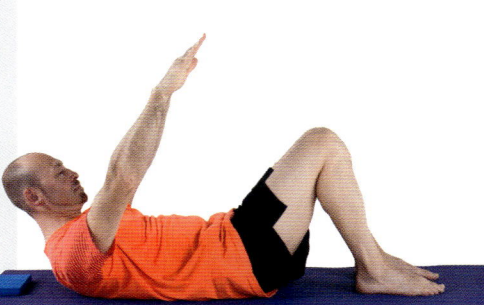

을 바닥에 부드럽게 내려놓는다.

- 긴장을 풀어 주기 위해 머리를 좌우로 부드럽게 흔든다.
- 복근을 제대로 사용하고 목에 부담이 되지 않는 경우에 한해 동작을 2회 반복한다.

- 헌드레드 동작을 수행하기 전에 전신 스트레칭 동작을 취한다.

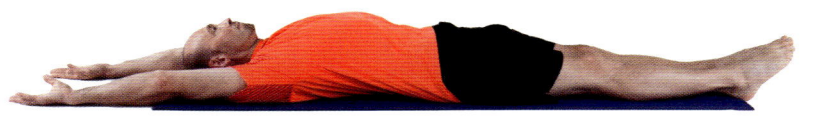

사례 연구

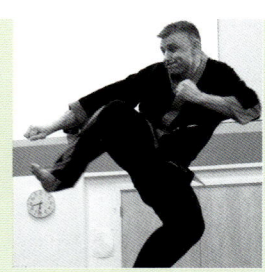

그레이엄 파크스
나이: 50   직업: 태권도 사범   필라테스 운동 경력: 3년
가장 좋아하는 동작: 헌드레드

'필라테스의 비체중 부하 요소로 태권도 운동의 부족한 점을 보완하고 나이가 들면서 뻣뻣해진 관절을 관리할 목적으로 필라테스를 시작했습니다. 필라테스를 시작한 이후로 신체 코어가 더 탄탄해졌어요. 저는 늘 건강한 편이었지만 필라테스를 하면서 전과는 다른 확실한 차이를 느낄 수 있었습니다. 몸의 유연성과 근육 조정력도 향상됐어요. 2015년 사고로 앞 십자 인대가 파열됐고 필라테스가 재활 치료 과정에서 큰 역할을 해 줬습니다. 무릎의 안정성, 근육을 사용해 다시 신체 자각하기 등과 관련된 필라테스 동작들이 물리 치료사가 추천해 준 재활 운동 동작들을 보완해 줬습니다. 저는 필라테스의 '정신적인' 측면이 아주 마음에 듭니다. 마음을 잘 다스려 심적 여유를 갖게 해 주기 때문이죠.'

헌드레드 THE HUNDRED

중급

운동법

- 등을 대고 누워 무릎을 구부리고 양발을 골반 너비로 벌려 바닥에 붙인다.
- 골반 경사를 몇 차례 실시해 척추 중립 자세를 취하거나 매트에 등을 밀착시켜 척추 임프린트 자세를 취한다.
- 복근/골반저근을 수축해 활성화한다.
- 다리를 한쪽씩 들어 올려 테이블 탑 자세를 취한다.

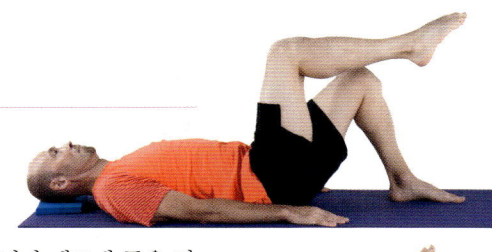

- 숨을 들이쉬며 동작을 준비한다.
- 머리를 들어 올리며 숨을 내쉰다. 목을 구부려 길게 늘이고 넓적다리에 시선을 고정시킨다.
- 양팔을 바닥에서 들어 올려 어깨 높이에 맞추고 손바닥은 아래를 향하도록 한다.

- 어깨에서부터 팔을 위아래로 5회 움직이며 숨을 들이쉰다.
- 팔을 위아래로 5회 움직이며 숨을 내쉰다.
- 총 100회를 채울 때까지 동작을 반복한다.

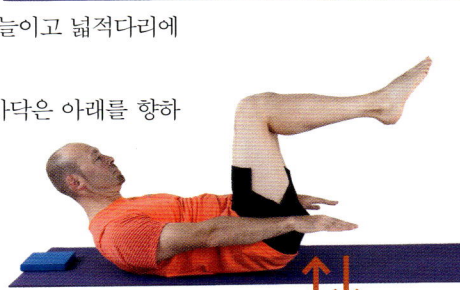

동작이 너무 어렵다면 다음과 같이 시도해 보자.
- 처음부터 100회를 채우기가 부담스러운 경우 30, 40, 50회를 목표로 잡고 점차 횟수를 늘려 나간다.
- 아니면 머리나 팔을 들지 않고 동작을 수행하도록 한다. 복근을 수축해 활성화하고 테이블 탑 자세를 취한 상태에서 다리를 안정적으로 유지하고 등이 아치형으로 구부러지지 않도록 주의한다. 복횡근이 계속 작동하도록 해야 한다.

요령 및 주의 사항:
- 목이 긴장하거나 목에 문제가 있다면 머리를 바닥에 내려놓는다.
- 동작을 수행하는 내내 복근/골반저근을 수축한 상태로 유지한다.
- 팔을 위아래로 움직일 때 손바닥 아래에 깨지기 쉬운 물건이 있다고 상상하고 움직이는 폭을 작게 유지한다.
- 동작이 자연스럽게 이어지도록 호흡에 집중한다.

- 측면 흉식 호흡에 집중한다.
- 충분한 자신감이 생기면 머리, 목, 팔을 잠시 들어 올려 본다.

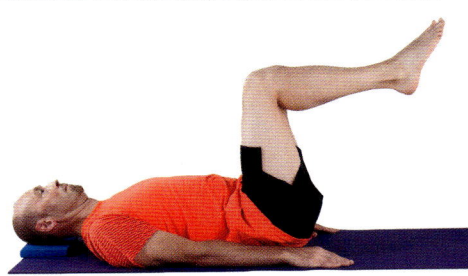

싱글 레그 스트레칭 SINGLE LEG STRETCH

초급/중급

운동 효과

싱글 레그 스트레칭은 코어 근육을 강화해 주고 유연성을 높여 주며 조정력을 단련시켜 준다. 이 동작은 햄스트링(넓적다리 뒤쪽 근육), 복근, 둔근, 목, 고관절 굴근을 길게 늘여 준다. 고관절 굴근은 다리를 올려 주는 역할을 한다. 여러분이 걸어 다닐 때 고관절 굴근이 얼마나 자주 또 얼마나 열심히 움직여야 할지 생각해 보라! 하루 종일 책상 앞에 앉아 있을 경우 햄스트링이나 둔근뿐만 아니라 고관절 굴근이 뻣뻣해질 수 있다. 고관절 굴근을 무방비 상태로 방치하면 나이가 들면서 통증이 생길 수 있으므로 꾸준히 스트레칭을 해 주며 길게 늘여 주는 것이 중요하다.

운동법

- 등을 대고 눕는다.
- 무릎을 구부리고 양발을 골반 너비로 벌려 바닥에 붙인다.
- 골반 경사를 몇 차례 실시하며 척추 중립 위치를 찾는다.
- 복근/골반저근을 수축해 활성화한다.
- 한쪽 다리를 들어 올린 다음 다른 한쪽 다리도 들어 올려 테이블 탑 자세를 취한다.

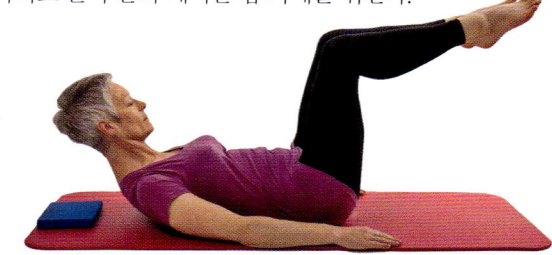

- 머리를 들어 올리고 목을 길게 늘여 무릎 쪽을 바라본다.

- 테이블 탑 자세를 취하고 있는 넓적다리 또는 종아리에 양손을 가볍게 갖다 댄다.
- 다른 쪽 다리는 앞으로 길게 뻗어 바닥 위 허공에 두고 발가락을 쭉 펴 준다.

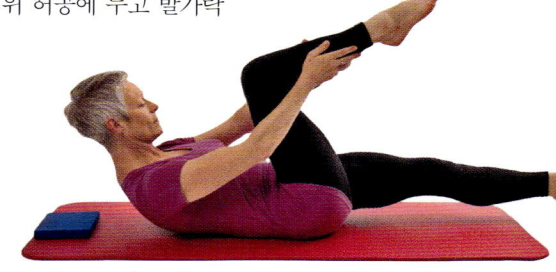

- 숨을 들이쉬며 동작을 준비한다.
- 숨을 내쉬며 양쪽 다리의 위치를 바꾸고 양손도 다른 쪽 다리로 옮겨 준다. 무릎 쪽을 바라보면서 목을 구부린 상태를 유지한다.

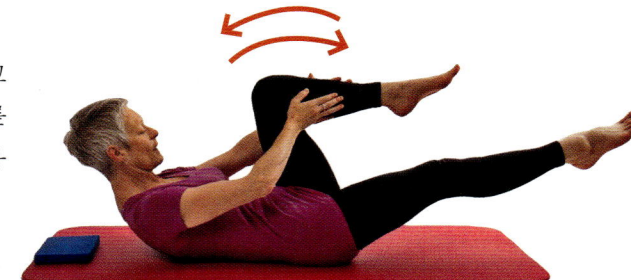

- 동작을 천천히 조절해 가며 계속 반복하고 측면 흉식 호흡법을 사용한다. 측면 흉식 호흡법이 어렵다면 자연스럽게 호흡한다. 숨을 멈추지 않도록 한다.
- 총 16회 반복한다. 다시 말하지만 운동 강도가 너무 높다고 생각되면 반복 횟수를 서서히 늘려 나가도록 한다. 빠르게 늘려 나갈 수 있을 것이다. 반복 동작을 모두 마치고 머리와 목을 바닥에 내려놓고 다리를 한쪽씩 바닥으로 내린다. 전신 스트레칭 동작을 취한다.

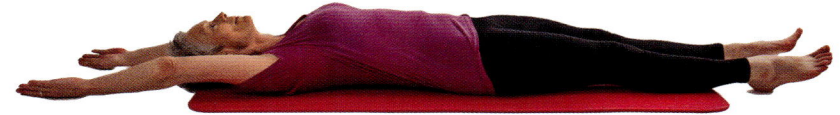

요령 및 주의 사항:
- 복근을 계속 수축해 활성화하고 몸통을 안정적으로 유지한다. 몸통이 좌우로 흔들리지 않도록 하고 시선은 중앙에 고정한다.
- 나머지 신체 부위를 편안하게 유지한다. 어깨는 힘을 빼고 귀 아래쪽에 편안하게 둔다.
- 숨을 멈추지 않도록 한다. 측면 흉식 호흡이 어렵다면 다리를 바꿀 때마다 짧은 호흡을 사용하자.

동작이 너무 어렵다면 다음과 같이 시도해 보자.
- 머리와 목은 매트에 그대로 두고 다리만 길게 쭉 뻗는다.
- 등이 아치형으로 구부러질 경우 다리를 앞쪽으로 길게 뻗을 때 더 높은 위치에 두고 뻗는다.

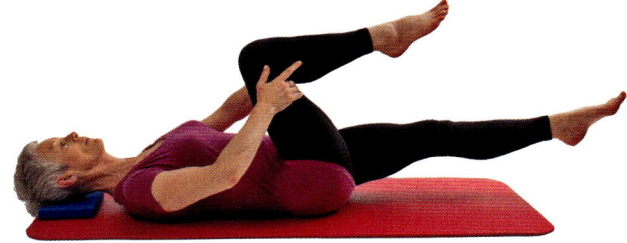

더블 레그 스트레칭 DOUBLE LEG STRETCH

고급

운동 효과

더블 레그 스트레칭은 싱글 레그 스트레칭(142쪽)보다 더 어려운 동작이다. 이 동작을 수행하려면 복근이 탄탄하고 신체 정렬을 잘 조절해 유지할 수 있어야 한다. 충분한 체력과 근력을 갖춘 경우에만 이 동작을 수행하도록 한다. 싱글 레그 스트레칭과 마찬가지로 이 동작 역시 여러분의 코어 근육을 강화해 주고 유연성을 높여 주며 조정력을 단련시켜 준다. 또 햄스트링, 복근, 둔근, 목, 고관절 굴근을 스트레칭 해 줄 것이다. 고관절 굴근이 길어지면 햄스트링, 장경 인대, 대퇴 사두근이 뻣뻣해지는 경우도 점차 줄어들 것이다. 또 더블 레그 스트레칭은 어깨를 동원하는 데에도 탁월해 긴장을 잘 풀어 줄 것이다.

요령 및 주의 사항: 목에 문제가 있는 경우 조심하도록 하고 운동법 설명 말미에 소개된 변형 동작을 참조하기 바란다.

운동법

- 등을 대고 누워 무릎을 구부리고 양발을 골반 너비로 벌려 바닥에 붙인다.
- 척추 중립 자세를 취한다.
- 복근/골반저근을 수축해 활성화한다.
- 한쪽 다리를 들어 올린 다음 다른 한쪽 다리도 들어 올려 테이블 탑 자세를 취한다.
- 머리를 들어 올리고 목을 길게 늘여 무릎 쪽을 바라본다.
- 양손을 각각 양쪽 무릎 옆에 가볍게 갖다 댄다.
- 숨을 들이마시면서 흉곽을 채우고 동작을 준비한다.
- 숨을 내쉬며 양팔을 귀까지 길게 뻗어 늘이는 동시에 양쪽 다리를 바닥에서 약 45도 각도로 쭉 뻗어 올린다.
- 넓적다리 안쪽을 서로 바짝 붙여 준다.
- 숨을 들이쉬며 머리와 목을 구부린 상태

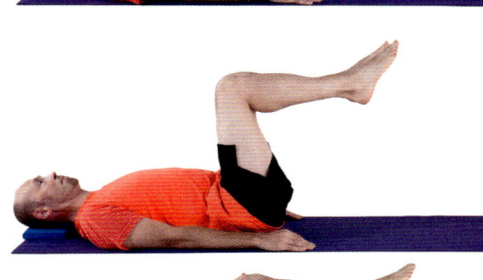
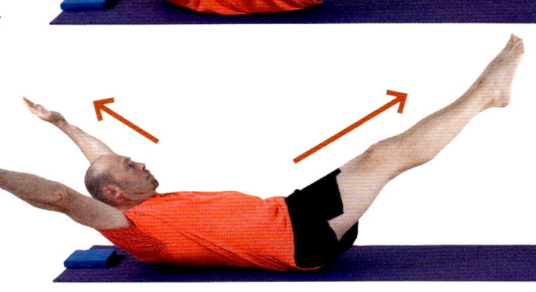
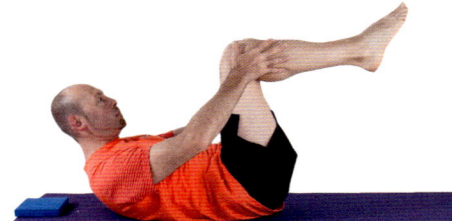

매트 필라테스 운동　■　145

로 시작 자세를 다시 취한다.

- 숨을 내쉬며 팔은 뒤로 길게 뻗고 다리는 앞으로 길게 뻗어 동작을 반복한다.

- 동작을 10회 반복한 뒤 팔을 옆으로 내려놓는다. 머리를 바닥으로 내린 뒤 다리를 한쪽씩 바닥에 내려놓는다. 마무리로 동작으로 전신 스트레칭을 실시한다.

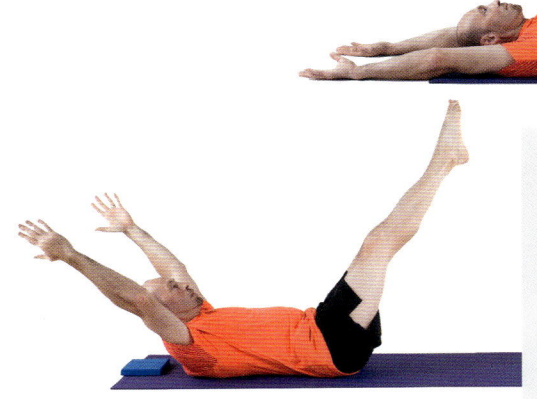

요령 및 주의 사항:
- 등이 아치형으로 구부러지지 않도록 하고 동작을 수행하는 내내 복근을 수축해 활성화한다.
- 등이 아치형으로 구부러질 경우 근력이 더 강화될 때까지는 다리를 약간 더 높이 올리도록 한다.
- 시선을 무릎에 고정해 목과 머리가 뒤로 젖혀지지 않도록 한다.

동작이 너무 어렵다면 다음과 같이 시도해 보자.
- 팔을 뒤로 뻗는 범위를 반으로 줄이고 다리를 더 높이 올려 뻗어 준다.

- 목이 긴장할 경우 머리를 바닥으로 내린다.
- 다리만 길게 늘여 뻗어 주고 팔 동작은 생략한다. 또는 싱글 레그 스트레칭(142쪽)만 수행한다.

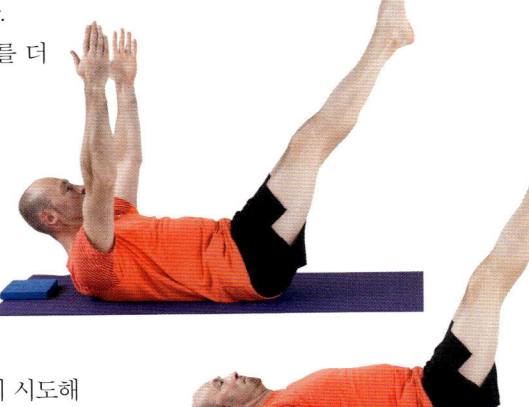

더 난이도가 높은 동작을 원한다면 다음과 같이 시도해 보자.
- 반복 횟수를 늘린다.
- 동작을 아주 천천히 수행한다.
- 팔을 옆으로 벌려 원을 그리며 다시 시작 자세로 돌아오도록 하는 동시에 무릎을 다시 몸통 쪽으로 움직인다.

숄더 브릿지 SHOULDER BRIDGE

운동 효과

숄더 브릿지(어깨 교각)는 많은 사람이 좋아하는 아주 훌륭한 동작 중 하나로 우리에게 몸통의 안정성을 가르쳐 주고 척추를 길게 늘여 준다. 그뿐만 아니라 나태해진 엉덩이 근육을 강화하고 활성화하는 데에도 도움을 준다. 걸을 때, 특히 장거리를 힘차게 걷거나 뛸 때 둔근이 제대로 작동하지 않거나 둔근에 힘이 없어 자주 실망할 수 있다. 둔근이 부실하면 몸에 갖가지 문제가 발생할 수 있고 5장에서 설명한 것처럼 요추와 골반이 불안정해질 수 있다. 엉덩이가 제 역할을 하기를 바란다면 둔근을 강화하라! 숄더 브릿지는 햄스트링(넓적다리 뒤쪽 근육)과 코어 근육을 강화하는 동시에 척추의 정렬과 가동성을 촉진하고 등 근육과 대퇴 사두근(넓적다리 앞쪽 근육)을 길게 늘일 수 있도록 한다. 또 이 동작은 고관절을 활짝 펴 주고 고관절 굴근을 길게 늘여 준다.

숄더 브릿지는 오랫동안 산책한 날, 운동을 한 날, 정원을 가꾼 날, 몸을 많이 구부린 날에 수행하면 아주 좋은 동작이다. 뻣뻣하고 아픈 등과 햄스트링을 길게 늘여 긴장을 풀어 주는 데 도움이 될 것이다. 또 등 여기저기에 뭉쳐 있는 모든 근육을 편안하게 풀어 줄 것이다. 몸을 스트레칭하고 긴장을 풀어 줄 목적이라면 동작의 난이도를 높여 나가기보다는 초급 기본 동작을 계속해서 수행하도록 한다.

서혜부나 햄스트링 부상을 입은 경우에도 몸통 안정화 운동인 숄더 브릿지 동작을 수행하면 아주 훌륭한 재활 운동이 될 것이다.

모든 단계

운동법

- 등을 대고 누워 무릎을 구부리고 양발을 골반 너비로 벌려 바닥에 붙인다.
- 목과 척추의 정렬을 맞춰 줘야 할 경우 블록이나 쿠션으로 머리를 받쳐 준다.
- 팔을 옆으로 내려놓고 힘을 뺀 상태로 둔다.

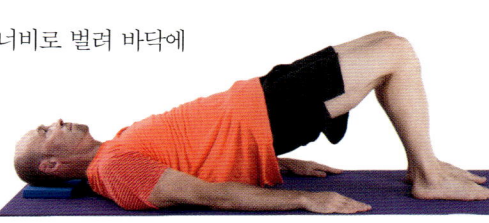

- 골반 경사를 몇 차례 실시해 척추 중립 위치를 찾는다.
- 둔근을 조여 활성화하고 복근/골반저근을 수축해 활성화한다.
- 숨을 들이마셔 흉곽을 채우고 동작을 준비한다.
- 척추의 맨 아랫부분부터 천천히 들어 올리며 숨을 내쉰다. 척추뼈를 한 번에 하나씩 천장을 향해 들어 올리듯 동작을 취한다.

요령 및 주의 사항:

- 척추를 바닥에서 들어 올릴 때 둔부가 무릎보다 높이 올라가지 않도록 주의한다. 무릎에서 어깨까지 사선으로 일직선이 되도록 한다.
- 체중이 양쪽 발 사이에 고르게 분산되도록 한다.
- 몸이 흔들리지 않는지 살피고 동작을 수행하는 동안 몸통이 흔들리지 않도록 한다.
- 동작을 수행하는 동안 복근과 둔근을 수축해 활성화한다.
- 동작이 자연스럽게 이어지도록 호흡에 집중한다.

- 척추를 모두 들어 올린 상태에서 숨을 들이쉰다.
- 척추뼈 하나하나를 다시 바닥으로 천천히 부드럽게 내리면서 숨을 내쉰다.
- 8회 반복한 뒤 전신 스트레칭 동작을 취한다.

중급

이 중급 동작은 어깨 가동성을 높여 줄 뿐 아니라 조정력도 단련시켜 준다. 가벼운 손잡이 아령을 사용해 동작을 수행할 경우 팔을 사용하면서 몸통이 흔들리지 않도록 유지하기가 더 어려울 것이다.

- 등을 대고 누워 무릎을 구부리고 양발을 골반 너비로 벌려 바닥에 붙인다.
- 아령을 사용할 경우 손에 쥐고 팔을 양옆으로 내려놓는다.
- 골반 경사를 몇 차례 실시해 척추 중립 자세를 취한다.
- 둔근과 복근/골반저근을 수축해 활성화한다.
- 숨을 들이마셔 흉곽을 채우며 동작을 준비한다.
- 양팔을 들어 올려 뒤쪽으로 쭉 뻗으면서 숨을 내쉬는 동시에 척추의 맨 아랫부분부터 천천히 들어 올린다. 척추뼈를 한 번에 하나씩 천장을 향해 들어 올리듯 동작을 취하면 된다.

- 척추를 모두 들어 올린 상태에서 숨을 들이쉰다.
- 양팔을 천천히 매트로 내리는 동시에 척추를 바닥으로 부드럽게 내리며 숨을 내쉰다.
- 10회 반복한 뒤 양쪽 무릎을 가슴으로 들어 올려 양팔로 끌어안는다.

- 전신 스트레칭 동작을 취하기 전에 무릎을 끌어안은 채 한쪽 방향으로 돌려준 뒤 또 다른

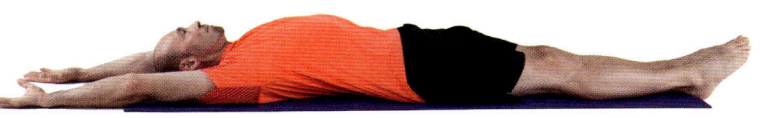
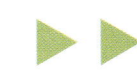

한쪽 방향으로 돌려주면서 등 아랫부분을 마사지한다.

더 난이도가 높은 동작을 수행하고 싶다면 다음과 같이 시도해 보자.

아래의 중급 숄더 브릿지 동작은 동작 말미에 복근을 감아올리는 운동이 추가돼 있다. 앞서 수행한 동작보다 동작을 조정하기가 더 어려울 수 있지만 그만큼 운동 효과가 아주 좋은 동작이다. 동작을 천천히 수행하도록 하고 움직임이 중간에 끊어지지 않고 자연스럽게 이어지도록 하자.
- 등을 대고 누워 무릎을 구부리고 양발을 골반 너비로 벌려 바닥에 붙인다.
- 아령을 사용할 경우 손에 쥐고 팔을 양옆으로 내려놓는다.
- 골반 경사를 몇 차례 실시해 척추 중립 자세를 취한다.
- 둔근과 복근/골반저근을 수축해 활성화한다.
- 숨을 들이마시며 흉곽을 채우며 동작을 준비한다.
- 양팔을 들어 올려 뒤쪽으로 쭉 뻗으면서 숨을 내쉬는 동시에 척추의 맨 아랫부분부터 천천히 들어 올린다. 척추뼈를 한 번에 하나씩 천장을 향해 들어 올리듯 동작을 취하면 된다.

- 척추를 모두 들어 올린 상태에서 숨을 들이쉰다.
- 양팔을 천천히 매트로 내리는 동시에 척추를 바닥으로 부드럽게 내리며 숨을 내쉰다. 둔근이 매트에 닿으면 머리와 목을 앞으로 들어 올리고 시선은 무릎이나 넓적다리 쪽에 둔다.

- 숨을 들이쉬며 자세를 그대로 유지한다.
- 머리를 바닥으로 내리며 숨을 내쉬고 다시 머리와 목을 감아올려 숄더 브릿지 자세를 취한다.

고급

이 고급 동작은 더 높은 수준의 골반 안정성을 요구하는 운동으로 둔근을 더욱 강하게 작동시킨다. 또 코어 근육 전체를 목표로 삼아 수행할 수 있는 동작이기도 하다.
- 등을 대고 누워 무릎을 구부리고 양발을 골반 너비로 벌려 바닥에 붙인다.
- 아령을 사용할 경우 손에 쥐고 팔을 양옆으로 내려놓는다.
- 골반 경사를 몇 차례 실시해 척추 중립 자세를 취한다.
- 둔근과 복근/골반저근을 수축해 활성화한다.
- 숨을 들이마시며 흉곽을 채우며 동작을 준비한다.
- 척추의 맨 아랫부분부터 천천히 들어 올려 척추뼈를 하나씩 천장을 향해 들어 올리듯 동작을 취한다.

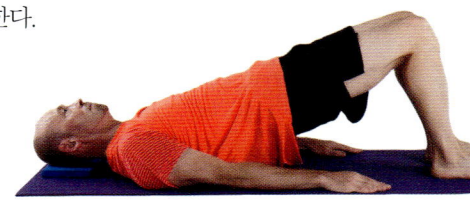

- 자연스럽게 호흡한다.
- 숄더 브릿지 자세를 취한 상태에서 오른쪽 발을 바닥에서 들어 올린다.
- 무릎을 가슴 쪽으로 구부린다.

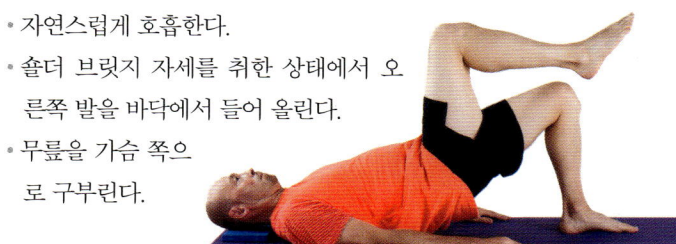

요령 및 주의 사항:
- 골반을 안정적으로 유지하고 양쪽 엉덩이가 같은 높이로 수평이 되도록 유지한다. 엉덩이가 한쪽으로 기울어져 있는 경우 둔근을 다시 들어 올려 자세를 바로잡아 준다.
- 몸통이 흔들리지 않는지, 다른 신체 부위가 움직이지는 않는지 유심히 살피고 몸의 흔들림이 발견되면 바로잡도록 한다.
- 동작을 수행하는 내내 복근과 둔근을 수축해 활성화한다.
- 근육 경련이 잘 일어나는 사람의 경우 이 동작을 수행하다가 햄스트링에 경련이 일어날 수도 있다. 주로 둔근이 충분히 활성화돼 있지 않거나 둔근 자체가 약할 때 햄스트링이 대신 부담을 떠안는 바람에 경련이 발생하게 된다. 따라서 동작을 수행할 때 둔근을 반드시 잘 조여 주도록 한다.

- 구부린 다리를 천장을 향해 곧게 뻗어 주고 발가락을 쭉 펴 준다.

- 숨을 들이쉬며 자세를 그대로 유지한다.
- 숨을 내쉬며 오른쪽 다리를 왼쪽 다리의 무릎 높이에 맞춰 내린다.

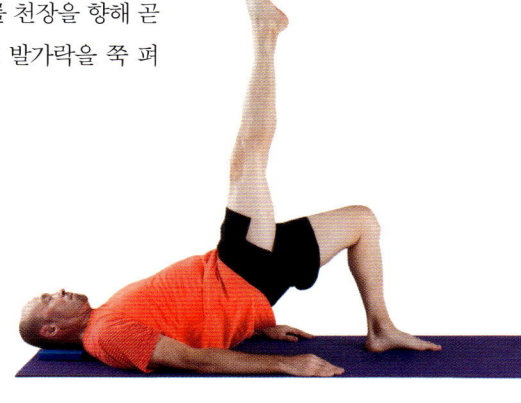

- 숨을 들이쉬며 오른쪽 다리를 천장을 향해 들어 올리고 엉덩이가 흔들리지 않도록 한다.
- 4회 반복한다.
- 오른쪽 무릎을 가슴 쪽으로 구부려 발을 바닥에 내린 뒤 척추를 바닥으로 부드럽게 내려놓는다.

- 반대쪽 다리도 4회 반복한다. 양쪽 무릎을 가슴으로 들어 올려 끌어안는다. 한쪽 방향으로 돌려준 뒤 또 다른 한쪽 방향으로 돌려주면서 등 아랫부분을 마사지해 준다. 마무리로 전신 스트레칭 동작을 취한다.

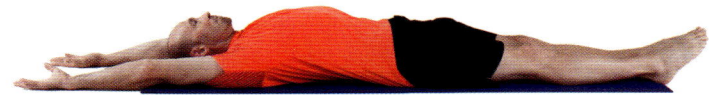

싱글 레그 브릿지 SINGLE LEG BRIDGE

운동 효과

싱글 레그 브릿지는 또 다른 형태의 숄더 브릿지 운동으로 한 번에 한쪽씩 수행해야 하는 난이도가 높은 고급 동작이다. 이 동작은 숄더 브릿지 동작 자체가 지닌 운동 효과를 두루 갖췄을 뿐 아니라 골반의 안정성과 조정력을 더 단련시켜 주며 둔근과 둔부의 불균형을 잘 드러내 보여 준다. 예를 들어, 동작을 수행할 때 한쪽이 다른 쪽보다 더 강하게 느껴질 수 있고 이는 둔근의 강도가 서로 다르다는 것을 의미한다. 또 한쪽 고관절 굴근이 다른 쪽보다 더 불편하게 느껴질 수도 있다.

고급

운동법

- 등을 대고 누워 무릎을 구부리고 양발을 골반 너비로 벌려 바닥에 붙인다.
- 팔을 양옆에 내려놓고 힘을 뺀 상태로 둔다.
- 척추 중립 자세를 취한다.
- 둔근과 복근/골반저근을 수축해 활성화한다.
- 숨을 들이쉬며 동작을 준비한다.
- 숨을 내쉬며 척추를 매트에서 부드럽게 벗겨내듯 들어 올려 숄더 브릿지(146쪽) 자세를 취한다.

> **요령 및 주의 사항:**
> - 양쪽 엉덩이 높이를 똑같이 맞춰 수평으로 유지한다.
> - 동작을 수행하는 내내 복근과 둔근을 수축해 활성화한다.
> - 다른 신체 부위를 편안하게 유지하고 동작이 자연스럽게 이어지도록 호흡에 집중한다.

- 척추를 들어 올린 상태에서 숨을 들이쉰다.
- 숨을 내쉬며 한쪽 다리를 바닥에서 들어 올려 천장을 향해 곧게 뻗어 주고 발가락도 쭉 펴 준다.

- 숨을 들이쉬며 척추를 천천히 조절해 가며 바닥에 다시 내려놓는다.

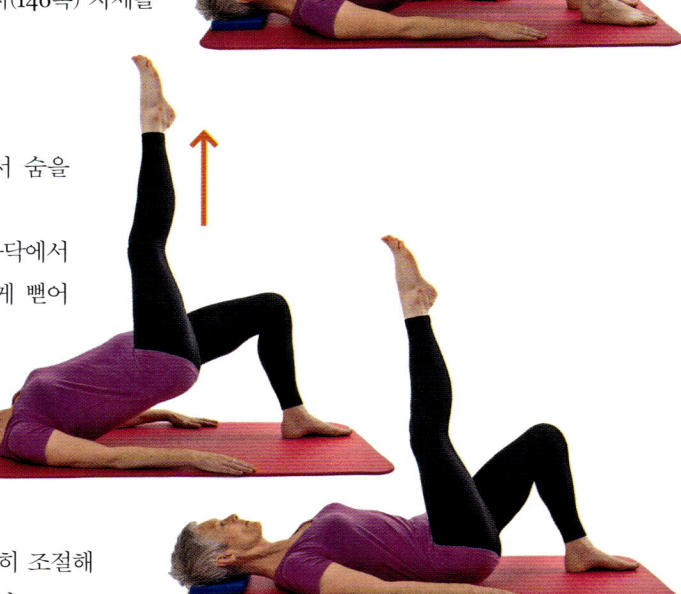

- 숨을 내쉬며 다시 척추를 바닥에서 들어 올리고 다리는 숄더 브릿지 자세로 되돌아올 때까지 위로 뻗은 상태를 그대로 유지한다.
- 6회 반복한 뒤 다리를 바꿔 동작을 수행한다.

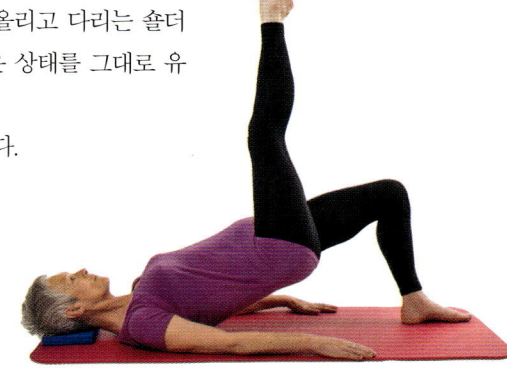

- 무릎을 가슴 쪽으로 올려 끌어안은 채 한쪽 방향으로 돌려준 뒤 또 다른 한쪽 방향으로 돌려주면서 등 아랫부분을 마사지해 준다. 마무리로 전신 스트레칭 동작을 수행한다.

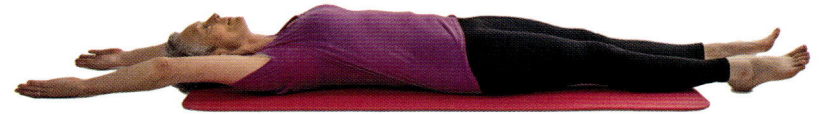

동작이 너무 어렵다면 다음과 같이 시도해 보자.
- 숄더 브릿지(146쪽) 동작으로 돌아가서 동작을 다시 익힌다. 체력을 좀 더 다지고 난 다음에 싱글 레그 브릿지를 다시 시도해 보자.

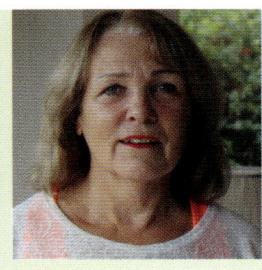

사례 연구

데니스 헤드
나이: 64   필라테스 운동 경력: 8년
가장 좋아하는 동작: 준비 운동 동작들은 몸 전체를 스트레칭하고 평소에 잘 사용하지 않는 신체 부위의 근육, 특히 목, 등, 엉덩이 발 근육을 활성화할 수 있도록 해 줘 마음에 듭니다.

'몸 전체의 탄력, 균형감, 코어 근육을 강화하기 위해 필라테스를 시작했습니다. 필라테스는 '나만의 시간'을 갖게 해 주는 아주 훌륭한 운동법입니다. 잔잔한 배경 음악 속에서 편안하고 행복한 마음 상태로 필라테스 운동을 할 수 있어요. 또 필라테스는 몸의 균형감과 유연성을 기르고 관절의 운동 범위를 늘리며 코어 근육을 강화할 수 있도록 도와줍니다. 이 모든 것이 바쁘고 활동적인 삶을 계속 즐기기 위해서 꾸준히 관리해 나가야 할 아주 중요한 신체 능력이죠. 그러나 무엇보다 필라테스는 뻣뻣한 등, 목, 둔부 근육을 편안하게 풀어 줬습니다. 몸이 뻣뻣하고 불편해 잠에서 깰 경우에는 침대에서 전신 스트레칭, 다리 스트레칭, 목 스트레칭 등과 같은 간단한 스트레칭 동작을 하기도 합니다. 또 필라테스는 별도의 특별한 도구를 필요로 하지 않기 때문에 언제 어디서든 심지어 휴가 중에도 쉽게 할 수 있습니다.'

힙 서클 HIP CIRCLE

운동 효과

힙 서클(고관절 돌리기) 동작은 고관절의 가동성을 높이고 고관절 굴근을 강화하며 내전근(넓적다리 안쪽 근육), 외전근(넓적다리 바깥쪽 근육), 코어 근육을 강화한다. 힙 서클은 다리를 돌리는(초보자는 무릎을 돌린다) 동시에 고관절과 골반의 안정성에 초점을 맞춰야 하는 동작으로 꽤 어려울 수 있지만 우리가 걷거나 뛰거나 운동을 할 때 골반이 얼마나 쉽게 불안정해질 수 있는지 깨닫게 해 줄 것이다. 또 긴 산책이나 도보 여행을 한 뒤에 뻣뻣해진 햄스트링(넓적다리 뒤쪽 근육)을 스트레칭하기에도 아주 좋은 동작이다.

초급

운동법

- 등을 대고 누워 무릎을 구부리고 양발을 골반 너비로 벌려 바닥에 붙인다.
- 목과 척추의 정렬을 맞춰 줘야 할 경우 블록이나 쿠션으로 머리를 받쳐 준다.
- 팔을 양옆에 내려놓고 힘을 뺀 상태로 둔다.
- 척추 중립 자세를 취한다.
- 복근/골반저근을 수축해 활성화한다.
- 오른쪽 다리를 들어 올려 테이블 탑 자세를 취하고 오른쪽 손이나 손가락을 무릎에 가볍게 갖다 댄다.

- 숨을 들이쉬며 동작을 준비한다.
- 숨을 내쉬며 손으로 무릎을 둥글게 돌린 뒤 몸 바깥쪽으로도 둥글게 돌린다.

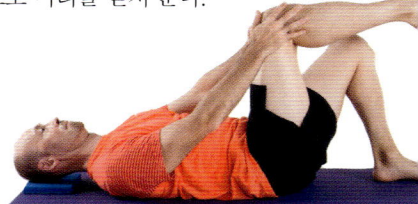

- 숨을 내쉬며 무릎으로 계속 원을 그린다.
- 호흡과 함께 총 5회 반복한다. 원을 그리는 움직임이 끊어지지 않고 계속 부드럽게 이어지도록 한다.
- 역방향으로 원 운동을 수행한 뒤 반대쪽 무릎으로 같은 동작을 반복한다.

- 무릎을 회전할 때 엉덩이가 바닥 위로 들리지 않도록 주의한다.
- 골반이 안정적으로 제자리를 지키고 있는지 확인한다.
- 움직임이 계속 부드럽게 이어지도록 한다.
- 골반이 움직일 경우 원을 작게 그리며 회전하도록 한다.
- 복근을 계속해서 수축한다. 다른 쪽 무릎이 흔들리거나 회전하는 무릎을 따라 움직이지는 않는지 살핀다. 만약 그럴 경우 그 무릎이 움직이지 않도록 안정시킨다!

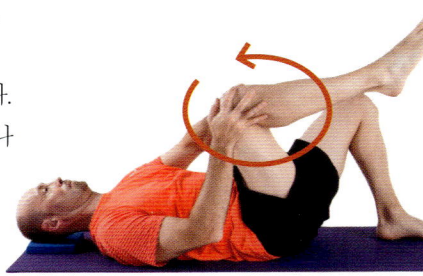

저항 밴드Dyna-Band™나 요가 스트랩을 사용한 초급/중급 동작

운동법

- 등을 대고 누워 무릎을 구부리고 양발을 골반 너비로 벌려 바닥에 붙인다.
- 한쪽 발바닥에 밴드를 걸고 밴드 끝부분을 같은 쪽에 있는 손으로 잡은 상태에서 다리를 천장 쪽으로 길게 쭉 뻗는다.
- 반대쪽 팔을 옆으로 내밀어 내려놓고 몸통을 안정적으로 지탱해 준다.

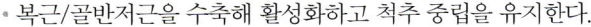

- 복근/골반저근을 수축해 활성화하고 척추 중립을 유지한다.
- 숨을 들이마셔서 흉곽을 채우고 동작을 준비한다.
- 숨을 내쉬고 골반을 안정적으로 유지한 상태에서 다리를 원 모양으로 천천히 회전시킨다.

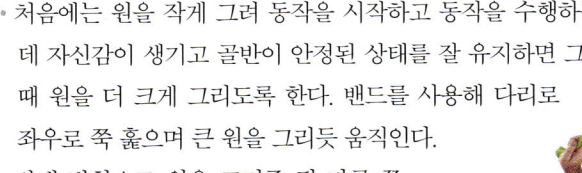

- 처음에는 원을 작게 그려 동작을 시작하고 동작을 수행하는 데 자신감이 생기고 골반이 안정된 상태를 잘 유지하면 그때 원을 더 크게 그리도록 한다. 밴드를 사용해 다리로 좌우로 쭉 훑으며 큰 원을 그리듯 움직인다.
- 반대 방향으로 원을 그려준 뒤 다른 쪽 다리로 다시 같은 동작을 반복한다.

요령 및 주의 사항:
- 손이 골반의 움직임을 감지할 수 있도록 한쪽 손을 허리께에 올려 둔다.

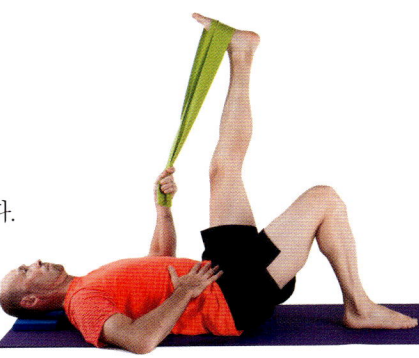

- 무릎을 회전할 때 엉덩이가 바닥 위로 들리지 않도록 주의한다.
- 원을 크게 그릴수록 동작이 더 어려워질 수 있으므로 골반이 안정적으로 제자리를 지키고 있는지 확인한다.
- 움직임이 계속 부드럽게 이어지도록 한다.
- 골반이 움직일 경우 원을 작게 그리며 회전하도록 한다.
- 복근을 계속해서 수축한다. 다른 쪽 무릎이 흔들리거나 회전하는 무릎을 따라 움직이지는 않는지 살핀다. 만약 그럴 경우 그 무릎이 움직이지 않도록 안정시킨다!

고급

운동법

- 등을 대고 누워 무릎을 구부리고 양발을 골반 너비로 벌려 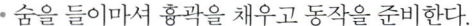 바닥에 붙인다.
- 팔을 양옆에 내려놓고 힘을 뺀 상태로 둔다.
- 척추 중립 자세를 취한다.
- 복근/골반저근을 수축해 활성화한다.
- 한쪽 다리를 천장을 향해 곧게 뻗어 주고 발가락을 쭉 펴 준다.

- 숨을 들이마시며 흉곽을 채우고 동작을 준비한다.
- 숨을 내쉬고 천장을 향해 고관절을 움직여 발가락 끝으로 작은 원을 그린다.
- 다리로 계속 원을 그리면서 다시 숨을 들이쉰다.
- 숨을 내쉬며 방향을 바꿔 역방향으로 계속 작은 원을 그린다.

- 다리를 다시 중앙에 둔 상태에서 숨을 들이쉰다.
- 숨을 내쉬고 다리로 좌우로 쭉 훑고, 몸통을 가로질러 위아래로 쭉 늘이면서 크고 넓은 원을 그린다.

- 측면 흉식 호흡을 하면서 동작을 반복하고 원 하나당 4회 호흡하도록 한다.
- 다리를 바꿔 동작을 반복한다.

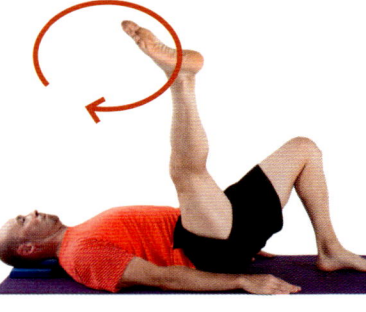

- 무릎을 회전할 때 엉덩이가 바닥 위로 들리지 않도록 주의한다.
- 원을 크게 그릴수록 동작이 더 어려워질 수 있으므로 골반이 안정적으로 제자리를 지키고 있는지 확인한다.
- 움직임이 계속 부드럽게 이어지도록 한다.
- 골반이 움직일 경우 원을 작게 그리며 회전하도록 한다.
- 복근을 계속해서 수축한다. 다른 쪽 무릎이 흔들리거나 회전하는 무릎을 따라 움직이지는 않는지 살핀다. 만약 그럴 경우 그 무릎이 움직이지 않도록 안정시킨다!

요령 및 주의 사항:
- 손이 골반의 움직임을 감지할 수 있도록 한쪽 손을 허리께에 올려 둔다.

더 난이도가 높은 동작을 원한다면 다음과 같이 시도해 보자.
- 반복 횟수를 늘린다.
- 원을 더 크게 그린다. 단, 골반이 따라 움직이지 않도록 주의하고 복근을 계속 수축해 활성화한다.

리버스 레그 풀/플랭크 REVERSE LEG PULL/PLANK

운동 효과

이 고난도 리버스 레그 풀/플랭크(역 다리 당기기/플랭크)는 여러분의 자세를 전체적으로 개선해 주고 신체 코어, 허리, 척추, 엉덩이, 팔, 어깨, 둔근을 두루 강화해 줄 것이다. 또 가슴을 활짝 펴주고 흉근을 길게 늘여 준다. 오랫동안 도보 여행을 하거나 정원을 가꾸며 몸을 많이 구부리거나 하루 종일 컴퓨터 앞에 구부려 앉아 있으면 흉근이 딱딱하게 경직될 수 있다. 리버스 레그 풀/플랭크는 걷거나 뛸 때 반복적으로 다리를 들어 올리느라 지친 고관절 굴근을 길게 늘여 잘 풀어 주는 동작이기도 하다. 삼각근(위팔) 역시 강화될 것이다. 또 이 동작은 어깨 안정화를 촉진하고 척추와 골반의 안정성을 필요로 하는 고난도 동작이다.

준비 운동은 하셨나요? 가벼운 준비 운동이 필요하다면 7장으로 다시 돌아가자.

요령 및 주의 사항: 손목이나 어깨 또는 목에 문제가 있는 경우 손에 작은 쿠션을 받쳐 주거나 이 동작을 생략하도록 한다.

중급

운동법

- 좌골 sit bones 로 똑바로 앉아 무릎을 구부리고 양발은 바닥에 붙인다.
- 양손은 각각 엉덩이 뒤쪽으로 뻗어 바닥에 붙이고 손가락은 양옆으로 향하게 한다.

- 복근/골반저근을 수축해 활성화한다.
- 숨을 들이쉬며 동작을 준비한다.
- 숨을 내쉬며 몸통을 들어 올려 네모난 상자 모양으로 자세를 잡는다.
- 머리는 앞쪽을 향하게 하고 턱은 가슴 쪽을 향하게 한다.

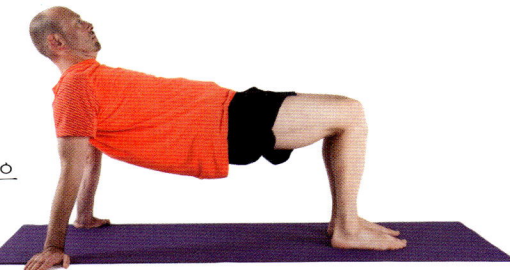

- 숨을 들이쉬며 자세를 그대로 유지한다.
- 숨을 내쉬며 한쪽 다리를 앞으로 뻗어 길게 늘인 다음 다른 쪽 다리도 앞으로 길게 뻗어 준다.
- 측면 흉식 호흡법을 사용해 3회 호흡하며 자세를 그대로 유지한다.
- 다시 숨을 들이쉰다.

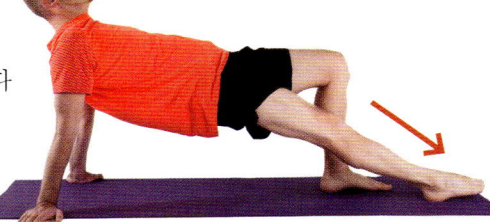

- 숨을 내쉬고 다리를 길게 늘인 상태에서 몸통을 바닥으로 천천히 내린다.

- 동작을 4회 반복한 뒤 전신 스트레칭 동작을 취한다.

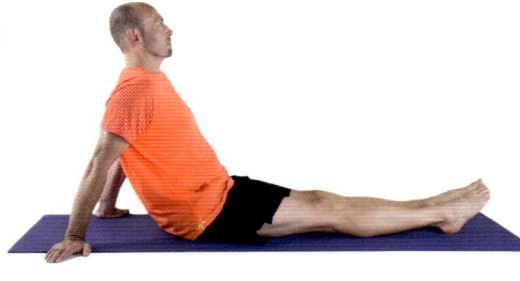

요령 및 주의 사항:
- 여러분 중 일부는 손 자세가 불편할 수 있다. 손가락이 몸 바깥쪽을 향하게 하는 것이 더 편할 경우 방향을 그쪽으로 바꿔도 좋다.

동작이 너무 어렵다면 다음과 같이 시도해 보자.
- 반복 횟수를 줄이고 몸통을 들어 올린 상태에서 실시하는 호흡 횟수를 줄여 동작을 더 짧게 유지한다.
- 몸통을 들어 올려 몸을 상자 모양으로 잡는 시작 자세에서 동작을 끝낸다. 이 시작 자세를 여러 번 반복한다.

- 아니면 다리를 번갈아 가며 한쪽만 앞으로 길게 늘이고 다른 쪽은 계속 구부린 자세를 유지하도록 한다.

- 계속해서 엉덩이 부위와 가슴을 쭉 펴 주고 몸통을 안정적으로 유지한다.

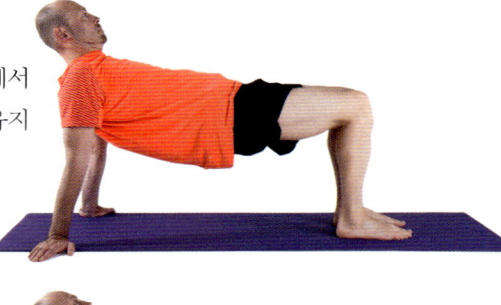

요령 및 주의 사항:
- 이 고난도 동작을 수행하는 데 더 큰 자신감이 생기면 다리를 들어 올릴 때 숨을 들이쉬고 다리를 내릴 때 숨을 내쉬며 측면 흉식 호흡법을 사용해 보자.
- 동작을 수행하는 데 자신이 있다면 반복 횟수를 늘려 수행하자. 단, 몸통은 안정적으로 유지하고 가슴은 활짝 편 상태를 유지해야 한다.
- 다리를 길게 늘일 때 어깨에서 발끝까지 사선으로 일직선이 되도록 자세를 유지한다. 몸이 축 처지지 않도록 주의한다.

- 동작이 자연스럽게 이어지도록 호흡에 집중한다.

고급

- '좌골'로 똑바로 앉아 무릎을 구부리고 양발은 바닥에 붙인다.
- 양손은 각각 엉덩이 뒤쪽으로 뻗어 바닥에 붙이고 손가락은 양옆으로 향하게 한다.

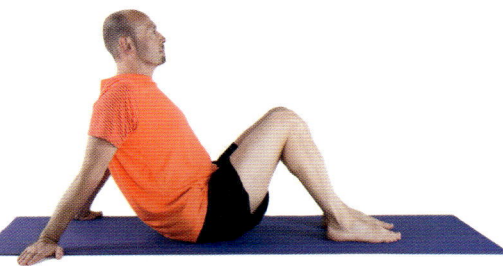

- 복근/골반저근을 수축해 활성화한다.
- 숨을 들이마셔서 흉곽을 채우고 동작을 준비한다.
- 숨을 내쉬며 몸통을 들어 올려 네모난 상자 모양으로 자세를 잡는다.
- 머리는 앞쪽을 향하게 하고 턱은 가슴 쪽을 향하게 한다.

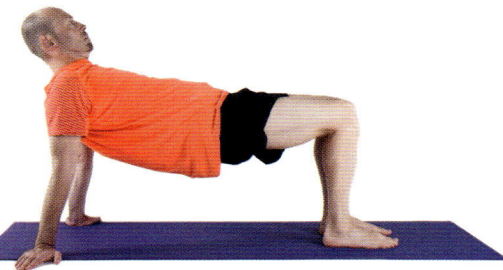

- 숨을 들이쉬며 자세를 그대로 유지한다.
- 숨을 내쉬며 한쪽 다리를 앞으로 뻗어 길게 늘인 다음 다른 쪽 다리도 앞으로 길게 뻗어 준다.

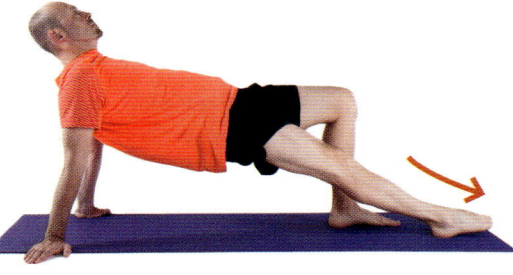

- 자연스럽게 호흡하고 양쪽 다리를 길게 뻗고 있는 상태에서 한쪽 다리를 천장을 향해 재빨리 들어 올려 발을 꺾어 준다.

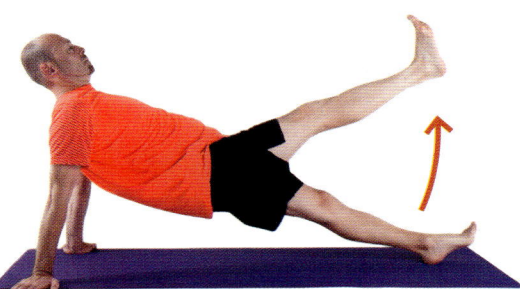

- 다리를 원위치로 돌려놓고 발가락을 펴 준다.
- 다른 쪽 다리로 동작을 반복한다.
- 총 6회 반복한다. 처음 시작할 경우에는 1~2회 정도 반복하고 점점 반복 횟수를 늘려 나가도록 한다. 몸통을 부드럽게 바닥으로 내려 전신 스트레칭 동작을 취한다.

가위 SCISSORS

운동 효과

이 가위(다리 교차하기) 동작은 여러분의 햄스트링(넓적다리 뒤쪽 근육)을 아주 효과적으로 스트레칭해 줄 것이다. 오래 앉아 있거나 언덕을 오른 경우 또는 둔근이 제대로 작동하지 않는 경우 햄스트링이 아주 뻐근하게 뭉칠 수 있다! 가위 동작은 둔근을 동원하고 코어 근육을 강화하며 여러분이 다리를 아주 격렬하게 움직일 때에도 몸의 중심을 잘 잡을 수 있도록 몸통을 단련시켜 줄 것이다. 또 이 동작은 여러분의 조정력을 이끌어 내고 체력을 길러 주는 동시에 등 윗부분을 스트레칭해 주고 자세를 개선해 줄 것이다.

요령 및 주의 사항:
- 햄스트링이 너무 뻣뻣할 경우 이 동작의 운동법 말미에 소개된 설명에 따라 동작을 수정해 수행하도록 한다 (그러나 햄스트링이 아무리 뻣뻣해도 스트레칭을 제대로 해 줄 필요가 있다!).

모든 단계

운동법

- 등을 대고 눕는다.
- 무릎을 구부리고 양발을 골반 너비로 벌려 바닥에 붙인다.
- 척추 중립 자세를 취한다. 팔을 옆에 내려놓고 긴장을 풀어 몸을 편안하게 한다.
- 복근/골반저근을 수축해 활성화한다.
- 한쪽 다리를 들어 올려 천장을 향해 길게 뻗고 발가락을 펴 준다.
- 다른 쪽 다리는 바닥을 따라 길게 늘이고 발가락을 펴 준다.

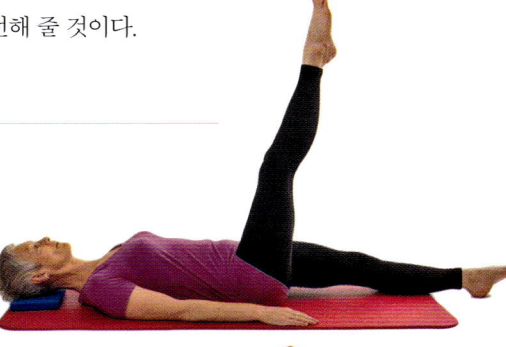

- 머리와 목을 위로 감아올리고 들어 올린 무릎 쪽을 바라본다.
- 들어 올린 다리의 종아리나 넓적다리를 양손으로 가볍게 감싼다.

- 숨을 들이쉬며 동작을 준비한다.
- 숨을 내쉬며 다리를 재빨리 바꿔 가며 가위 모양으로 만든다.
- 숨을 들이쉬면서 공중에서 다리를 바꿔 주고 다리가 위로 올라올 때마다 양손으로 종아리나 넓적다리를 잡아주면서 계속 가위 동작을 반복한다.

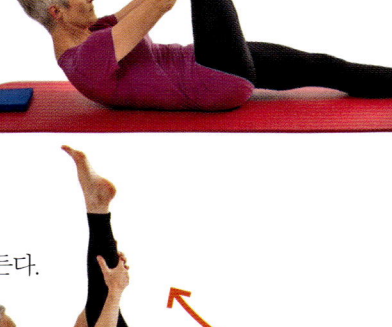

- 밑으로 내린 다리가 바닥 위에 머물도록 한다. 다리를 바닥에 내려놓으면 반칙이다!
- 가위 동작을 수행하는 데 별 문제가 없다면 16회 반복한다.
- 머리를 바닥에 내려놓고 양쪽 무릎을 가슴으로 모아 동작을 마무리한다. 다리를 한쪽씩 바닥에 내려놓고 전신 스트레칭 동작을 취한다.

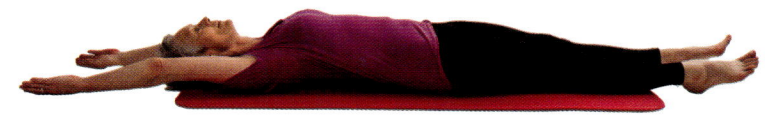

요령 및 주의 사항:
- 다리를 움직이는 동안 골반을 안정적으로 유지하고 척추 중립 상태를 유지한다.
- 골반이 움직일 경우 운동 속도를 줄여 무엇보다 중요한 골반의 안정성에 집중할 수 있도록 한다.
- 양손으로 다리를 가볍게 감싼다. 다리를 끌어당기지 않도록 주의한다. 동작을 수행하는 내내 복근을 수축해 활성화한다.

동작이 너무 어렵다면 다음과 같이 시도해 보자.
- 햄스트링이 너무 뻣뻣하다면 무릎을 가슴 쪽으로 약간 구부린다.

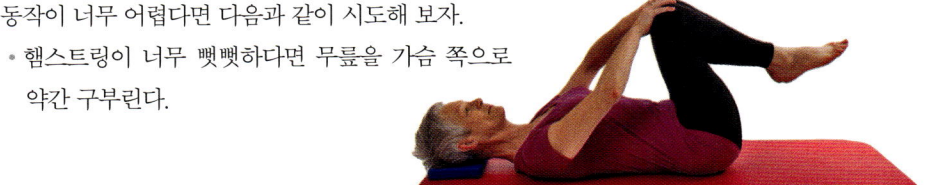

목이 긴장할 경우 다음과 같이 시도해 보자.
- 목 근육이 점점 긴장해 불편할 경우 머리를 내리고 팔을 양옆에 내려놓는다. 양쪽 다리만 움직여 코어 근육을 강화하고 햄스트링의 유연성을 기르는 데 집중하자.
- 척추 중립을 유지하고 동작을 수행하는 내내 복근을 수축해 활성화한다. 등이 아치형으로 구부러지지 않도록 주의한다. 등이 구부러질 경우 바닥에 바로 내리지 말고 중간쯤에 머물러 있도록 한다.

동작의 난이도를 높이고 싶다면 다음과 같이 시도해 보자.
- 반복 횟수를 늘린다.
- 구령을 빠르게 붙여 가며 가위 동작 속도를 높인다. 단, 골반이 안정적으로 유지되도록 한다.

롤링 라이크 어 볼 ROLLING LIKE A BALL

운동 효과

롤링 라이크 어 볼(공처럼 굴리기)은 아주 뻣뻣해질 수 있는 등 부위인 요추(30쪽)를 동원하는 동작이다. 이 동작은 등 근육 전체를 마사지하고 쭉 펴 줌으로써 등의 긴장을 완화해 준다. 또 둔근(엉덩이 근육)을 길게 늘여 주고 복근과 조정력도 강화해 준다. 난이도가 높은 고급 동작을 수행할 때에는 여러분의 균형감을 시험해 볼 수 있을 것이다.

> **요령 및 주의 사항:** 등에 심각한 문제가 있거나 골밀도에 문제가 있다면 이 동작은 생략하도록 하자.

초급/중급

운동법

- '좌골'을 가지런히 놓고 똑바로 앉는다. 척추를 보호하기 위해서 매트를 반드시 사용하도록 한다. 매트의 앞쪽 가장자리에 자리를 잡고 앉아 몸을 뒤로 굴릴 수 있는 공간을 확보한다. 역동적인 이 동작을 처음 시도할 때 몸이 매트 밖으로 이탈하기 쉬우니 매트 주변에 가구가 있다면 모두 멀리 옮기도록 한다.
- 무릎을 구부리고 양발을 바닥에 붙인다.
- 양손으로 정강이를 가볍게 감싸 주고 고개를 숙여 턱을 가슴 쪽으로 밀어 넣어 준다.

- 숨을 들이쉬며 동작을 준비한다.
- 몸을 안정시키지 위해 숨을 내쉬고 복근/골반저근을 수축해 활성화한다.
- 숨을 들이쉬며 어깨뼈가 매트에 닿지 않는 범위 내에서 몸통을 공처럼 뒤로 굴린다.

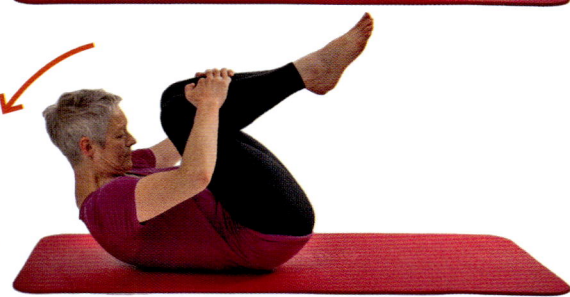

- 숨을 내쉬며 복근을 더 강하게 수축하고 몸통을 다시 똑바로 감아올려 좌골로 앉는 자세를 취하는 즉시 몸의 균형을 잡아 준다.

• 동작을 수행하는 데 문제가 없다면 10회 반복한 뒤 전신 스트레칭 동작을 취한다.

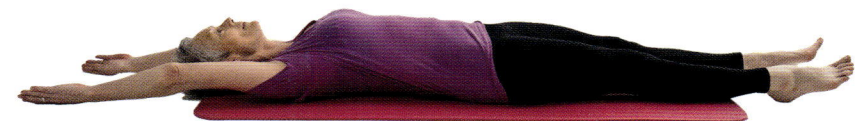

요령 및 주의 사항:
- 가슴을 향해 턱을 아래로 눌러 줘 목이나 머리까지 뒤로 굴리지 않도록 한다.
- 호흡을 계속 유지하고 동작을 수행하는 내내 복근을 수축해 활성화한다.
- 동작을 수행하는 내내 몸을 '공' 모양으로 유지한다. 다리로 허공을 차거나 시선이 흐트러지지 않도록 주의한다. 계속해서 복부 쪽을 바라본다.
- 몸통을 다시 위로 감아올릴 때 팔을 사용하지 않도록 주의한다.

고급

- 반복 횟수를 늘린다.
- 운동의 가속도를 줄여 천천히 동작을 수행한다. 천천히 동작을 수행하려면 복근을 더 많이 제어해야 한다.
- 몸을 감아올려 앉은 자세를 취할 때 양발을 공중에 띄워 자신의 균형감을 시험해 본다. 복근을 수축해 몸이 흔들리지 않도록 한다.
- 양발을 공중에 띄우고 앉은 자세를 더 길게 유지한다.

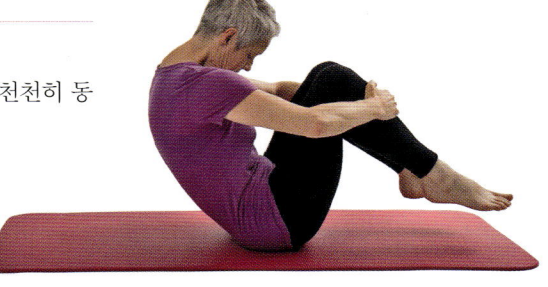

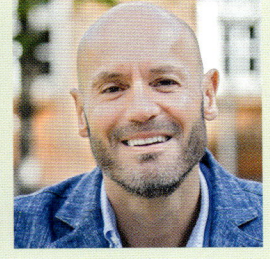

사례 연구

메튜 베넷
나이: 48   직업: 회사 대표 이사   필라테스 운동 경력: 2년
가장 좋아하는 동작: 레그 풀/플랭크(88쪽)

'저는 요통과 나쁜 자세를 개선할 목적으로 필라테스를 시작했습니다. 요즘 자전거를 타면서 체력과 신체 코어가 크게 향상됐다는 것을 느낍니다. 게다가 이제 수영을 할 때에도 허리가 아프지 않고 등에도 아무 문제가 없어요! 키도 더 커졌어요. 제 자세가 올바른지 늘 확인하고 있습니다. 전에는 오래 서 있기가 힘들었지만 이제 그렇지 않아요. 몸이 더 활기차고 유연해졌음을 느낍니다. 등도 더 튼튼해져 물건을 쉽게 들어 올리고 옮길 수 있게 됐어요. 그러나 무엇보다 가장 큰 변화는 필라테스가 5년간 아무 운동도 하지 않던 제게 모든 운동에 대한 열정을 다시 불러일으켰다는 점입니다. 현재 저는 달리기 운동도 함께 하고 있습니다.'

롤 백 ROLL BACK

운동 효과

롤 백(몸통 감아 뒤로 굴리기)은 복근과 고관절 근육을 강화해 준다. 또 척추 스트레칭 롤 업(164쪽) 동작이 너무 어려울 경우 대신 먼저 수행하기에도 좋은 동작이다. 디스크와 관련해 등 쪽에 문제가 있는 경우 이 동작을 피하도록 한다.

> 준비 운동은 하셨나요? 가벼운 준비 운동이 필요하다면 7장으로 다시 돌아가자.

모든 단계

운동법

- '좌골'을 가지런히 놓고 똑바로 앉아 무릎을 구부리고 양발은 바닥에 붙인다.
- 양손을 양쪽 넓적다리 옆에 가볍게 갖다 댄다.

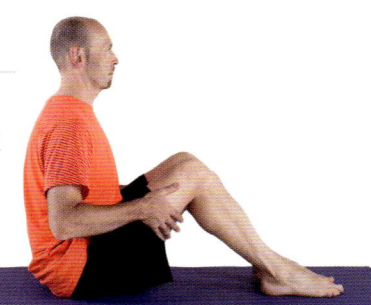

- 복근/골반저근을 수축해 활성화한다.
- 숨을 들이쉬며 동작을 준비한다.
- 숨을 내쉬며 복근을 안으로 당겨 위로 올리며 등을 'C'자 모양으로 천천히 구부리기 시작한다.

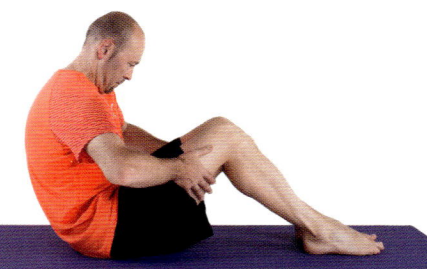

- 요추를 하나하나 분절시켜 바닥으로 내려오기 시작한다.
- 더 내려가면 뒤로 자빠질 것 같은 지점에서 동작을 멈춘다. 양발을 바닥에 딱 붙여 유지한다. 발이 바닥에서 떨어지려고 하지는 않는지 주의 깊게 살핀다.

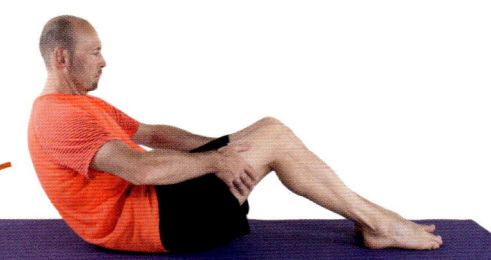

요령 및 주의 사항:

- 복근을 안으로 당겨 위로 올릴 때 갈비뼈를 허리 밑으로 내린다고 상상한다.
- 복근을 계속 수축해 활성화하고 다시 앉은 자세로 돌아갈 때 척추를 길게 늘여 아주 똑바른 자세를 취한다.

- 숨을 들이쉬며 자세를 그대로 유지한다.
- 숨을 내쉬며 천천히 앉은 자세로 돌아가기 시작한다.
- 동작을 8회 반복한 뒤 전신 스트레칭 동작을 취한다.

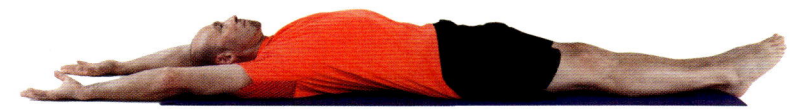

동작의 난이도를 높이고 싶다면 다음과 같이 시도해 보자.

- 반복 횟수를 늘린다.
- 척추를 바닥에 더 가까이 내리는 것을 목표로 삼아 뒤로 굴린다.
- 동작을 수행할 때 종아리 스트레칭도 함께 해 주기 위해 양발을 위로 꺾어 준다.

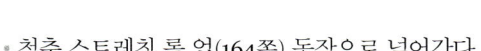

- 척추 스트레칭 롤 업(164쪽) 동작으로 넘어간다.

사례 연구

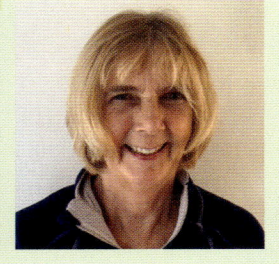

사라 그레고리

나이: 63 필라테스 운동 경력 6년 가장 좋아하는 동작: 숄더 브릿지(146쪽)

'이제 테니스를 칠 때 몸이 훨씬 더 유연하고 공에 닿기 위해 몸을 구부리고 뻗는 데도 문제가 없습니다. 필라테스를 시작한 이후로 잠도 더 잘 자고 있습니다. 전에는 등이 아주 많이 뭉쳐 뻣뻣했고 밤에 잠 들어 의식이 없을 때에는 움직일 수 없는 고정된 자세로 누워 있었고 의식이 있어도 움직임이 자유롭지 못했습니다. 그러나 이제 그런 일은 거의 없어요. 산책을 나가면 "어깨를 올렸다 내려 뒷주머니로 내린다"라는 말이 의식적으로 떠올라 자세를 바로잡는 데 도움이 됩니다. 몸이 훨씬 더 유연해져 몸에 부담을 주지 않게 됐습니다. 전에는 어깨가 완전히 굳어 있었지만 필라테스 운동을 하면서 훨씬 부드러워졌어요. 모든 사람이 필라테스를 해야 하고 학교에서도 필라테스를 가르쳐 어릴 때부터 몸을 스트레칭하고 관리하기 시작해야 한다고 생각합니다.'

척추 스트레칭 롤 업 ROLL UP WITH SPINAL STRETCH

운동 효과

척추 스트레칭 롤 업(척추 스트레칭으로 몸통 감기) 동작은 복근을 중점적으로 강화하고 척추와 햄스트링의 유연성을 높여 힘 있게 걷고 뛸 수 있게 해 준다. 여러분 중 일부는 이 동작이 어려울 수도 있으니 충분한 시간을 갖고 연습하도록 한다. 이 동작을 수행하면서 반동 없이는 몸을 바닥에서 들어 올리지 못할 경우 먼저 다른 동작들을 통해 복근을 강화한 다음 자신감이 생기면 그때 다시 이 동작을 수행하도록 하자.

중급/고급

운동법

- 등을 대고 누워 다리를 길게 늘인다.
- 전신 스트레칭 동작처럼 양팔을 머리 위로 들어 올려 바닥에 나란히 내려 둔다.

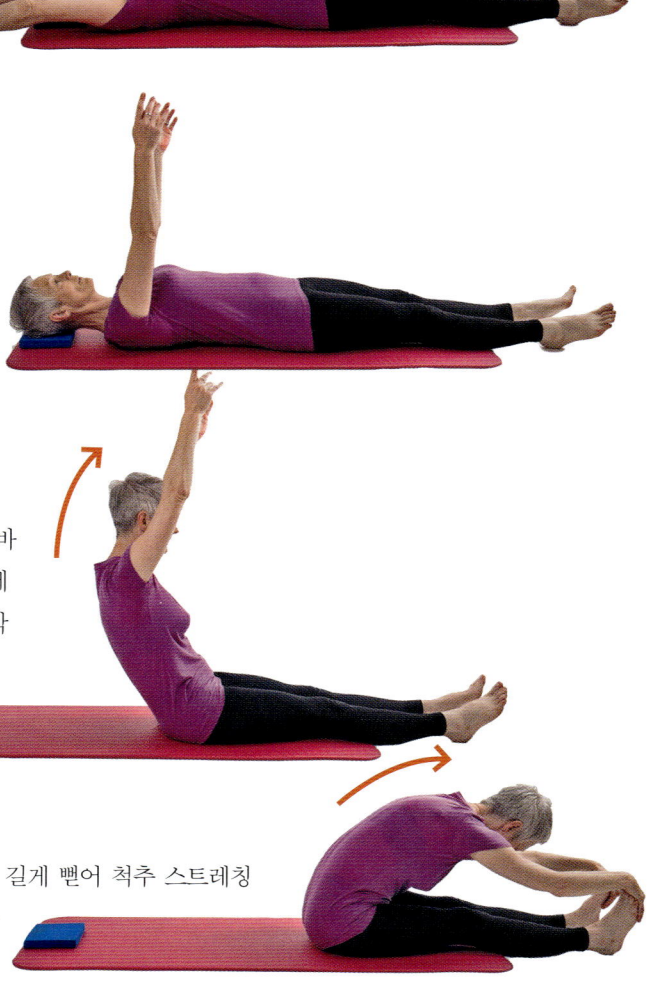

- 복근/골반저근을 수축해 활성화한다.
- 숨을 들이쉬며 동작을 준비하고 양팔을 가슴 위쪽으로 쭉 뻗어 나란히 들어 올린다.

- 숨을 내쉬며 머리, 목, 몸통을 바닥에서 들어 똑바로 앉은 자세가 될 때까지 감아올리기 시작한다.

- 앉은 자세에서 숨을 들이쉰다.
- 숨을 내쉬며 양팔을 발을 향해 길게 뻗어 척추 스트레칭 동작을 취하면서 몸을 길게 늘인다.

- 스트레칭 자세를 그대로 유지하며 숨을 들이쉰다.
- 숨을 내쉬며 양팔을 들어 올리고 똑바로 앉은 다음 다시 몸을 부드럽게 뒤로 굴려 눕힌다.

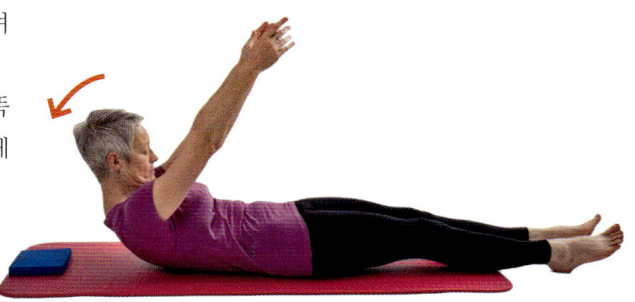

요령 및 주의 사항:
- 동작을 제어해 가며 천천히 움직여야 한다. 바로 이 점이 이 동작의 가장 어려운 부분이다. 동작이 부드럽게 이어지도록 호흡을 이용하고 복근을 수축하면서 척추를 길게 늘여 유지한다.
- 다리가 바닥 위로 들리지 않도록 주의한다.
- 천천히 움직임을 제어하면서 몸을 뒤로 굴려 눕는 자세로 돌아와야 한다. 방심한 채 몸을 바닥에 털썩 드러눕히지 않도록 한다!

동작이 너무 어렵다면 다음과 같이 실시해 보자.
- 복근에 충분한 힘이 없거나 반동 없이는 몸을 바닥에서 들어 올리지 못할 경우 작은 수건을 말아서 허리 밑을 받쳐 준다. 이 방법은 특히 척추 전만(30쪽) 증상이 있는 사람들에게 효과가 있다.

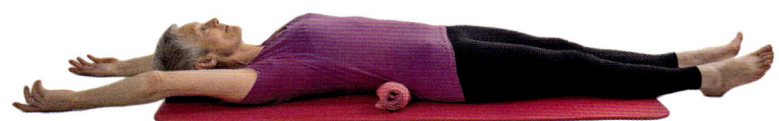

- 무릎을 구부린 채 동작을 수행해 보자.

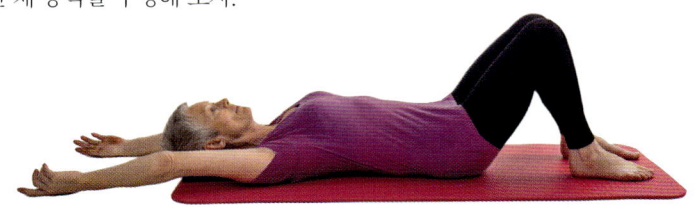

- 저항 밴드를 사용해 롤 업 동작을 시도해 보자. 처음 시작하기에는 저항 밴드 롤 업 동작(166쪽)이 더 쉬울 것이다.

저항 밴드 롤 업 ROLL UP WITH DYNA-BAND™

초급

운동법

- '좌골'을 가지런히 놓고 똑바로 앉아 무릎을 구부린다.
- 저항 밴드를 양쪽 발바닥에 걸고 다리를 앞으로 길게 늘인다. 발가락은 천장을 향해 쭉 펴 주고 발뒤꿈치는 바닥에 붙여 둔다.
- 저항 밴드의 가장자리를 꽉 붙잡는다.

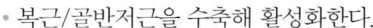

- 복근/골반저근을 수축해 활성화한다.
- 숨을 들이쉬며 동작을 준비한다.
- 숨을 내쉬고 몸을 부드럽게 바닥으로 내리며 복근을 안으로 당겨 올린다.

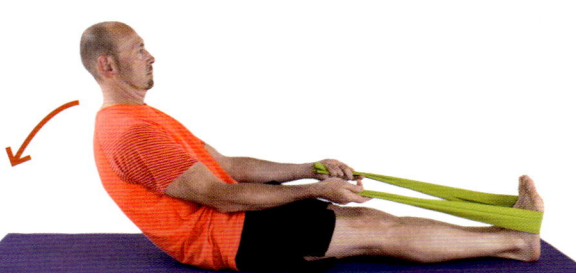

- 바닥에 닿으면 숨을 들이쉰다.
- 숨을 내쉬며 저항 밴드를 사용해 몸을 매트에서 부드럽게 감아올린다. 천천히 동작을 제어해 가며 감아올리도록 한다. 단, 팔을 너무 많이 사용하지 않도록 주의한다. 팔보다는 복근이 작용하도록 해야 한다!

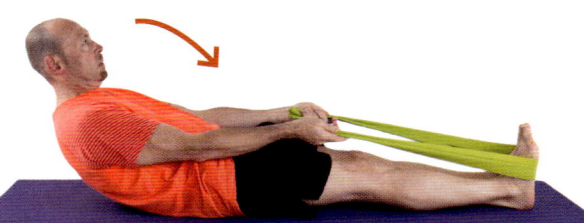

- 동작을 수행하는 데 불편함이 없다면 10회 반복한다.

요령 및 주의 사항:
- 어깨를 안정된 상태로 유지한다. 몸을 앉은 자세로 감아올릴 때 어깨가 귀 주위로 올라가지 않도록 주의한다.
- 동작을 수행하는 내내 복근을 수축해 활성화한다.
- 동작이 자연스럽게 이어지도록 호흡에 집중한다.

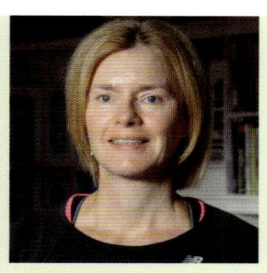

사례 연구

샐리 하비

나이: 49 직업: 개인 비서 필라테스 운동 경력: 4년
가장 좋아하는 동작: 롤 다운(51쪽)

'저는 만성 요통과 가끔씩 나타나는 급성 요통을 치료할 목적으로 필라테스를 시작했습니다. 필라테스를 시작한 이후 통증이 사라진 덕분에 매일 더 많은 일을 할 수 있게 됐어요. 필라테스는 제게 운동을 하고 하프 마라톤을 할 수 있는 자유를 줬습니다. 또 아주 강력한 힘을 실어 주는 운동이기도 합니다. 키가 더 커지고 몸이 더 강해지고 자세가 더 좋아졌다는 것을 느낍니다. 일시적인 효과에 머물지 않고 계속해서 몸을 건강하게 해 주는 선물과도 같은 운동법이에요! 전에는 어깨가 거의 귀 근처까지 솟아 있었지만 지금은 훨씬 더 편안한 상태로 제자리를 지키고 있습니다. 필라테스는 제게 자신감을 심어 줬고 필라테스를 하고 있을 때뿐만 아니라 매일매일 행복하고 건강한 삶을 살 수 있게 해 줬습니다. 모든 사람이 필라테스를 통해 장기적인 효과를 얻을 수 있으리라고 믿습니다.'

팔 스트레칭과 힙 트위스트
HIP TWIST WITH STRETCHED ARMS

운동 효과
이 동작은 가슴을 활짝 열어 주고 사근(허리 근육)을 포함한 모든 복부 근육, 대퇴 사두근, 고관절 굴근을 강화해 준다. 회전 운동과 강한 체력을 필요로 하는 이 동작은 여러분이 더 건강한 자세로 걷고 뛸 수 있게 해 줄 것이다. 이 동작을 통해 다리가 회전하는 동안 몸통이 움직이지 않도록 안정적으로 유지하는 방법을 배울 수 있다.

요령 및 주의 사항: 등, 손목, 팔꿈치에 문제가 있는 경우 아래의 운동법 말미에 적혀 있는 설명에 따라 동작을 수정하도록 한다.

고급

운동법
- '좌골'을 가지런히 놓고 똑바로 앉아 무릎을 구부리고 양발은 바닥에 붙인다.
- 양손을 몸 뒤쪽으로 뻗어 골반보다 약간 넓은 너비로 벌려 바닥에 붙이고 손가락은 몸 쪽을 향하도록 한다 (손가락을 몸 바깥쪽으로 향하게 하는 것이 더 편안하다면 그렇게 해도 좋다).
- 상체를 뒤로 젖혀 체중을 양손에 실어 준다.

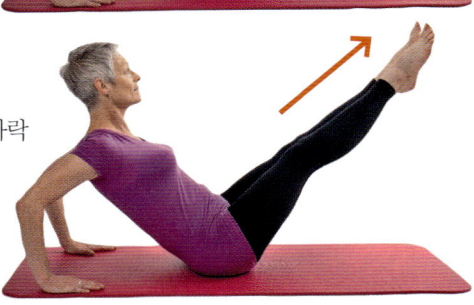

- 복근/골반저근을 수축해 활성화한다.
- 한쪽 다리를 들어 올려 앞으로 길게 늘이고 발가락을 펴 준다.

- 다른 쪽 다리도 들어 올려 양쪽 다리를 모아

요령 및 주의 사항:
- 몸의 중심이 무너지지 않도록 한다. 몸을 계속 길게 늘여 주고 동작을 수행하는 내내 복근을 수축해 척추를 지탱해 준다.
- 몸통과 골반을 안정적으로 유지한다. 몸통과 골반이 다리를 따라 함께 회전하지 않도록 한다.
- 동작이 자연스럽게 이어지도록 해 움직임이 딱딱 끊어지지 않도록 한다.
- 어깨에 힘을 빼고 어깨가 귀 쪽으로 솟아오르지 않도록 주의한다.
- 다리를 함께 모아 곧게 펴고 발가락을 편 상태를 유지한다.
- 호흡하라!

몸이 'V'자 모양이 되도록 자세를 잡고 발가락은 쭉 편다.

- 숨을 들이쉬며 동작을 준비한다.
- 숨을 내쉬며 몸 왼쪽 방향으로 다리를 천천히 회전하기 시작한다. 다리를 왼쪽 방향으로 회전해 바닥으로 내린 다음 반대 방향으로 회전 운동을 이어나간다.

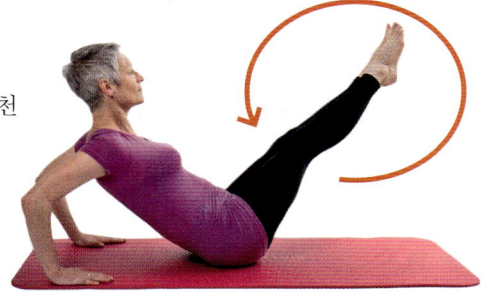

- 처음에 두서너 차례 동작을 반복하고 점점 반복 횟수를 늘려 양 방향으로 각각 4회씩 동작을 반복한다. 마무리로 전신 스트레칭 동작을 취한다.

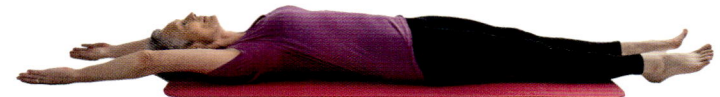

팔 자세가 너무 어렵다면 다음과 같이 시도해 보자.
- 팔꿈치를 구부려 손이 아닌 팔뚝에 몸을 기댄 채 동작을 수행한다.

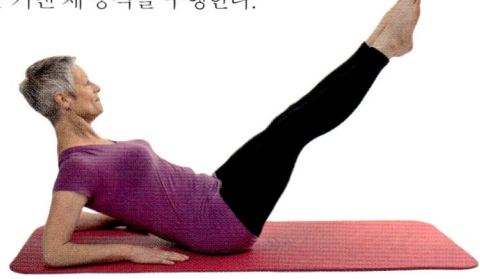

- 다리로 원을 한 번에 모두 그리지 말고 한쪽씩 반원을 그리듯 동작을 취한다.

- 회전 운동을 시도할 경우 골반이 따라 움직이지 않고 복근이 더 탄탄해지기 전까지는 원을 작게 그리도록 한다.

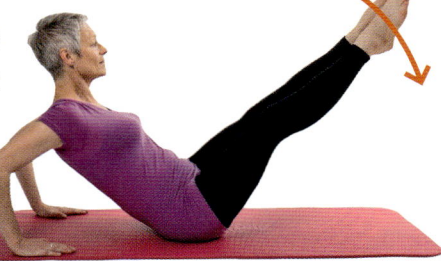

크리스크로스 CRISS-CROSS

크리스크로스(상반신 교차 운동) 동작은 다른 여러 사이드 시리즈(110~118쪽) 동작들과 마찬가지로 사근(허리 근육)을 작동시킨다. 사근을 강화하면 걷거나 뛸 때 몸이 좌우로 비틀거리지 않는다는 사실을 알게 될 것이다. 긴 산책이나 달리기 운동이 끝날 때쯤 몸이 지치면 비틀거리게 되고 그러면서 얼마 남지 않은 에너지를 낭비하게 된다. 다음번에 여러분이 밖을 돌아다닐 때 몸의 움직임을 유심히 관찰하면서 좌우로 몸이 회전하지는 않는지 한번 확인해 보자. 크리스크로스는 아주 탁월한 코어 강화 운동이다. 또 하부 복근을 작동시키고 고관절 굴근과 깊은 목 굴근을 길게 늘이며 흉추(30쪽)의 가동성과 조정력을 높여 준다.

요령 및 주의 사항: 목이나 등에 문제가 있을 경우 각별히 조심하거나 아래의 운동법 말미에 소개된 설명에 따라 동작을 수정해 수행하도록 한다.

모든 단계

운동법

- 등을 대고 눕는다.
- 무릎을 구부리고 양발은 골반 너비로 벌려 바닥에 붙인다.
- 팔은 양옆에 내려놓고 힘을 뺀 상태로 둔다.
- 골반 경사를 몇 차례 실시해 척추 중립 자세를 취한다.
- 복근/골반저근을 수축해 활성화한다.
- 한쪽 다리를 들어 올려 테이블 탑 자세를 취한다.

- 다른 쪽 다리도 들어 올려 테이블 탑 자세를 취한다.
- 손가락을 머리 뒤에 가볍게 갖다 댄다. 양쪽 팔꿈치를 양옆으로 벌리고 팔꿈치가 주변 시야에 들어오도록 한다.

- 숨을 들이쉬며 동작을 준비한다.
- 숨을 내쉬고 한쪽 다리를 앞으로 뻗어 발가락을 펴는 동시에 팔꿈치를 다른 쪽 무릎을 향해 돌려주기 위해 갈비뼈를 회전한다

- 다시 중앙으로 돌아오면서 숨을 들이쉰다.
- 숨을 내쉬고 이번에는 다른 쪽 다리를 뻗어 몸통을 반대 방향으로 회전해 동작을 수행한다.

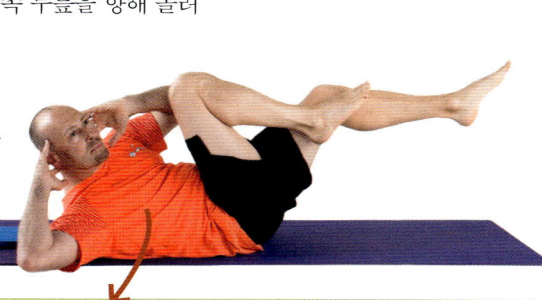

- 동작을 10회 반복한 뒤 잠시 휴식을 취하고 동작을 더 반복할 자신이 있다면 몇 차례 더 반복한다.
- 반복 운동을 모두 마치고 나면 머리와 목을 바닥에 내려놓고 양쪽 무릎을 가슴으로 구부려 올린다. 양팔로 무릎을 끌어안은 뒤 다리를 한쪽씩 바닥으로 내린다. 마무리로 전신 스트레칭 동작을 취한다.

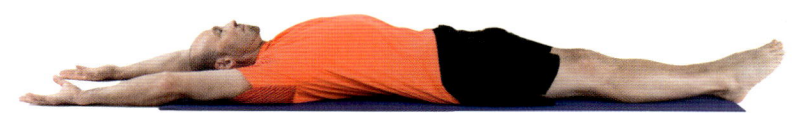

요령 및 주의 사항:

- 양쪽 팔꿈치를 긴장을 뺀 상태에서 넓게 벌려 유지한다. 팔꿈치가 아닌 몸통을 구부려 회전 운동을 하도록 한다. 흉곽이 반대쪽 고관절을 가로질러 간다고 상상하며 동작을 수행한다. 머리와 목을 앞으로 빼지 않도록 주의한다.
- 동작을 수행하는 내내 어깨가 바닥에 닿지 않도록 한다.
- 움직임이 계속 자연스럽게 이어지도록 하고 호흡을 이용한다.
- 골반을 안정적으로 유지하고 복근을 수축하는 데 집중하고 다리가 엉덩이와 일렬로 정렬이 되도록 길게 뻗어 준다.

동작이 너무 어렵다면 다음과 같이 시도해 보자.

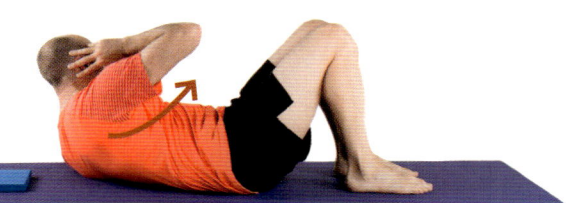

- 반복 횟수를 줄인다.
- 동작을 수행하는 동안 무릎을 구부려 양발을 바닥에 붙인 상태를 유지한다. 무릎 쪽으로 몸을 감아올린 다음 회전 동작을 실시한다.

이 동작의 난이도를 더 높이고 싶다면 다음과 같이 시도해 보자.

- 반복 횟수를 늘린다.
- 다리를 앞으로 뻗을 때 바닥 쪽으로 낮게 내려 준다. 단, 다리를 낮게 내릴 때 등이 아치형으로 구부러지지 않도록 각별히 주의를 기울여 내린다.

톱 THE SAW

운동 효과

삼두근을 들어 올려 날쌔게 움직이기(96쪽)와 스완 다이브(86쪽) 동작과 마찬가지로 톱 동작은 흉추(30쪽)의 가동성을 높여 줄 것이다. 흉추와 어깨는 일상 활동을 하면서 근육이 지쳐 단단하게 뭉쳐 뻣뻣해질 수 있고 특히 우리가 나이가 들면 몸통이 앞으로 쏠리기 때문에 그 두 부위가 더 쉽게 뻣뻣해질 수 있다. 또 흉추나 어깨 근육은 소파에 웅크려 앉아 있거나 하루 종일 책상 앞에 구부려 앉아 있어도 뻣뻣하게 뭉칠 수 있다고 이미 여러 번 언급했을 것이다! 다른 근육과 마찬가지로 이 두 부위의 근육도 나이가 들수록 더 뻣뻣해진다. 톱 동작은 등 근육을 강화하고 길게 늘여 스트레칭해 주며 톱 동작의 회전 운동은 사근(허리 근육)을 단련시켜 준다. 톱 동작을 수행하면서 햄스트링(넓적다리 뒤쪽 근육)과 내전근(넓적다리 안쪽 근육) 역시 길게 늘어나는 것을 느낄 수 있을 것이다.

요령 및 주의 사항: 척추 디스크에 문제가 있을 경우 이 동작을 조심스럽게 수행하고 회전 동작을 수행하면서 몸이 불편하지는 않은지 확인하도록 한다.

모든 동작

운동법

- '좌골'을 가지런히 놓고 똑바로 앉아 척추 중립 자세를 취한다.
- 다리를 앞으로 쭉 길게 뻗어 어깨 너비보다 약간 더 넓게 벌린다. 이 자세를 취하기가 너무 어렵다면 아래의 운동법 말미에 소개된 변형 동작을 참조한다.
- 스트레칭 강도를 높이려면 양발을 몸 쪽으로 젖혀 준다.
- 팔을 어깨 높이에 맞춰 양옆으로 펼쳐 준다.

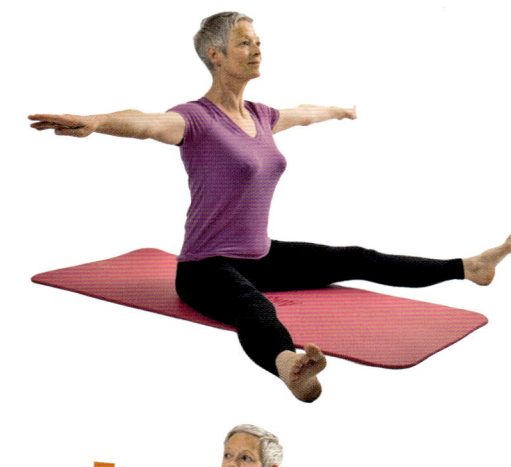

- 복근/골반저근을 수축해 활성화한다.
- 숨을 들이쉬며 동작을 준비하고 몸통을 오른쪽으로 천천히 회전한다.

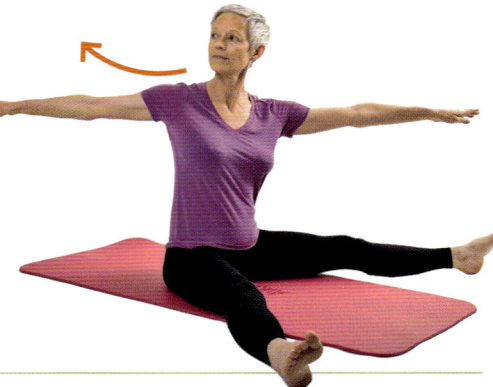

- 숨을 내쉬고 가슴을 다리 쪽으로 내리면서 왼쪽 새끼손가락을 오른쪽 새끼발가락에 갖다 댄다. 오른쪽 팔은 등 뒤로 뻗어 길게 늘인다.
- 숨을 들이쉰다.
- 숨을 내쉬며 새끼손가락을 발가락에 부드럽게 갖다 대고 마치 '톱질을 하는' 것처럼 동작을 3회 실시한다.
- 숨을 들이쉰다.
- 다시 앉은 자세로 돌아오기 위해 복근을 수축하고 척추를 길게 늘이면서 숨을 내쉰다.

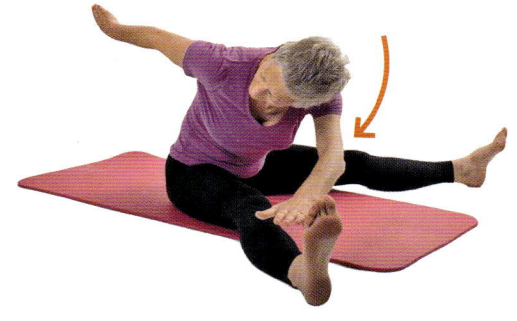

- 다시 똑바로 앉은 자세로 숨을 들이쉰다.
- 숨을 내쉬며 다른 방향으로 동작을 반복한다.
- 양방향으로 각각 3회씩 동작을 반복한다.

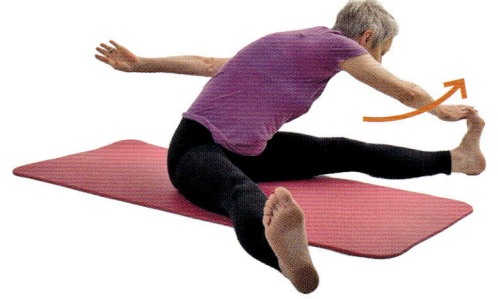

허리와 햄스트링이 너무 뻣뻣하다면 다음과 같이 시도해 보자.
- 다리를 앞으로 쭉 뻗고 앉기가 어려울 경우 작은 쿠션이나 블록 위에 앉아 몸의 중심을 유지한 상태에서 똑바로 앉도록 한다. 작은 쿠션이나 블록을 밑에 두고 앉으면 골반의 각도를 조절할 수 있고 가동성도 높아진다. 아니면 아예 동작을 수정해 수행하도록 한다(아래 참조).

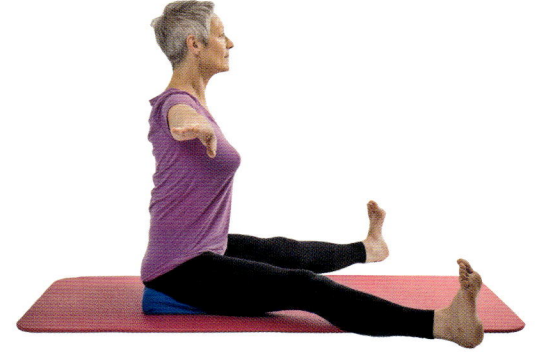

동작이 너무 어렵다면 다음과 같이 시도해 보자.
- 햄스트링이 너무 뻣뻣할 경우 무릎을 살짝 구부리고 다리 사이의 간격을 좀 더 좁혀 준다.

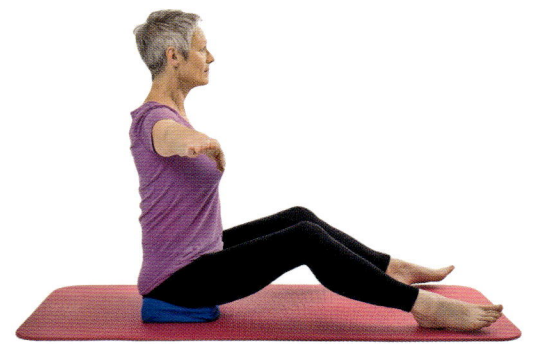

- 어깨나 팔을 양옆으로 뻗는 동작이 불편하다면 앞으로 팔짱을 끼고 좌우로만 회전한다.
- 반복 횟수를 줄인다.

동작의 난이도를 더 높이고 싶다면 다음과 같이 시도해 보자.
- 다리 사이의 간격을 좀 더 넓히되 다리의 정렬을 유지하고 '좌골'로 똑바로 앉을 수 있어야 한다.
- 동작의 반복 횟수를 늘린다.

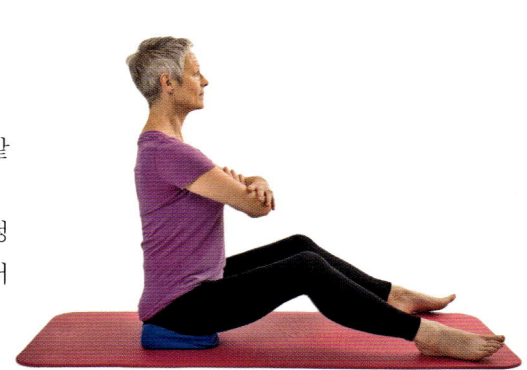

요령 및 주의 사항:
- 동작을 수행하는 내내 복근을 수축해 활성화한다.
- 무릎과 발의 정렬을 유지해 천장을 향하도록 한다. 무릎이 안쪽으로 돌아가지 않도록 주의한다.
- 몸통을 회전할 때 골반을 움직여 회전한다. 단, 회전 방향의 반대쪽 엉덩이가 바닥에서 들리지 않도록 한다. 양발을 움직이지 않도록 하고 서로 수평을 이루도록 한다.

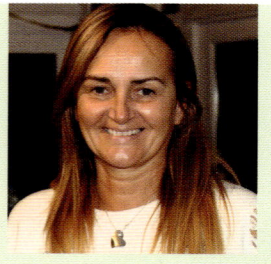

사례 연구

킴벌리 파텔

나이: 51 직업: 보건안전부장 필라테스 운동 경력 6년

가장 좋아하는 동자기 레그 풀/플랭크(88쪽)와 롤 백(162쪽)

'필라테스가 건강 상태를 전체적으로 관리하는 데 도움이 된다는 사실을 알게 됐습니다. 필라테스 덕분에 부실했던 무릎과 허리가 더 튼튼해졌어요. 이제 제가 장시간 앉아 있다는 사실을 더 잘 의식하고 컴퓨터 앞에 앉아 있는 자세가 바른지 확인해 가면서 틈틈이 휴식 시간을 갖고 있습니다. 필라테스 수업을 빠지면 몸에서 바로 티가 나는 것만 봐도 필라테스의 효과를 알 수 있죠!'

척추 비틀기 SPINE TWIST

운동 효과

척추 비틀기 동작은 고전 매트 필라테스 동작으로 사근(허리 근육), 복부 근육, 등 근육을 강화한다. 이 동작은 머리와 목을 포함한 척추의 가동성, 특히 흉추의 가동성을 높여 준다. 척추 비틀기는 혈액 순환을 촉진하고 긴장을 완화하는 데 아주 탁월한 운동이다. 단, 척추를 비트는 와중에도 척추를 길게 늘여 안정적으로 유지하고 꼿꼿한 자세로 똑바로 앉아 있으려면 우수한 복근 제어 능력이 필요하다. 이 동작은 보기보다 어려우므로 동작을 수행하면서 척추 정렬에 각별한 주의를 기울이도록 한다.

> 준비 운동은 하셨나요? 가벼운 준비 운동이 필요하다면 7장으로 다시 돌아가자.

요령 및 주의 사항: 척추 디스크에 문제가 있거나 등에 부상을 입은 경우 동작을 조심스럽게 수행하거나 이 동작을 아예 생략하도록 한다.

모든 단계

운동법

- '좌골'을 가지런히 놓고 똑바로 앉아 척추 중립 자세를 취한다.
- 다리를 앞으로 길게 늘여 매트를 따라 뻗어 주고 양발을 골반 너비로 벌려 위로 세운다.
- 팔은 양쪽으로 뻗어 손바닥이 바닥을 향하도록 한다.

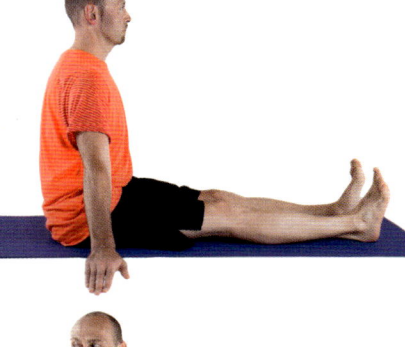

- 복근/골반저근을 수축해 활성화한다.
- 척추를 길게 늘이고 숨을 들이쉬면서 동작을 준비한다.
- 오른쪽으로 천천히 돌면서 숨을 내쉰다. 머리와 목부터 시작해 몸통을 회전하고 어깨너머가 보일 때까지 나머지 척추를 비틀어 회전한다.

- 숨을 들이쉬며 척추를 회전한 자세를 그대로 유지한다.
- 숨을 내쉬며 몸통을 다시 중앙으로 회전한다.
- 양방향으로 각각 5회씩 동작을 반복한다.

요령 및 주의 사항:

- 허리로 회전하고 있는지 확인한다. 몸통을 회전하면서 복근을 수축해 양팔은 몸통이 움직이는 대로 자연스럽게 따라가도록 한다. 몸통 대신 팔이 움직임을 이끌지 않도록 주의한다.
- 골반이 움직이지 않는지 확인하고 골반이 움직이지 않도록 안정시킨다.
- 몸통을 비틀면서 몸을 앞으로 숙이지 않도록 주의한다. 다리가 움직이지 않도록 한다.

동작이 너무 어렵다면 다음과 같이 시도해 보자.
- '좌골'을 가지런히 놓고 똑바로 앉아 척추 중립 자세를 취하기가 가끔 어려울 수 있으므로 작은 쿠션이나 블록 위에 앉아 바른 자세를 취할 수 있도록 한다. 또는 앉는 자세를 아예 바꾸도록 한다(아래 참조).

- 중립 자세를 유지한 채 다리를 앞으로 뻗고 앉은 상태에서 척추를 길게 늘이기가 어렵다거나 다리를 쭉 펼 수 없을 정도로 햄스트링이 아주 뻣뻣하다면 아래의 다리 자세 중 하나를 택해 동작을 수행해 보자.

- 책상다리를 한다.

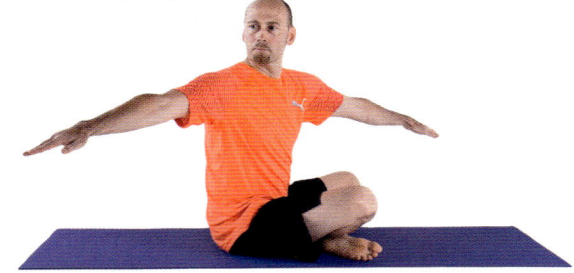

- 양 발바닥을 서로 마주 닿게 한다.

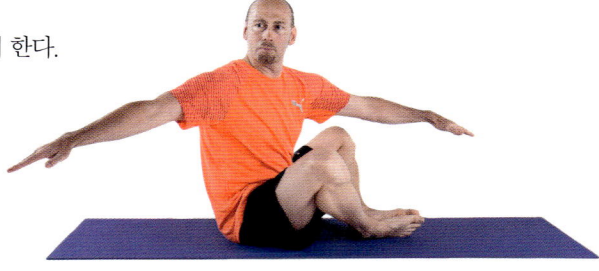

- 다리를 벌리고 길게 뻗어 늘인다.

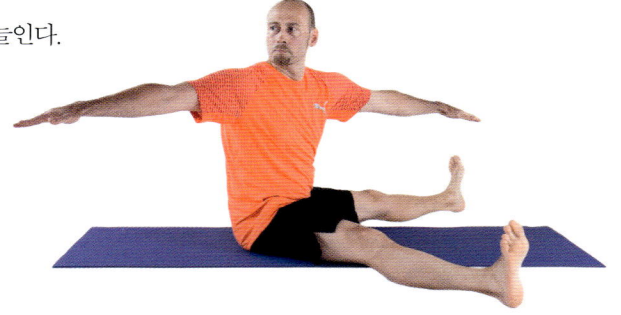

- 어깨에 문제가 있어 양팔을 옆으로 벌리기 불편한 경우 몸통을 회전할 때 양손을 어깨 위에 올리도록 한다.

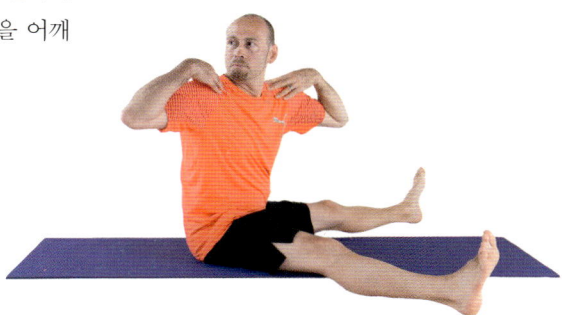

- 또는 양손을 앞으로 모아 기도하는 자세를 취하고 팔꿈치는 양옆을 향하도록 한다.

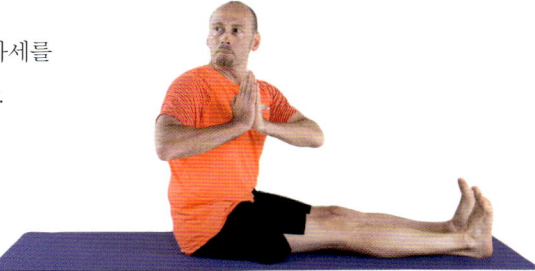

- 아니면 팔을 양옆으로 내려 손끝/손을 바닥에 댄다.

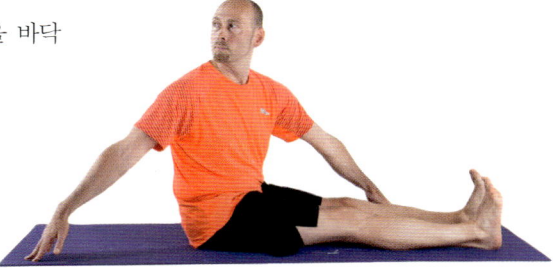

동작의 난이도를 더 높이고 싶다면 다음과 같이 시도해 보자.
- 반복 횟수를 늘린다.
- 이동 범위를 확대하고 몸통을 더 많이 비틀어 회전한다.

척추 가동성과 사근 스트레칭 SPINAL MOBILITY AND OBLIQUE STRETCH

운동 효과

이 동작은 기본적으로 스트레칭 동작이기는 하지만 걷거나 뛸 때 우리의 의지와 상관없이 몸이 비틀거려 에너지를 낭비하는 일이 없도록 사근(허리 근육)을 강화해 주고 등 아랫부분을 단련시켜 준다. 정기적인 연습 프로그램에 이 동작을 포함시켜 수행하거나 산책이나 기타 여러 활동 등을 마치고 난 뒤에 허리 부분의 긴장을 풀어 주기 위한 스트레칭 동작으로 사용해도 좋다.

모든 단계

운동법

- 등을 대고 누워 무릎을 구부리고 양발은 골반 너비로 벌려 바닥에 붙인다. 팔은 양옆으로 벌려 바닥에 내려놓는다.

- 골반 경사를 몇 차례 실시해 척추 중립 자세를 취한다.
- 복근/골반저근을 수축해 활성화한다.
- 오른발을 들어 올려 안쪽으로 돌린 다음 발목을 왼쪽 넓적다리 위에 얹는다.

- 숨을 들이쉬며 동작을 준비한다.
- 숨을 내쉬면서 왼쪽 엉덩이를 들어 올리고 척추를 회전해 오른쪽 무릎을 바닥으로 부드럽게 떨어뜨린다.
- 스트레칭 자세를 그대로 유지하며 숨을 들이쉰다.

- 숨을 내쉬고 다시 시작 자세로 무릎을 들어 올리면서 복근을 수축한다.
- 총 4회 동작을 반복한 뒤 다리를 바꿔 반대 방향으로 같은 동작을 반복한다.

동작이 너무 어렵다면 다음과 같이 시도해 보자.
- 스트레칭 강도가 너무 세다면 무릎을 반 정도만 떨어뜨린다.
- 무릎을 떨어뜨리는 방향의 반대쪽 엉덩이를 바닥에서 들어 올린다. 단, 반대쪽 어깨는 바닥에 그대로 밀착시켜 회전 운동을 할 때 따라 움직이지 않도록 한다.

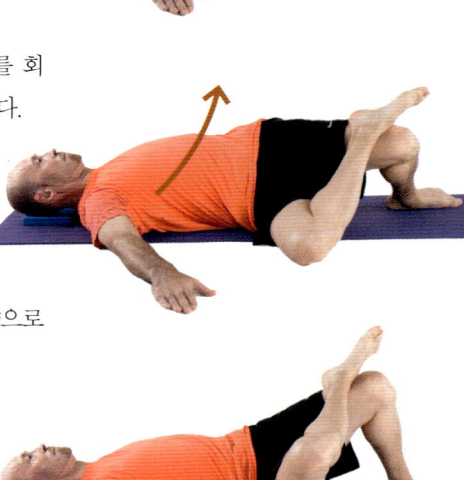

니 드롭 KNEE DROP

운동 효과

니 드롭(무릎 넘어뜨리기) 동작은 기초 동작 모음(74쪽)의 초보자를 위한 니 드롭 동작보다 난이도가 더 높은 심화 동작으로 고관절의 가동성과 골반의 안정화를 촉진하고 코어 근육을 단련시켜 준다.

> 준비 운동은 하셨나요? 가벼운 준비 운동이 필요하다면 7장으로 다시 돌아가자.

운동법

- 등을 대고 눕는다.
- 목과 척추가 정렬을 유지하도록 블록이나 작은 쿠션으로 머리를 받쳐 준다.
- 팔을 양옆에 내려 내려놓고 힘을 뺀 상태로 둔다.
- 무릎을 구부린다.
- 양발을 골반 너비로 벌려 바닥에 붙인다.
- 다리를 모아 마주 닿게 한다.

- 골반 경사를 몇 차례 가볍게 실시해 척추 중립 자세를 취한다.
- 복근/골반저근을 수축해 활성화한다.
- 숨을 들이쉬며 동작을 준비한다.
- 팔을 양옆으로 벌려 어깨 바로 아래쪽에 내려 둔다.
- 숨을 들이쉬며 동작을 준비한다.
- 숨을 내쉬고 양쪽 무릎을 천천히 조절해 가며 한쪽 바닥으로 내린다.

- 아래쪽에 놓인 다리는 그대로 구부린 채 위쪽 다리만 길게 뻗어 늘인다.

- 두서너 차례 호흡을 하면서 자세를 그대로 유지한다.
- 숨을 들이쉬며 무릎을 다시 천천히 구부려 아래쪽 다리 위에 얹는다.

- 숨을 내쉬고 복근을 계속 수축한 상태에서 양쪽 무릎을 들어 올려 다시 중앙으로 일으켜 세운다.
- 동작을 수행하는 데 어려움이 없다면 양방향으로 동작을 2회씩 반복한다.

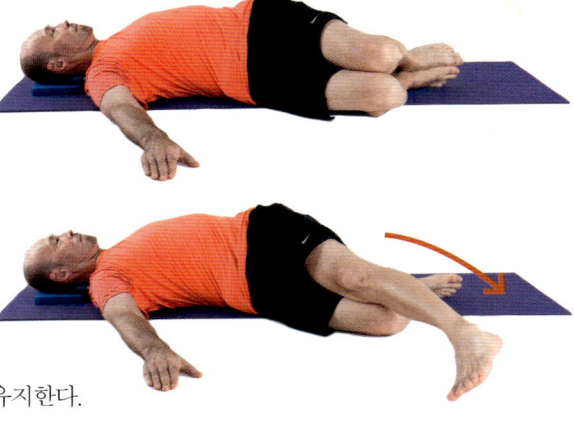

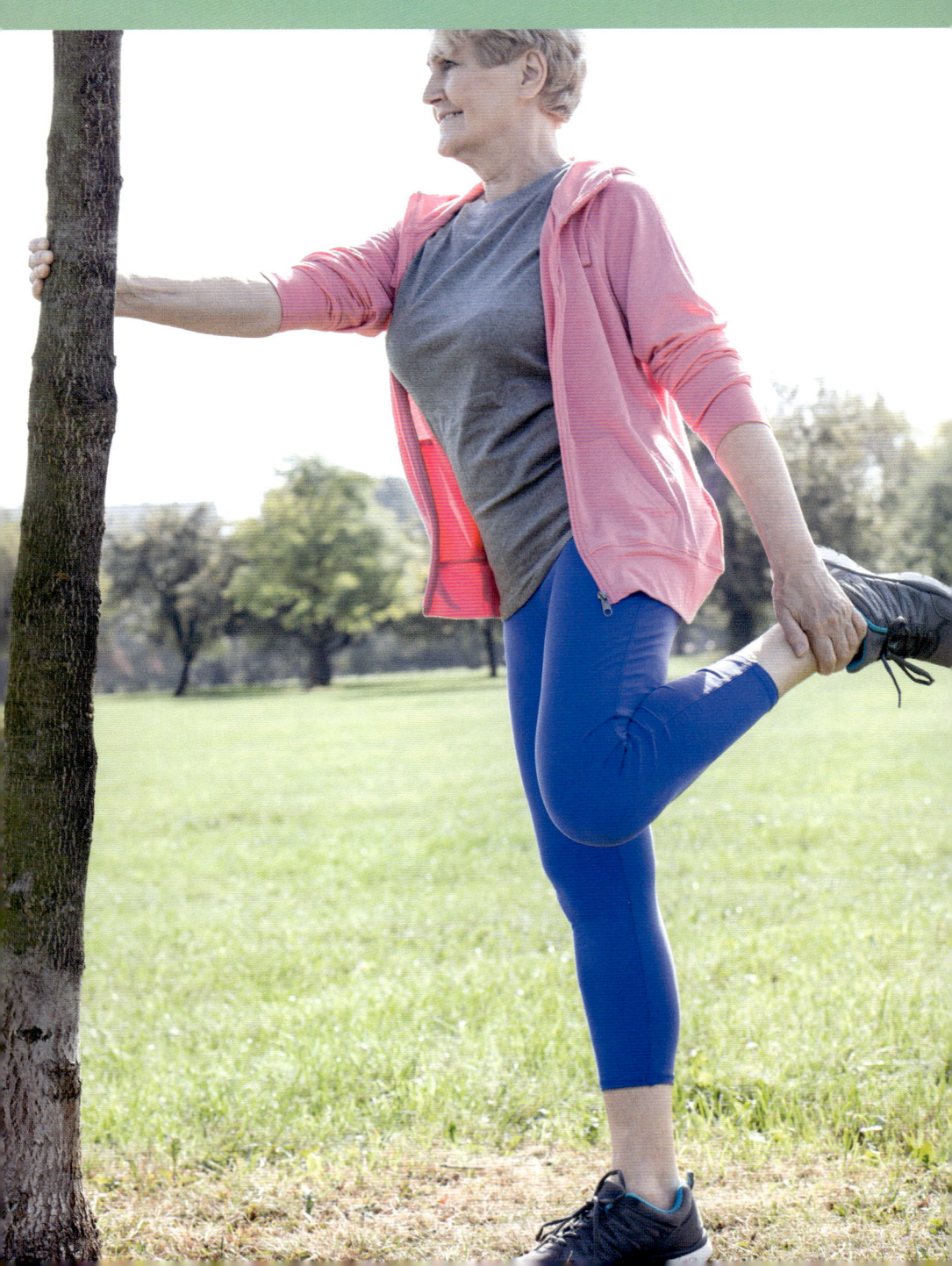

11장

활동 후 스트레칭 Post-activity stretches

11장에서 소개할 스트레칭 동작들은 긴 산책, 정원 가꾸기, 골프 게임을 마친 뒤나 필라테스 수업 말미에 근육에 적당히 열이 오른 상태에서 수행하거나 몸을 시원하게 스트레칭하고 싶을 때 수행하면 된다. 이 장에서는 저항 밴드를 사용해 수행할 수 있는 동작들은 물론 집에서 사용하는 매트 위에서나 서서 수행할 수 있는 다양한 스트레칭 기술을 소개한다. 서서 하는 스트레칭 동작들은 빠르게 걷는 파워 워킹이나 달리기를 끝마친 뒤 수행하기에 알맞은 동작들이다. 또 걷거나 달리다가 근육이 뻣뻣해질 경우에도 실시하면 도움이 된다.

- 스트레칭 자세는 약 20~30초간 유지하도록 한다.
- 몸에 부담이 되지 않는 범위 내에서 동작을 수행하고 억지로 스트레칭하지 않도록 한다.
- 통증이 느껴질 정도로 무리해 스트레칭을 해서는 안 되고 약간의 긴장이 느껴질 정도로만 해 준다.
- 천천히 속도를 조절해 가며 스트레칭을 한다.

요령 및 주의 사항:
- 부상, 특히 낙상이나 외상을 입은 직후 24~72시간 동안은 스트레칭을 하지 않는다. 스트레칭을 해도 괜찮은지 확신이 서지 않을 경우 의료 전문가에게 조언을 구하도록 한다. 스트레칭을 하면서 반동을 주지 않도록 주의한다.
- 동작이 자연스럽게 이어지도록 호흡에 집중한다.

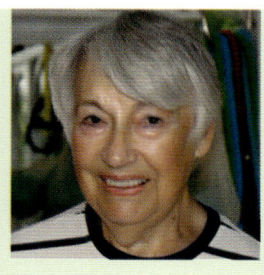

사례 연구

애니 보빌
나이: 84 필라테스 운동 경력: 평생 할 생각이다!
가장 좋아하는 동작: 모든 스트레칭 동작과 아령을 사용해 수행하는 동작

'몇 년 전 필라테스를 처음 시작했습니다. 저는 정원 가꾸기를 자주 하는 편이고 앞으로도 계속 정원 가꾸기를 하고 싶어요. 필라테스는 고관절 교체 수술을 받고 난 뒤에 특히 더 도움이 됐고 필라테스 덕분에 아프던 등도 많이 나아졌습니다. 자세가 개선돼 더 바르게 서 있게 됐고 이제 구부정하게 서 있지 않아요. 나이가 들면서 점점 약해지는 코어 근육 역시 훨씬 강해졌습니다. 노년에 독립적인 삶을 유지하고 건강한 삶을 누리는 것이 무엇보다 중요합니다. 필라테스는 분명 우리가 그러한 삶을 살 수 있도록 도와줄 거예요.'

저항 밴드를 사용한 햄스트링, 내전근, 외전근 스트레칭

HAMSTRING, ADDUCTOR AND ABDUCTOR STRETCH
WITH DYNA-BAND™

운동법

- 등을 대고 누워 무릎을 구부린다.
- 양손으로 저항 밴드의 양쪽 끝을 붙잡는다.
- 오른쪽 다리를 천장을 향해 길게 뻗어 올리고 저항 밴드의 중간 부분을 발바닥에 걸어 준다.

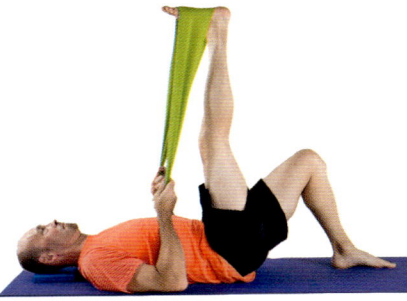

- 복근/골반저근을 수축해 활성화한다.
- 숨을 들이쉬며 동작을 준비한다.
- 넓적다리 뒤쪽 근육이 부드럽게 늘어나는 것을 느낄 수 있도록 다리를 머리 쪽으로 천천히 움직이면서 숨을 내쉰다.

- 자연스럽게 호흡하며 자세를 20~30초 정도 유지한다.
- 스트레칭 자세를 풀어 줬다가 스트레칭을 몇 차례 더 반복한다.
- 숨을 들이쉰다.
- 다리를 옆으로 떨어뜨리며 숨을 내쉰다. 넓적다리 안쪽을 부드럽게 늘려줄 정도로만 편안하게 떨어뜨린다.

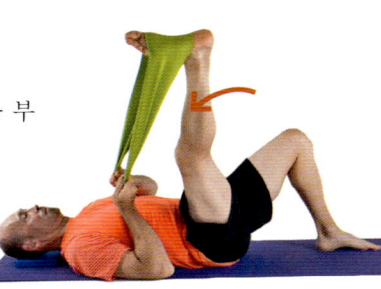

- 자연스럽게 호흡하며 자세를 20~30초 정도 유지한다.
- 숨을 들이쉰다.
- 숨을 내쉬며 다시 다리를 몸 쪽으로 들어 올린 뒤 이번에는 다리를 반대쪽으로 떨어뜨려 넓적다리 바깥쪽을 스트레칭 해 준다. 조금만 떨어뜨려도 근육이 길게 늘어나 스트레칭 효과를 느낄 수 있을 것이다.

- 자연스럽게 호흡하며 자세를 20~30초 정도 유지한다.
- 숨을 들이쉰다.
- 숨을 내쉬며 다리를 다시 중앙으로 일으켜 세운다.
- 다리를 번갈아 가며 처음부터 순서대로 전체 동작을 반복한다.

둔근 스트레칭 GLUTE STRETCH

운동법

- 등을 대고 누워 무릎을 구부린다.
- 오른쪽 발목을 왼쪽 넓적다리 위에 얹는다.
- 다리 사이에 오른손을 넣어 왼쪽 넓적다리 안쪽을 감싼다.
- 왼손으로는 왼쪽 넓적다리 바깥쪽을 감싸 준다.

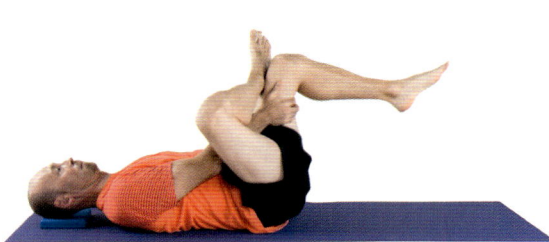

- 복근/골반저근을 수축해 활성화한다.
- 머리와 목을 바닥에서 들어 올리고 시선은 무릎 쪽에 둔다.
- 숨을 들이쉬며 동작을 준비한다.
- 숨을 내쉬며 둔부가 길게 늘어나는 것을 느끼면서 왼쪽 다리를 가슴 쪽으로 천천히 끌어당긴다.

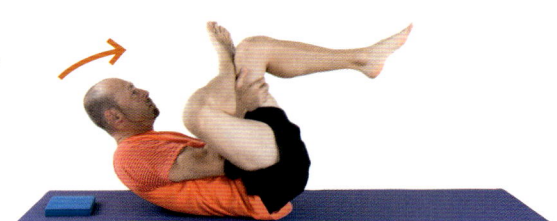

- 자연스럽게 호흡하며 자세를 20~30초 정도 유지한 뒤 자세를 풀어 준다.
- 다리를 바꿔 같은 동작을 반복한다.

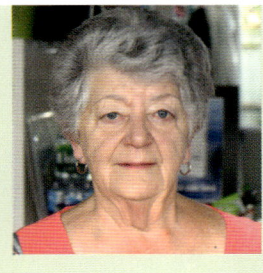

사례 연구

다프네 그루베

나이: 74   필라테스 운동 경력: 12년   가장 좋아하는 동작: 숄더 브릿지(146쪽)와 아령을 사용해 수행하는 팔 동작

'필라테스는 확실히 몸을 건강하고 유연하게 유지해 줍니다. 바로 그 점이 제가 필라테스를 하는 가장 큰 이유죠. 나이가 들면서 몸이 뻣뻣해지는 것을 예방하기 위한 방법으로 필라테스 운동을 하고 있습니다. 이제 일주일에 두세 번씩 골프를 치면서 18홀을 모두 거뜬히 돌만큼 몸이 건강하고 유연합니다.'

스탠딩 스트레칭 STANDING STRETCHES

종아리와 아킬레스건 스트레칭
CALF AND ACHILLES STRETCH

운동법
- 똑바로 서서 왼쪽 다리를 뒤로 벌려 바닥에 놓고 발뒤꿈치를 꾹 눌러 준다.
- 앞쪽에 있는 오른쪽 다리는 무릎을 구부리고 몸을 살짝 구부려 준다. 단, 등은 곧게 펴 유지한다.
- 종아리 뒷부분이 길게 늘어나는 것을 느끼면서 20~30초간 자세를 그대로 유지한다.
- 양쪽 다리의 위치를 바꿔 같은 동작을 반복한다.

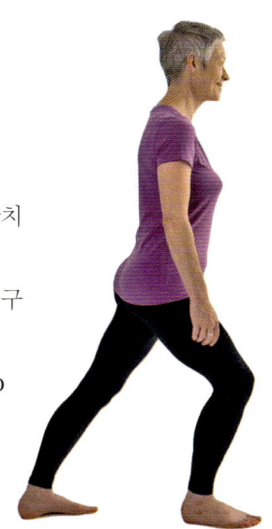

사두근과 고관절 굴근 스트레칭
QUADRICEPS AND HIP FLEXOR STRETCH

운동법
- 똑바로 서서 복근을 수축한 뒤 오른발을 뒤로 접어 오른쪽 엉덩이 쪽으로 올린다.
- 오른손으로 오른발을 잡는다.
- 손으로 발과 다리를 엉덩이 쪽으로 조심스럽게 움직인다. 넓적다리 앞쪽이 부드럽게 늘어나는 기분이 들 때까지 발과 다리를 엉덩이 쪽으로 당겨 준다.
- 몸의 균형을 잡기 어려울 경우 무언가를 잡고 선다.
- 등이 아치형으로 구부러지지 않도록 한다.
- 스트레칭 강도를 높이기 위해 양쪽 무릎을 붙이고 골반을 뒤로 기울인다.
- 자연스럽게 호흡하며 스트레칭 자세를 20~30초간 그대로 유지한 뒤 다리를 바꿔 같은 동작을 반복한다.

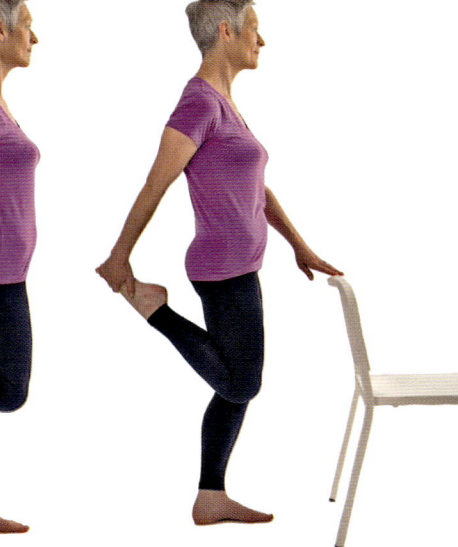

햄스트링 스트레칭 HAMSTRING STRETCH

운동법
- 오른쪽 다리를 좌측 전방으로 신전시킨다. 양쪽 무릎이 평행하도록 자세를 취한다.
- 오른쪽 다리는 곧게 펴고 왼쪽 다리는 무릎을 굽힌다.
- 몸을 지탱하기 위해 양손을 왼쪽 넓적다리 위에 올려 두고 넓적다리 뒤쪽이 늘어나는 느낌이 드는지 확인한다.
- 20~30초간 스트레칭 자세를 그대로 유지한다.
- 다리를 바꿔 같은 동작을 반복한다.

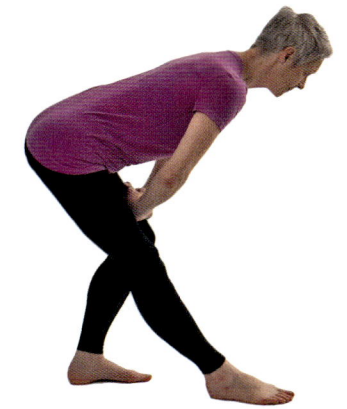

등 윗부분과 가슴 스트레칭 UPPER BACK AND CHEST STRETCH

운동법
- 똑바로 선다.
- 양팔을 가슴 앞으로 들어 올려 '나무를 끌어안는 자세'를 취한다!
- 20초간 자세를 그대로 유지한다.
- 양팔을 등 뒤로 뻗는다.
- 손깍지를 낀 상태에서 양팔을 부드럽게 위로 들어 올린다.
- 20초간 스트레칭 자세를 그대로 유지한다.

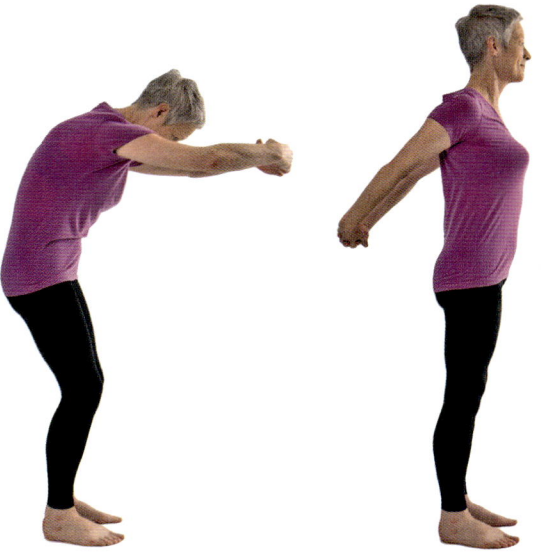

걷기, 정원 가꾸기, 운동 등을 한 뒤에 스트레칭을 해 줄 때 위에서 소개한 동작들과 더불어 아래의 스트레칭 동작들을 함께 수행해도 좋다.

• 롤 다운(51쪽)

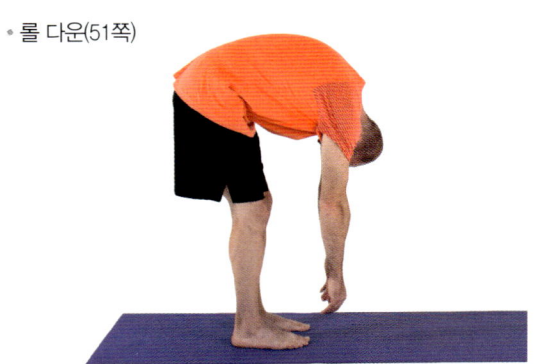

• 고양이 스트레칭(77쪽)

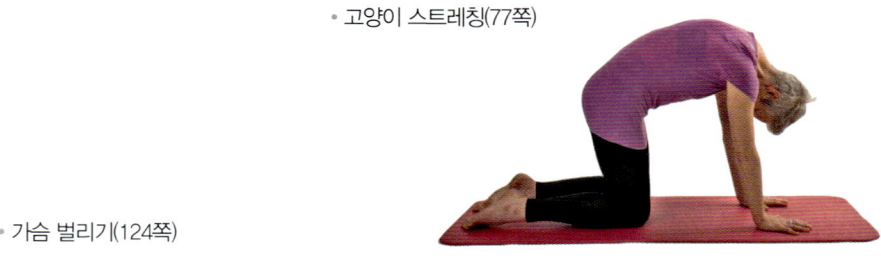

• 가슴 벌리기(124쪽)

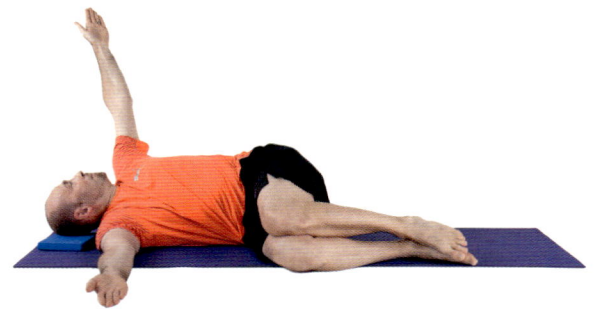

• 아기 자세(78쪽)

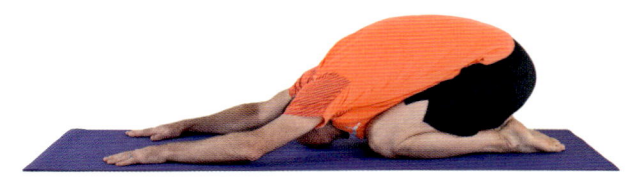

활동 후 스트레칭

- 코브라 스트레칭(80쪽)

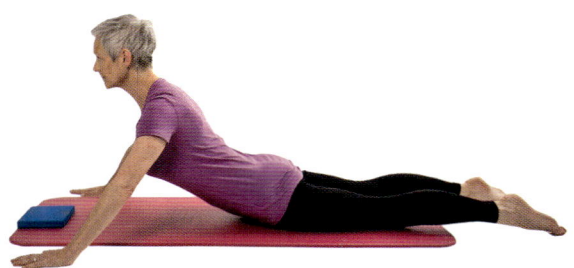

- 힙 롤(72쪽)

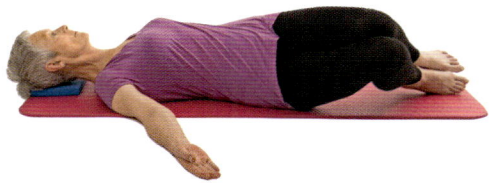

- 척추 가동성과 사근 스트레칭(178쪽)

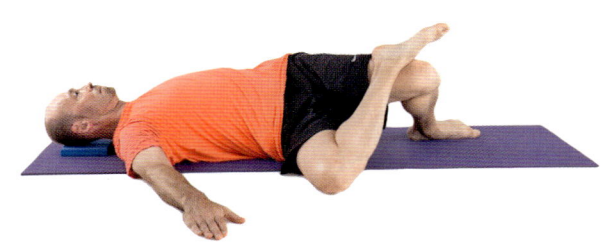

- 숄더 브릿지(146쪽)

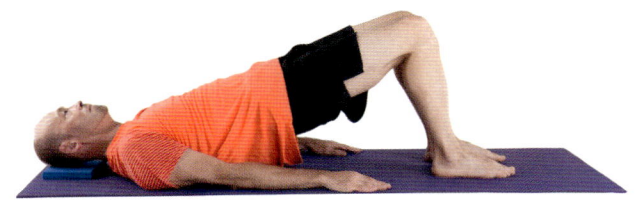

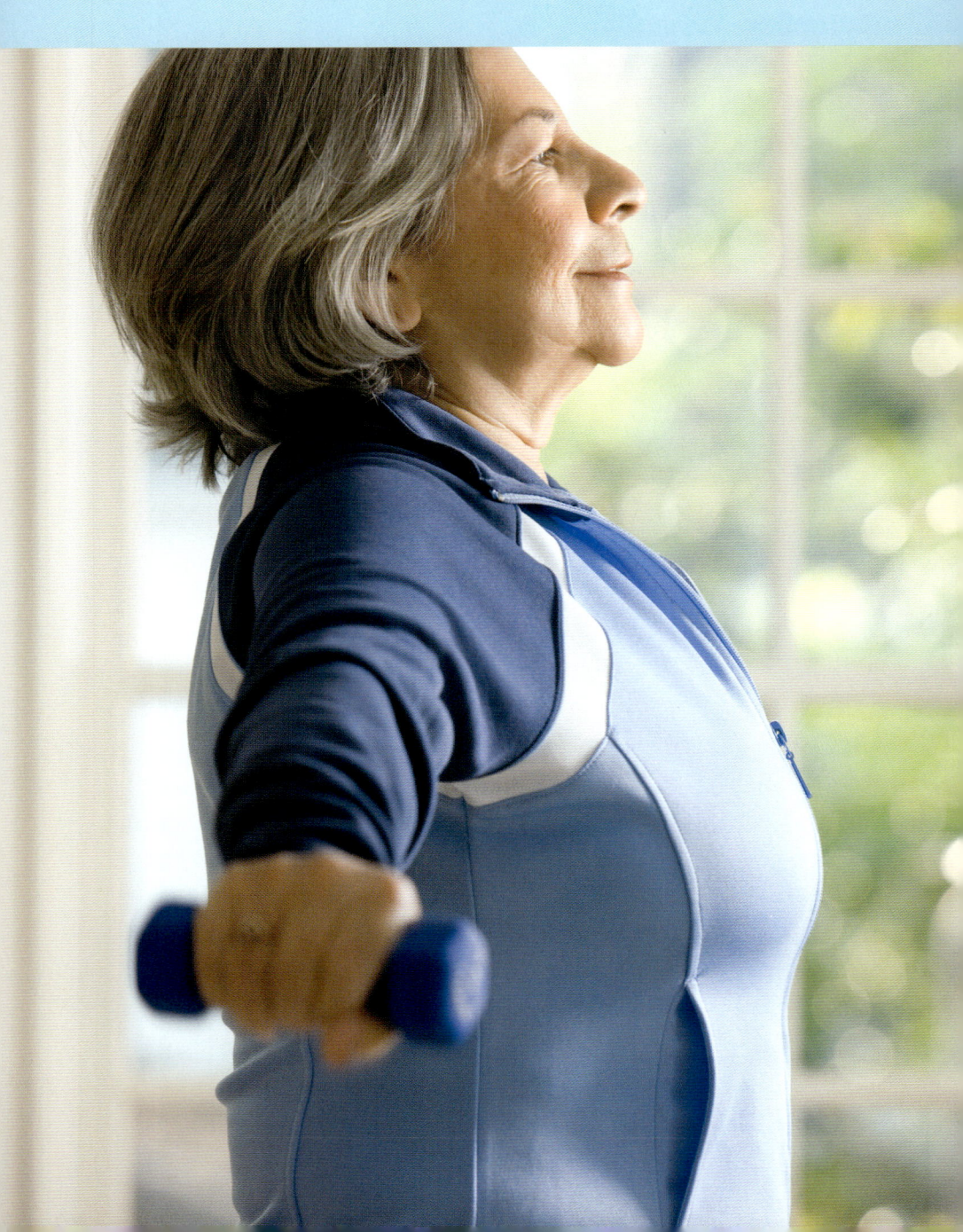

12장

20분 운동 프로그램 :
초급, 중급, 고급

일부 필라테스 동작을 격일로 20분씩 또는 매일 10분씩 연습하면 장기적으로 큰 효과를 얻게 될 것이다. 아래에 소개할 내용은 여러분이 필라테스를 꾸준히 연습하는 습관을 들일 수 있도록 도와줄 필라테스 운동 프로그램들이다. 물론 이 책의 내용과 운동법을 처음 접하고 익히는 동안에는 운동 프로그램에 담긴 동작들을 모두 수행하는 데 20분 이상이 걸릴 수도 있다. 이 책에서 소개한 모든 동작을 운동 프로그램에 포함하기에는 그 가짓수가 너무 많다. 아래에 소개된 운동 프로그램들은 필라테스 연습을 시작하기 위한 기본 프로그램으로 활용하고 추후에 프로그램을 수정할 필요가 있다는 생각이 들면 동작을 더하거나 빼도록 한다. 운동 프로그램을 시작하기 전에 항상 준비 운동(44쪽)부터 실시해야 한다는 것을 명심하자. 또 균형 운동(8장) 동작과 발 강화(9장) 동작을 수행한 뒤 여러분의 단계에 맞는 운동 프로그램을 선택해 수행해도 좋을 것이다.

일단 프로그램에 포함된 동작에 익숙해지면 여러분이 직접 자신만의 운동 프로그램을 만들 수 있을 것이다. 어떤 때는 난이도가 높은 동작들이 포함된 프로그램을, 또 어떤 때는 쉬운 동작이나 스트레칭 동작이 포함된 프로그램을 선택해 수행하고 싶을 것이다. 다양한 프로그램을 시험 삼아 해 보길 바란다. 무엇보다 여러분이 연습 과정을 즐기고 놀라운 효과를 거둘 수 있기를 바란다!

> 무슨 일이 있어도 매일 10분씩 필라테스 운동을 하겠다고 결심하라.
>
> _조셉 필라테스

초급

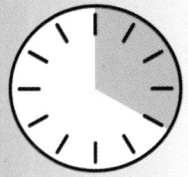

연습 1
롤 다운 (51쪽)
발목 가동성 운동 (63쪽) + 발 마사지 (64쪽)
싱글 니 폴드 (126쪽)
헌드레드 (준비 동작) (138쪽)
헌드레드 (다리 동작만) (141쪽)
숄더 브릿지 (146쪽)
힙 서클 (152쪽)
사이드 킥 2 + 넓적다리 안쪽 (112쪽)
가슴 벌리기 (124쪽)
슈퍼맨 (92쪽)
아기 자세 (78쪽)

연습 2
롤 다운 (51쪽)
삼두근을 들어 올려 날쌔게 움직이기 (96쪽)
고양이 스트레칭 (77쪽)
싱글 레그 킥 (100쪽)
사이드 킥 1 (110쪽) 또는 싱글 레그 사이드 킥 (75쪽)
클램 (119쪽)
넥 컬업 (70쪽)
레그 슬라이드 (68쪽)
싱글 니 폴드 (126쪽)
숄더 브릿지 (146쪽)
가위 (158쪽)
힙 롤 (72쪽)
톱 (172쪽)
전신 스트레칭 (81쪽)

연습 3
롤 다운 (51쪽)
어깨 안정성 운동 (130쪽) + 암 서클 (134쪽)
니 드롭 (179쪽)
싱글 니 폴드 (126쪽)
데드 버그 (136쪽)
크리스크로스 (170쪽)
저항 밴드를 사용한 힙 서클 (153쪽)
저항 밴드를 사용한 롤 업 (166쪽)
넓적다리 바깥쪽 들어 올리기 (120쪽) + 넓적다리 안쪽 들어 올리기 (122쪽)
클램 (119쪽)
스완 다이브 (86쪽) 또는 팔뚝을 사용한 스완 다이브 (76쪽)
고양이 스트레칭 (77쪽)
아기 자세 (78쪽)

중급

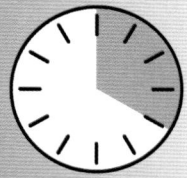

연습 1
- 롤 다운 (중급) (53쪽)
- 스위밍 자세에서 등 신전하기 (85쪽)
- 레그 풀/플랭크 (중급) (89쪽)
- 아기 자세 (78쪽)
- 사이드 킥 3에서 토피도로 바꾸기 (114쪽)
- 클램 (119쪽)
- 싱글 니 폴드 (126쪽)
- 넥 컬업 (70쪽)
- 싱글 레그 스트레칭 (142쪽)
- 숄더 브릿지 (146쪽)
- 힙 롤 (72쪽)
- 전신 스트레칭 (81쪽)

연습 2
- 롤 다운 (51쪽)
- 어깨 안정성 운동 (130쪽) + 암 서클 (134쪽)
- 더블 니 폴드 (128쪽)
- 전신 스트레칭 (81쪽)
- 데드 버그 (136쪽)
- 가위 (158쪽)
- 숄더 브릿지 (중급) (147쪽)
- 힙 롤 (72쪽)
- 사이드 킥 2 + 넓적다리 안쪽 (112쪽)
- 클램 (119쪽)
- 회전하는 고양이 (98쪽)
- 레그 풀/플랭크 (88쪽)
- 아기 자세 (78쪽)

연습 3
- 롤 다운 (51쪽)
- 스탠딩 팔 굽혀 펴기 (104쪽)
- 스완 다이브 (86쪽)
- 고양이 스트레칭 (77쪽)
- 사이드 킥 4 + 앞뒤로 움직이기 (115쪽)
- 가슴 벌리기 (124쪽)
- 헌드레드 (준비 동작) (138쪽)
- 헌드레드 (141쪽)
- 힙 서클 (152쪽)
- 척추 스트레칭 롤 업 (164쪽)
- 척추 비틀기 (175쪽)
- 전신 스트레칭 (81쪽)

고급

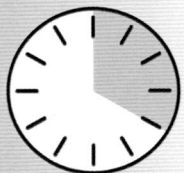

연습 1
롤 다운 (중급/고급) (53쪽)
스위밍 (82쪽)
레그 풀/플랭크 (고급) (90쪽)
사이드 킥 3에서 토피도로 바꾸기 (114쪽)
클램 (고급) (119쪽)
싱글 니 폴드 (126쪽)
헌드레드 (준비 동작) (138쪽)
헌드레드 (141쪽)
숄더 브릿지 (146쪽)
리버스 레그 풀/플랭크 (155쪽)
힙 롤 (72쪽)
전신 스트레칭 (81쪽)

연습 2
스탠딩 팔 굽혀 펴기 (104쪽)
발목 가동성 운동 (63쪽)
더블 니 폴드 (128쪽)
데드 버그 (고급) (137쪽)
크리스크로스 (170쪽)
롤링 라이크 어 볼 (160쪽)
팔 스트레칭과 힙 트위스트 (168쪽)
사이드 킥 4 + 앞뒤로 움직이기 (115쪽)
클램 (고급) (119쪽)
스완 다이브 (86쪽)
레그 풀/플랭크 (88쪽)
아기 자세 (78쪽)

연습 3
롤 다운 (51쪽)
어깨 안정성 운동 (130쪽) + 암 서클 (고급) (135쪽)
싱글 니 폴드 (126쪽)
헌드레드 (준비 동작) (138쪽)
더블 레그 스트레칭 (144쪽)
힙 롤 (72쪽)
싱글 레그 브릿지 (150쪽)
척추 스트레칭 롤 업 (164쪽)
척추 비틀기 (175쪽)
전신 스트레칭 (81쪽)
사이드 벤드 (117쪽)
클램 (고급) (119쪽)
슈퍼맨 (92쪽)
레그 풀/플랭크 (88쪽)
고양이 스트레칭 (77쪽)
아기 자세 (78쪽)

Three 20-minute routines – all levels

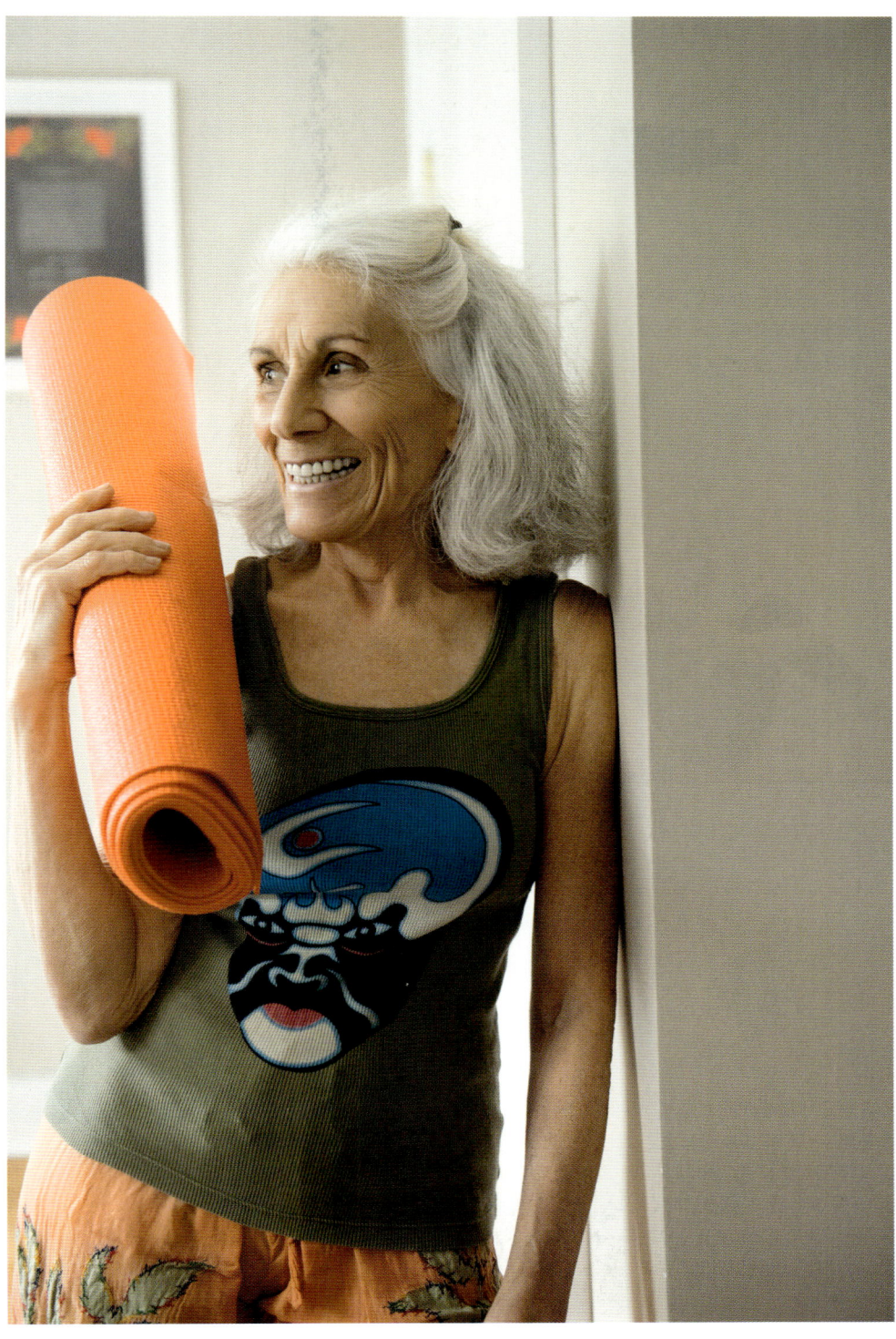

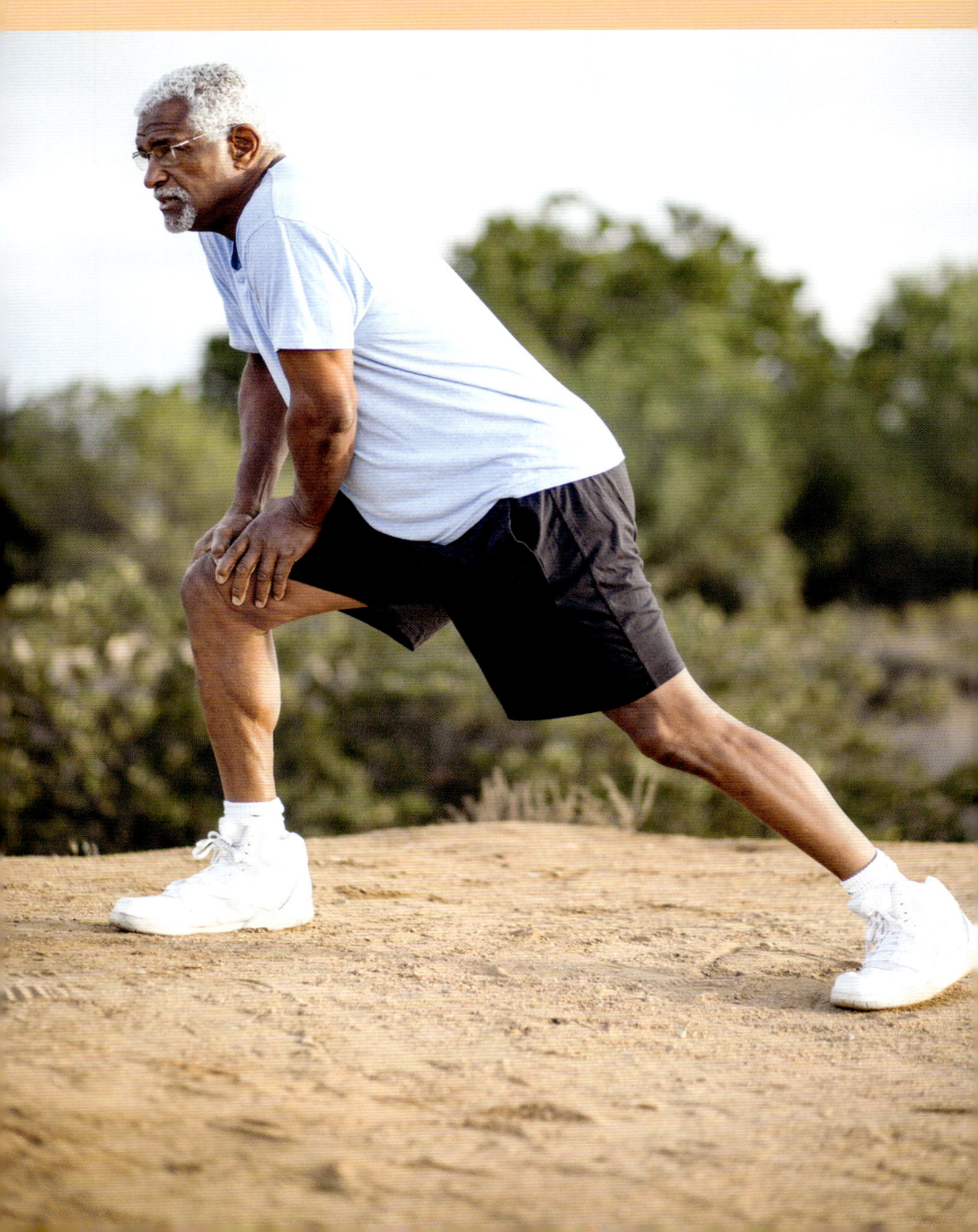

13장

몸과 마음을 치유하는 필라테스의 힘

우리가 어떤 활동을 선택하든 그 활동은 우리 삶의 질을 높여 주는 경험이 될 수 있다. 일정한 나이가 되면 승마, 테니스, 골프를 그만두고 달리기나 자전거 타기를 포기한 채 의자에 가만히 앉아 있어야 한다는 원칙은 그 어디에도 없다. 여러분이 선택한 취미 활동에서 초보자든 아니든 그동안 살아오면서 운동을 좀 했든 안 했든 간에 우리가 원하는 신체 활동을 계속하기 위해서는 몸을 탄탄하고 건강하게 가꾸고 유지하는 것이 중요하다. 삶은 가끔씩 심술을 부린다. 병이 생기거나 계획에 차질이 생겨 힘을 잃을 수 있고 그 결과 몸이 허약해지기도 한다. 그렇게 되면 어쩔 수 없이 한 걸음 물러나 생각할 시간을 가져야만 한다.

가벼운 필라테스 운동은 여러분의 몸을 회복해 주는 동시에 몸과 마음을 차분하게 치유할 수 있는 휴식 시간을 선사해 준다. 초보자를 위한 기초 동작 모음(68쪽)에는 다시 우리가 건강한 삶으로 나아가기 시작하는 데 필요한 모든 것이 담겨 있다. 기초 동작들은 여러분이 몸과 마음을 잘 관찰보고 휴식을 취할 수 있게 해 주며 다시 회복할 수 있게 해 준다. 그러면서 여러분이 점점 더 난이도가 높은 단계로 나아가게 되고 다시 산책을 나가고 테니스나 골프 게임에서 승자가 될 수 있다. 아니면 그냥 가만히 있어도 상관없다!

> 불필요한 신경의 긴장과 피로에서 자유로운 신체는 균형 잡힌 마음을 지녔을 때 우리가 얻을 수 있는 이상적인 안식처로 현대를 살아가며 겪게 되는 복잡한 문제들을 잘 해결할 수 있도록 도와준다.
>
> _조셉 필라테스

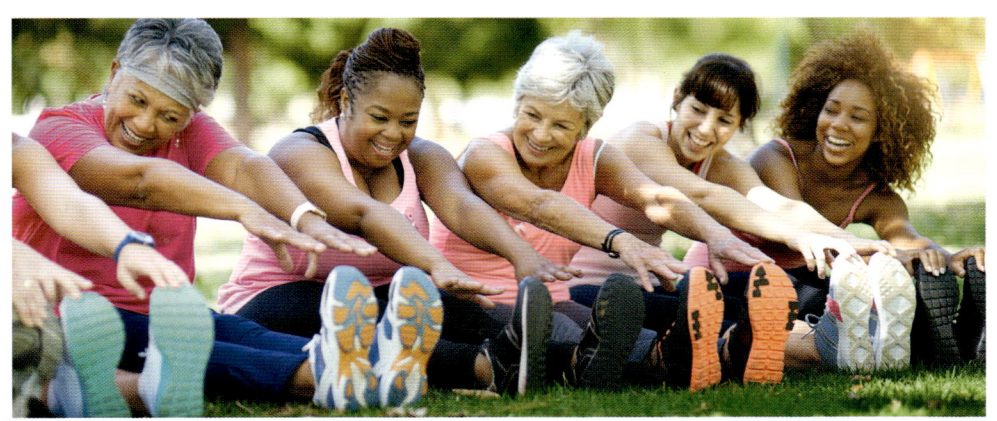

필라테스의 훌륭한 장점 중 하나는 바로 여러분의 몸이 어떻게 느끼고 기능하는지 훨씬 잘 이해할 수 있게 해 준다는 점이다. 여러분은 여러 활동을 하면서 전에는 잘 인지하지 못했던 몸과 마음의 작은 변화까지 더 잘 알아차리기 시작할 것이다. 여러분이 동작을 수행하고 집중하는 법을 배우고 자신의 몸을 더 잘 이해하게 되면 이러한 신체 단련 운동이 모든 면에서 큰 도움이 된다는 사실에 새삼 놀라게 될 것이다.

나이에 상관없이 건강을 위해서나 취미로 운동을 하는 사람이라면 매일 규칙적인 운동으로 하루를 시작하거나 현관문을 나서야 한다는 점이 운동을 지속하는 데 얼마나 큰 걸림돌이 될 수 있는지 잘 알고 있을 것이다. 궂은 날씨에 해야 할 일이 산더미 같이 많은 날이라면 관절이 조금씩 아프거나 피곤해질 수 있으며 신체적인 문제뿐 아니라 심적으로도 문제가 생길 수 있다. 몸을 아무리 열심히 움직여도 의욕이 갑자기 꺾이면 계획에 큰 차질이 생기고 체력이 엉망이 될 수 있다. 그뿐만 아니라 일단 어떻게든 집을 나서 걷기 시작하거나 골프 연습을 시작한다 하더라도 부정적인 마음 상태가 운동의 즐거움을 망칠 수가 있다.

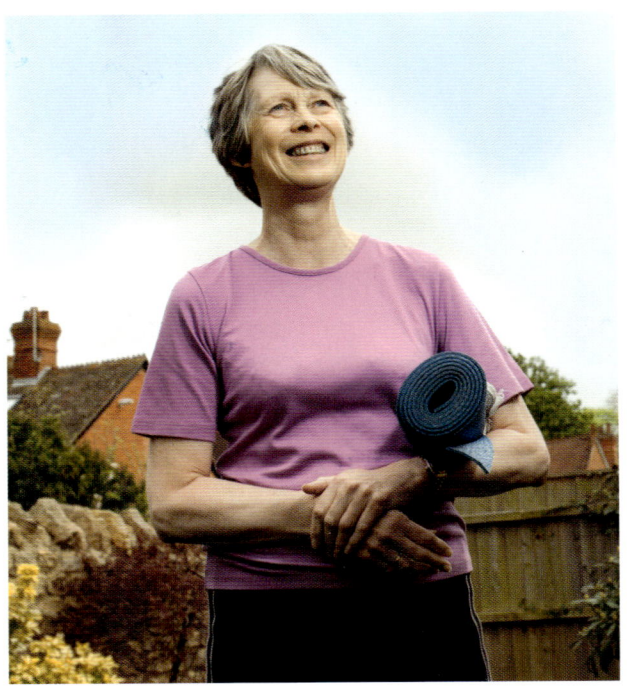

집중

집중은 여러분이 동작을 수행하면서 적용해 온 필라테스의 기본 원리 중 하나다. 운동을 하거나 산책을 할 때 부정적인 생각에 몰두해 주의력이 흐트러지지 않도록 몸의 움직임에 집중할 수 있어야 한다. 집중을 하고 안하고에 따라 공을 제대로 칠 수도 있고 완전히 의욕이 꺾여 골프채를 옆에 있는 모래 벙커에 내던질 수도 있다.

가벼운 스트레스 해소용으로 엔도르핀을 가득 분비시켜 줄 일요일 아침 파워 워킹이나 골프 게임을 즐긴다 해도 갑자기 회사 일이나 가족들을 걱정하는 데 온 정신이 쏠리면 운동의 즐거움을 망칠 수 있다. 현재 하고 있는 활동에 의식적으로 집중하고 그 외에 다른 것들은 무의식이 관장하도록 내버려 두자. 적절한 시기에 적절한 대상에 집중하는 능력도 기술이며 그 기술을 익힘으로써 더 침착하고 만족스럽게 골프 게임을 할 수 있고 더 깨어 있는 마음으로 산책을 할 수 있을 것이다. 연쇄 반응으로 몸도 더 건강해질 것이다. 필라테스 연습을 통해 동작, 균형, 호흡에 완전히 집중하는 법을 배우다 보면 전반적인 집중력 역시 향상될 것이다. 또 필라테스에서 강조하는 긍정적인 의식이 일상생활에까지 영향을 미쳐 나이가 들어서도 우리를 이끌어 줄 동력이 될 것이다.

걷기 명상이나 심지어 달리기 명상도 삶의 질을 크게 높여 주는 긍정적인 운동법이 될 수 있다. 이 책에 실린 필라테스 동작들을 수행할 때처럼 호흡에 집중하라. 걷거나 뛸 때 여러분이 호흡하는 소리에 귀를 기울여라. 호흡에 주의를 기울여 느껴 보기 바란다. 정신을 집중하고 부정적인 생각들을 떨치기 위한 한 방법으로 가끔 호흡을 세기도 한다.

이완

근육 이완은 우리가 나이가 들면서 정신적·신체적 건강을 지키는 데 없어서는 안 될 필수 요건이다. 한 연구에 따르면 몸이 긴장하거나 극심한 스트레스를 받을 경우 부상을 입거나 발을 헛디디거나 발목을 접질릴 가능성이 더 높다고 한다. 나이가 들면 들수록 더 많은 부상에 노출되기가 쉽다. 여러분은 신체적으로 편안하다고 생각할지 모르지만 걱정을 하느라 마음이 심란하다면 신체가 긴장돼 있을 가능성이 크다. 경직된 신체 부위는 없는지 느끼고 살필 수 있도록 하자. 신체 부위에 세심한 주의를 기울여야 한다. 예를 들어, 걸음을 걸을 때 주먹을 꽉 쥐고 있거나 어깨가 귀 주위로 솟아오르지 않는지 주의 깊게 살피도록 한다. 자세 정렬을 잘 살펴보면 몸이 긴장을 하고 있는지 아닌지 알 수 있다. 발걸음을 더 가볍게 하고 가슴을 활짝 펴고 어깨를 제자리에 내려 안정화하려면 척추를 길게 늘여야 한다. 자세를 바로잡아 나가면 마음에도 긍정적인 변화가 생길 것이다.

수면

다른 것들과 마찬가지로 수면 패턴 역시 나이가 들면서 변한다. 수면 부족은 집중력 저하,

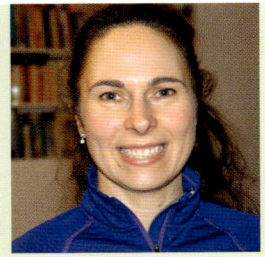

사례 연구

플뢰르 데이비
나이: 46   직업: 아동·청소년 상담 전문가   필라테스 운동 경력: 3년
가장 좋아하는 동작: 모든 동작!

'제 골반은 좀 틀어져 있습니다. 필라테스는 제가 다른 운동을 마친 뒤 틀어진 골반을 다시 바로잡을 수 있도록 도와줍니다. 필라테스 수업을 빠지고 운동을 거르면 골반과 어깨가 덜 유연하다는 것을 알 수 있어요. 이제 제 자세가 어떤지 더 잘 알고 이해하게 됐습니다. 특히 코어 강화 연습을 하기 좋은 움직이는 열차 안에 서 있을 때 제 자세가 어떻게 변하는지 바로 알아차릴 수 있습니다. 또 필라테스는 신체적으로나 정신적으로 느긋한 여유를 누릴 수 있도록 해 줍니다. 바로 마음챙김mindfulness의 시간 이죠!'

기억 장애, 감정 변화, 사고 등으로 이어질 있다. 우리가 노화 과정을 긍정적으로 생각하는 데 도움이 되지 않는 것들이다. 수면 부족이 우리의 모습을 얼마나 초췌하게 만들 수 있는지는 말할 것도 없고 실제 나이보다 더 나이 들어 보이게 만든다. 그래서는 안 된다! 우리가 잠을 자는 동안 몸이 재생 과정을 거치기 때문에 건강과 성공적인 노화를 바란다면 충분한 수면이 반드시 필요하다. 그렇다면 수면의 질을 높이기 위해 무엇을 할 수 있을까? 필라테스 운동은 숙면을 취하는 데에도 도움이 된다.

숙면을 방해하는 원인을 증명해낸 많은 연구 결과가 있다. 그 중에서도 근육이 이완돼 몸의 긴장이 풀리고 근육이 길게 늘어난 상태로 부드럽게 작동하면 숙면을 취할 확률이 높다는 말은 사실이다. 조셉 필라테스도 그의 저서 《조절학을 통한 삶의 복귀》에서 밤에 숙면을 취하는 방법에 대해 다음과 같이 적었다.

'조용하고 시원하며 환기가 잘 되는 방이 가장 좋다. 푹신한 매트리스를 사용하지 마라. '푹신하지 않고 단단한' 매트리스를 선택 기준으로 삼아야 한다. 가능한 한 온도를 일정하게 유지해 주는 가벼운 침대 커버를 사용하도록 한다. 부피가 너무 큰 베개를 사용하거나 베개를 두 개씩 쌓아 놓고 사용하지 않는다. 가장 좋은 방법은 베개를 아예 사용하지 않는 것이다.'

놀랍게도 많은 수강생이 필라테스 연습을 한 날 밤에는 잠을 더 잘 잔다고 말했다. 필라테스의 확실하고 지속적인 운동 효과 덕분이다. 물론 나 역시 그들과 마찬가지로 필라테스를 한 날에는 잠을 더 잘 잔다. 우리가 사용하는 호흡법은 심장 박동을 늦추고, 근육을 길게 늘이면 근육의 긴장이 풀리고 마음이 진정되며, 정신을 집중하면 복잡한 마음에 여유가 생긴다. 이 모든 것들이 우리를 행복하면서도 노곤한 상태로 만들어 숙면을 취할 수 있게 해준다.

오랫동안 산책을 했거나 하루 종일 손주들을 돌봤다면 필라테스 동작과 스트레칭이 긴장한 몸을 풀어 주고 운동이나 신체 활동으로 예민해진 몸과 마음을 부드럽게 '진정'시켜 줘 여러분이 숙면을 취하고 몸을 더 빨리 회복할 수 있도록 해 줄 것이다. 마찬가지로 하루 종일 앉아 있었다면 잠자리에 들기 전에 수행하는 짧은 필라테스 운동과 스트레칭이 뻣뻣하게 긴장한 근육들을 풀어 주고 숙면을 취할 수 있도록 준비시켜 줄 완벽한 방법이다.

수면 장애를 겪고 있다면 당장 일어나 운동하라. 잠에서 깬 상태로 누워서 불안해하는 것보다 신체적으로 힘을 써 몸을 피곤하게 만드는 것이 훨씬 낫다. 특히 그런 상황에서는 몸의 긴장을 풀어 주고 깊고 평화로운 수면 상태로 유도하는 척추 '감기'나 '풀기' 같은 마사지 동작들이 도움이 된다.

_조셉 필라테스

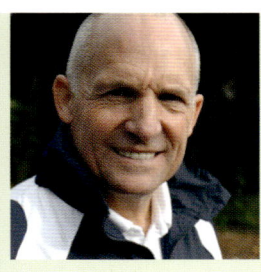

사례 연구

브라이언 바우어
나이: 64 직업: 사업주/관리자 필라테스 운동 경력: 1년
가장 좋아하는 동작: 모든 스트레칭 동작

'저는 장거리를 자주 뜁니다. 확실히 필라테스가 몸의 균형을 잡아 주는 역할을 해 주고 있어요. 처음에는 단순히 필라테스가 몸을 더 강하고 유연하게 해 주리라는 생각을 했습니다. 물론 그러한 효과도 있었지만 필라테스의 가장 큰 장점은 저녁 수업을 듣고 나서 몸의 긴장이 풀리면 보통 때보다 훨씬 더 깊고 질 좋은 숙면을 취할 수 있다는 점입니다. 건강 상태를 측정해 주는 스마트 건강 밴드인 핏비트Fitbit로도 제 수면의 질이 높아진 것을 확인할 수 있습니다!'

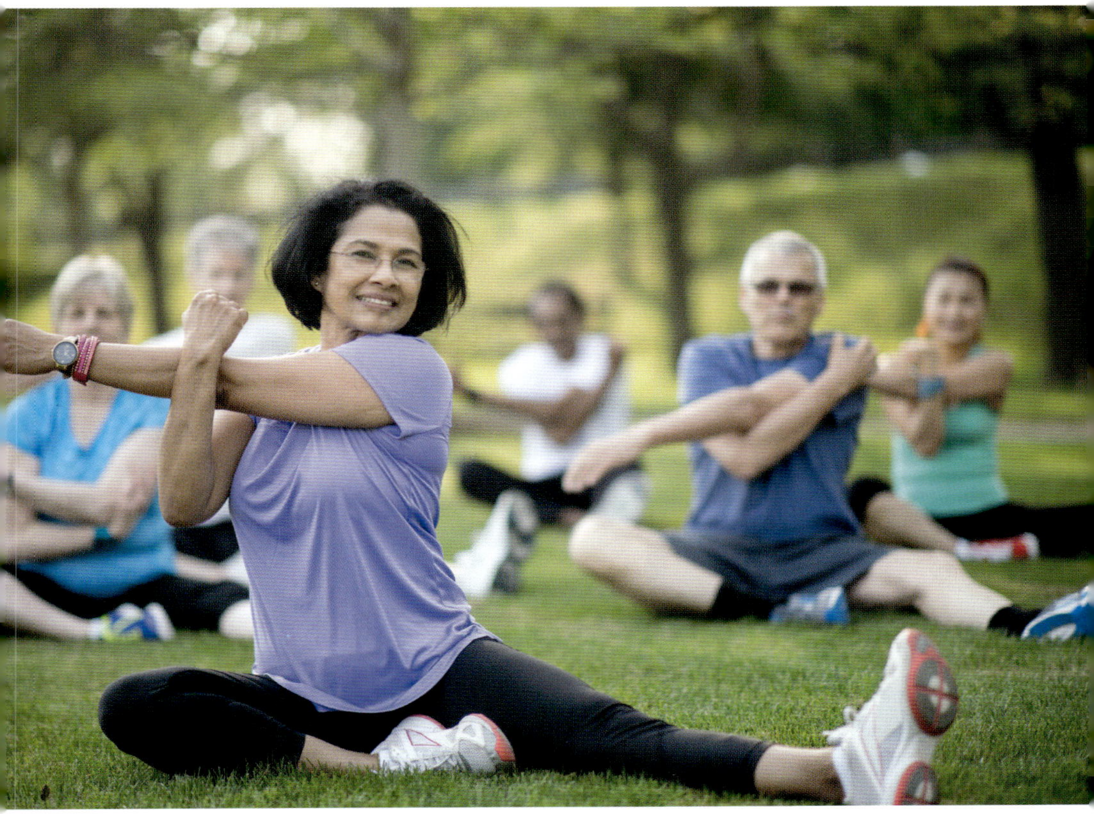

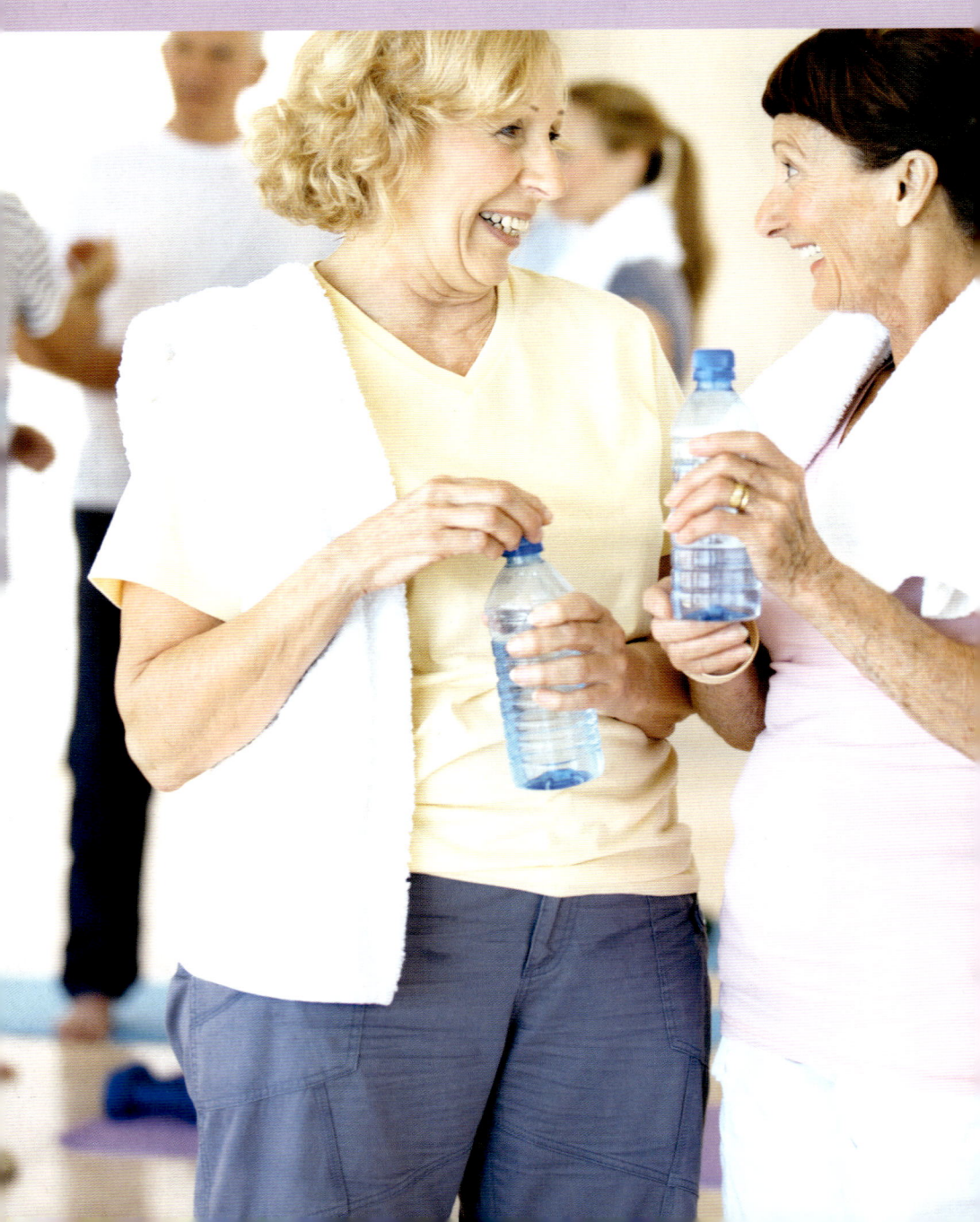

14장

내게 맞는 매트 필라테스 수업 찾기

매트 필라테스 수업은 전 세계 피트니스 클럽과 체육관의 운동 프로그램 시간표에서 쉽게 찾아볼 수 있다. 매트 필라테스 수업은 보통 인기가 많아 인원이 몰리지만 각 수업 당 최대 인원이 12명을 넘지 않아야 이상적인 수업 환경이 된다. 그러나 현실은 그보다 더 많은 인원이 수업에 참여하고 있고 모집 인원보다 더 많은 사람이 수업에 몰리는 경우가 많다. 일부 체육관이나 피트니스 클럽에서는 특별히 50~60대를 위한 필라테스 프로그램을 운영하기도 한다.

만약 여러분이 필라테스 운동을 해 본 적이 없고 처음 수업에 참여하기로 결정했다면 필라테스 강사가 '필라테스 용어'를 설명하기 전에 여러분이 자세를 바르게 잡는 데 꼭 필요한 사항들을 먼저 설명해 줄 것을 강사에게 요청하기 바란다. 여러분이 꼭 알아둬야 한다고 생각하는 모든 것을 이 책에 담아 설명하기는 했지만 강사마다 설명하는 방식이 다를 수도 있다. 강사나 피트니스 클럽 측에서는 여러분이 부상을 입지는 않았는지 또는 근육이나 골격에 문제는 없는지 반드시 확인해야 하며 수업을 시작하기에 앞서 건강 상태를 묻는 설문지를 여러분에게 작성하도록 할 것이다. 건강상 문제가 있다면 필라테스 강사가 여러분이 입은 부상이나 앓고 있는 질병을 잘 숙지하도록 해 여러분 개인의 상황과 요구에 맞는 동작으로 수정할 수 있게 해 줘야 한다. 물리 치료사나 스포츠 치료사가 필라테스 운동을 추천한 경우 여러분의 건강상 문제와 조언이 구체적으로 적힌 편지나 간략하게 요약한 메모를 필라테스 강사에 전달하면 도움이 될 것이다. 또 필라테스 강사는 여러분이 하고 있는 다른 운동, 체력 수준, 필라테스 수업에 참여하기로 한 이유 등을 여러분에게 묻고 확인할 것이다.

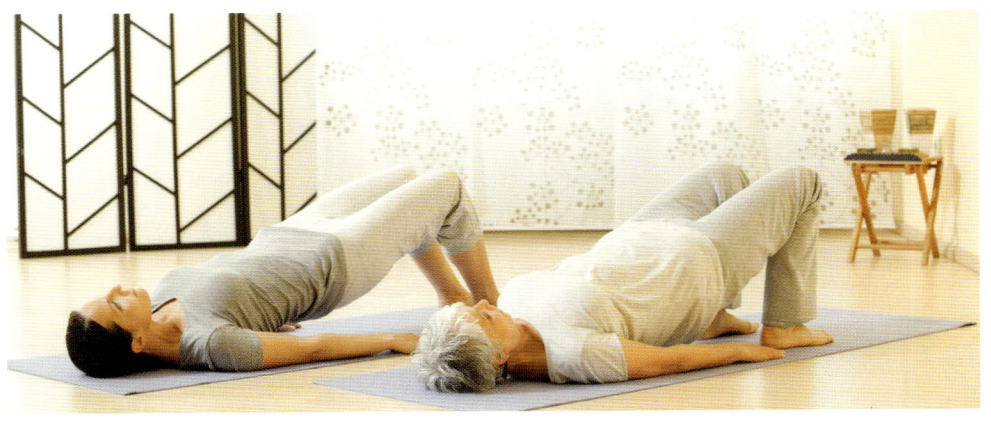

건강상 특이 사항이 있는 경우 강사가 수업 중에 여러분을 스튜디오 한쪽에 따로 구분이 되도록 세우고 동작을 바르고 안전하게 수행하고 있는지 확인하고 자세를 바로잡아 주고 조정해 주며 주의를 기울일 것이다. 강사가 직접 동작 시범을 보일 수 있지만 모든 동작을 그대로 따라 해서는 안 된다. 강사가 여러분에게 동작을 시작하라는 신호를 줄 것이고 동작을 수행하는 모습을 계속 지켜볼 것이다.

첫 수업을 받으면서 살펴볼 것들이 많다. 스튜디오 안에는 아마도 은은한 음악이 흐르고 있을 것이다. 또 여러분이 사용하는 매트 주위에 충분한 공간이 있어 편안하게 움직일 수 있어야 한다. 통조림 속 정어리처럼 주위에 공간이 없어 제대로 움직이지 못하면 안 된다. 또 궁금한 것이 있으면 망설이지 말고 자유롭게 질문하도록 한다. 무엇을 어떻게 해야 할지 모르겠다면 강사에게 그대로 말하면 된다. 훌륭한 강사라면 여러분이 솔직히 말해 주는 것을 환영할 것이고 다른 수강생들 역시 잘 모르는 경우가 많으니 여러분이 대신 말해 주면 기뻐할지도 모른다.

필라테스는 훌륭한 운동법으로 거의 모든 사람에게 도움이 되는 운동이다. 몸이 탄탄하든 몸 상태가 나쁘든 운동 공포증이 있든 남녀노소 할 것 없이 모두에게 유용한 운동법이다. 나이가 들어가면서 꾸준히 하는 필라테스는 특히 더 좋다. 어떤 사람들은 필라테스를 시작하기로 결단을 내리고 계속 수업에 참여하는 것을 어렵게 생각한다. 또 필라테스를 하면서 강사와 대화를 나누며 조언을 구하는 일을 매우 어렵게 생각한다. 다행히 점점 더 많은 남자 수강생이 필라테스의 힘을 발견하고 필라테스 운동을 시작하는 추세이다. 내 수강생 중 일부가 그런 것처럼 어떤 남자들은 스튜디오에 들어가는 것조차 어려워하며 주눅이 들기도 한다. 사실 필라테스 창시자인 조셉 필라테스가 남자였고, 그의 뉴욕 스튜디오 역시 근처 무용 스튜디오의 무용수들이 필라테스 운동법의 놀라운 힘을 발견해 찾아오기 전까지는 주로 남자 권투 선수들이 드나들었다. 조셉 필라테스는 누구나 할 수 있는 특별한 운동법을 고안해 냈다. 그러니 변명할 것 없이 이제 이 책을 통해 지식과 경험을 갖추고 필라테스 수업에 등록하기만 하면 된다. 필라테스 수업에서 배운 동작들과 이 책에 나오는 동작들을 병행해 연습하면 건강하고 행복하며 활기찬 노년 생활을 할 수 있을 것이다.

> 나는 내가 옳다고 확신한다. 나는 단 한 번도 아스피린을 복용한 적이 없고 단 하루도 부상을 당한 적이 없다. 전 세계 모든 국가에서 필라테스 운동을 해야 한다. 모두가 더 행복해질 것이다.
>
> _조셉 필라테스

용어 해설

외전근 Abductor 넓적다리 바깥쪽 근육
아킬레스건 Achilles tendon 발뒤꿈치 뼈와 바로 그 위쪽의 종아리 근육을 이어주는 발꿈치 힘줄
내전근 Adductor 넓적다리 안쪽 근육
조절학 Contrology 필라테스의 본래 명칭
둔근 Glutes/gluteal muscles 엉덩이 근육
햄스트링 Hamstrings 넓적다리 뒤쪽 근육
고관절 굴근 Hip flexors 넓적다리 위쪽/상체 아랫부분에서 다리를 몸 쪽으로 들어 올릴 수 있도록 고관절을 구부려 주는 근육
장경 인대 Iliotibial band (ITB) 넓적다리 바깥쪽에서 무릎까지 쭉 이어져 있는 인대
복강 내압 Intra-abdominal pressure 움직이는 몸의 척추와 골반을 복횡근과 골반저근이 함께 작용해 지탱할 때 발생하는 복부 내의 압력
근감각 Kinaesthetic sensing 근육과 관절의 움직임을 지각하는 감각으로 움직임을 통제하고 조정하는 데 도움을 준다.
척추 후만 Kyphosis 등 윗부분이 지나치게 구부러지고 어깨가 굽은 상태
측면 흉식 호흡 Lateral thoracic breathing 숨을 들이마셔 흉곽을 채우는 호흡법
척추 전만 Lordosis 등 아랫부분 척추가 지나치게 구부러지거나 아치형으로 움푹 파인 상태
요추 Lumbar spine 등 아랫부분의 허리뼈
척추 중립 Neutral Spine 모든 필라테스 동작은 척추 중립 자세에서 시작한다. 척추 중립 자세는 척추를 길게 늘여 척추 본연의 굴곡을 유지하는 자세로 바르고 튼튼하며 건강한 자세를 말한다.

사근 Obliques 허리 근육
가슴 활짝 펴기 Open your chest 어깨를 뒤로 젖혀 내리고 가슴을 넓게 편 상태
자기 수용 감각 Proprioception 팔다리의 움직임, 위치, 방향을 감지하는 감각
사두근 Quadriceps 넓적다리 앞쪽 근육
복직근 Rectus abdominis 복횡근 바깥쪽 표면에 붙어 있는 '식스 팩' 복근
복근 안으로 당겨 올리기 Scooping the abdominals 복근을 안으로 당겨 올리는 동작
좌골 Sit bones 앉을 때 사용하는 골반의 양쪽 아랫부분에 있는 궁둥뼈
어깨뼈/무릎/팔꿈치를 부드러운 상태로 두기 Sof-ten your shoulder blades/knees/elbows 해당 부위를 약간 구부리기
테이블 탑 Table Top 등을 대고 누워 복근을 수축하고 한쪽 다리나 양쪽 다리를 들어 올려 무릎이 엉덩이 위쪽에 자리하고 정강이가 천장과 평행을 이루는 자세
대퇴 근막 장근 Tensor fasciae latae(TFL) 장경 인대 위 고관절 옆쪽에 붙어 있는 근육
흉추 Thoracic spine 등 중간 부분의 등뼈
복횡근 Transversus abdominis(TVA) 복근 중 가장 깊숙한 곳에 자리한 근육으로 갈비뼈 하단과 골반 상단 사이의 중간 부분을 감싸고 있는 근육이다. 복횡근은 골반저근과 서로 호응하며 조화롭게 움직인다.
승모근 Trapezius 등 위쪽 근육
삼두근 Triceps 위팔 뒤쪽 근육 (맞다, 날개 부분이다!)

지은이 소개 **하리 에인절** Harri Angell

경험이 풍부한 필라테스 전문가로, 전문 운동가 인증기관인 **PEPs** The Register of Exercise Profseeionals에 정식 등록된 필라테스 지도자다. 에인절은 영국 버킹엄셔 주 말로 Marlow에서 개인 스튜디오를 운영하면서 인기 강좌인 주 1회 매트 필라테스 수업을 진행하고 일대일 개인 교습으로 수강생들을 가르치고 있다. 그녀는 누구나 다가가기 쉬운 필라테스가 되야 한다고 사명으로 글과 말로 필라테스를 전파하고 있으며 필라테스 운동이 남녀노소 모든 사람들, 특히 노화 과정에 접어든 사람들에게 얼마나 큰 도움이 될 수 있는지 널리 알리고 있다. 에인절은 필라테스가 어떻게 사람들의 몸과 마음을 더 긍정적으로 바꿀 수 있는지 오랫동안 지켜봐 왔다. 그녀는 필라테스를 가르치는 일 뿐만 아니라 개인 교습을 하고 달리기 운동을 위한 모임을 이끌고 있다. 에인절은 신선한 공기를 마시고 길을 나서는 것을 좋아하는 평범한 사람이다.

영국에 필라테스가 처음 등장한 1980년대 당시 에인절은 에어로빅과 신체 훈련을 지도하는 강사 겸 배우로 일했다. 그 시기는 제인 폰다 Jane Fonda의 격렬한 운동법이 인기를 끌던 때로 '근육이 타는 느낌'이라는 말이 '전문 용어'처럼 쓰였고 운동을 할 때 분홍색 다리용 토시와 머리 밴드가 필수였다!

지금은 상황이 달라졌다. 그녀는 요즘 50대 이상의 사람들이 밖으로 나가 활동적으로 움직이고 활기찬 삶을 유지할 수 있도록 동기를 부여하는 일에 최선을 다하고 있다. 그녀는 지역 내에서 **HRT**라고 불리는, 즉 하리의 달리기 팀 Harri's Running Team이라는 달리기 모임을 이끌고 있다! 날로 번성하고 있는 이 달리기 모임에는 나이, 체형, 몸집에 상관없이 초보자부터 마라톤 선수까지 다양하고 많은 사람이 참여하고 있으며 그 모임의 회원 대부분이 필라테스의 효과를 확신하고 있다!

트위터나 인스타그램(@harriangell)으로 하리 에인절을 팔로우하거나 그녀의 웹 사이트인 www.runwithharri.co.uk나 www.harriangell.com을 통해 연락을 취할 수 있다.

감사의 글

수강생들의 도움이 없었다면 이 책을 쓸 수 없었을 것이다. 그들에게 감사한 마음을 전한다! 아주 유용한 조언을 이 책에 담을 수 있도록 해 준 의료 전문가 제인 카우샬과 헬렌 케네디 박사에게도 감사를 표한다. 또 아낌없이 지원하고 조언해 준 샬롯과 사라 그리고 블룸즈버리 출판사 팀원들에게도 감사의 뜻을 전한다.

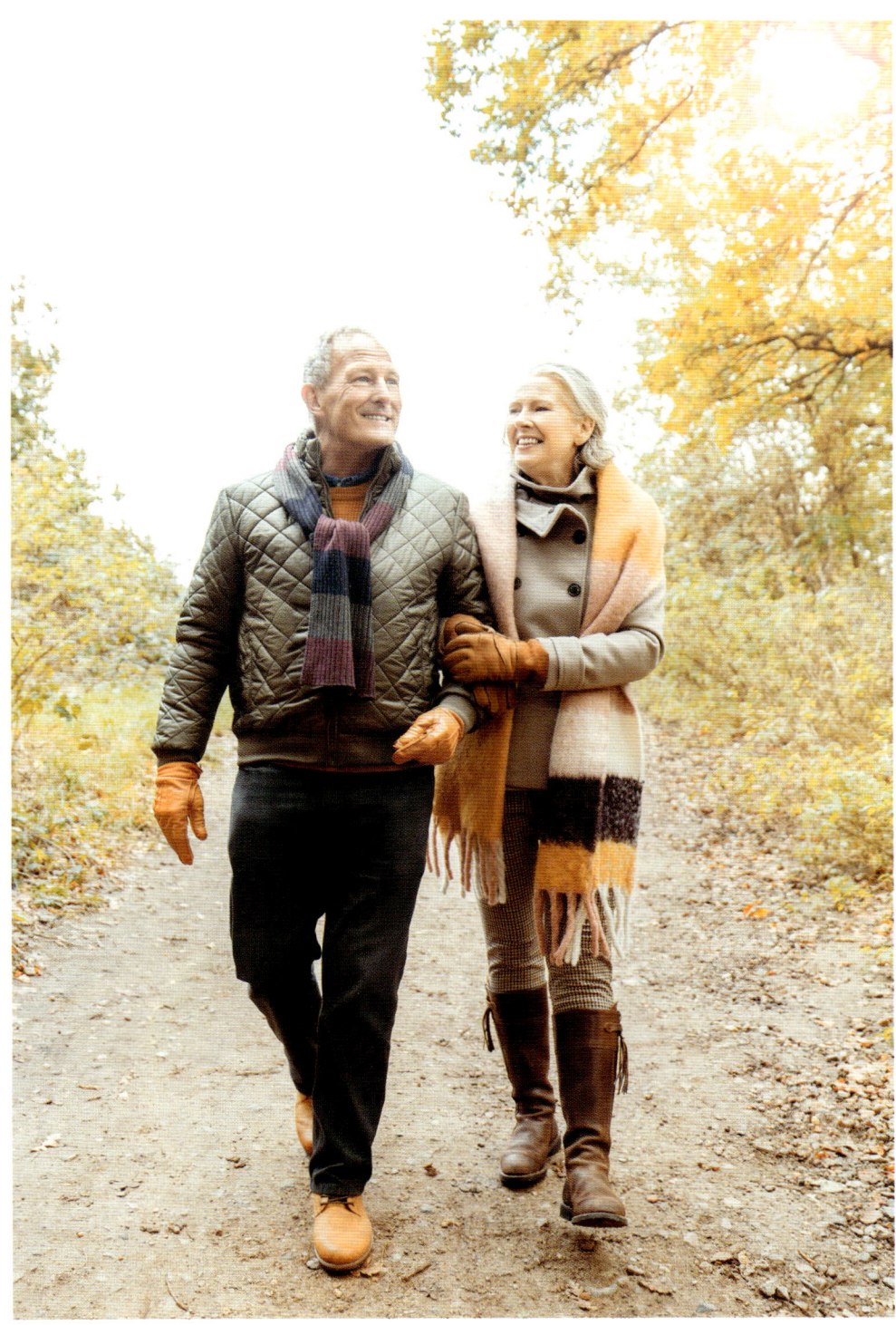

프로제 출판사는 요가 및 필라테스의
베스트셀러 전문 서적을 만듭니다.
여러분의 능력을 향상시킬 수 있는
잘 디자인된 콘텐츠를 만들겠습니다.